漢方処方のしくみと服薬指導

- 日本薬科大学 教授　丁　宗鐵 監修 -
- 森クリニック 院長　森　由雄 著 -

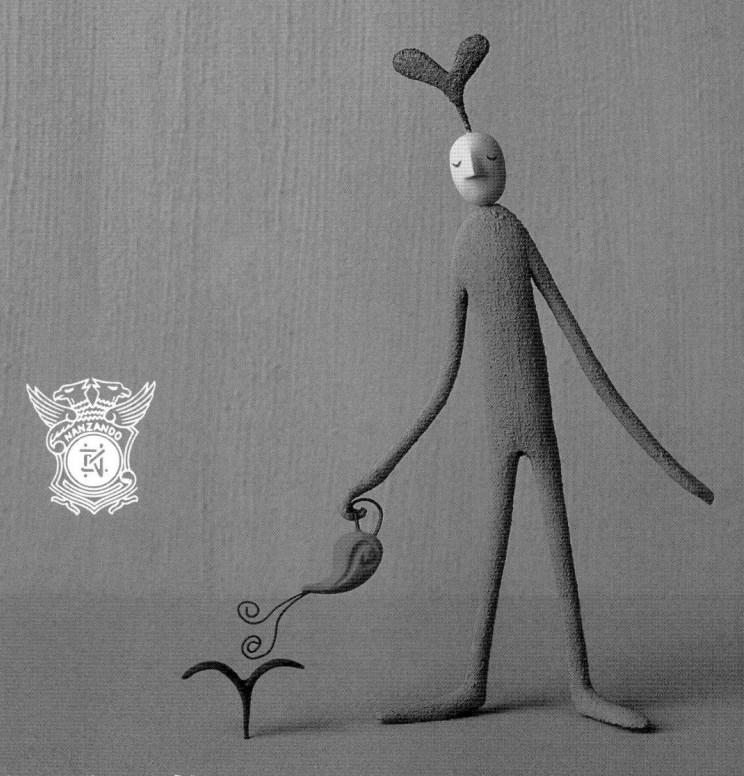

南山堂

監修のことば

　この度，長年ともに漢方を研究してきた友人である森 由雄博士の労作が南山堂から上梓されることになった．

　森博士は横浜市立大学医学部を卒業され，当初大学及びその関連病院にて西洋医学の小児科，次いで循環器内科の最新医療を学ばれた．しかし，次第に現代医療の限界を感じ，悩み，苦しみ，真の医の道を模索された末，漢方にたどりついたのである．それからは山田光胤先生，寺師睦宗先生をはじめ日本を代表する高名な漢方家に直接師事され，日々研鑽をつまれ，ついに森 由雄漢方ともいうべきスタイルを確立したのである．

　日本では医師も薬剤師も西洋薬と漢方薬の両薬剤を扱うことができる．このような制度をもつ国は世界的にも珍しく世界一の長寿国日本の健康を支える土台となっている．この医療制度の中で漢方薬と西洋薬の特徴をよく理解して互いに相い補っていくことが大切である．漢方医学と西洋医学を知りつくした森博士はこの任にまさにうってつけである．

　例えば西洋薬はレンガのように定義しやすく扱いやすい．一方漢方はセメントのように柔軟ではあるが，形を定義し難い．しかしこの二つがないとしっかりとした健康という構造ができないのである．

　しかし，現実に初学者にわかりやすく現代医療における漢方の役割を教えるためには，本当の力量が問われる．森博士はご自身が苦労され漢方を学ばれただけに，本書は経験に裏うちされ，西洋医学の土台の上にこれから漢方を学ぼうとする薬学生，薬剤師にとって実に読みやすく書かれている．しかも漢方の本質であるツボはきちんと押さえてあるので，安心してしかも楽しく勉強できる．ぜひ多くの漢方を学ぼうとする人々の座右の書としていただきたい．

2006年8月

日本薬科大学
丁　宗鐵

序

　近年、病院も薬局も激しい競争の荒波の中で勝ち、そして生き抜くためには、他と違った特色を持ち、患者さんから選ばれる、つまり「かかりつけ」を目指すことが必要となってきています。そこで、漢方を学び、実践することにより特色ある医療機関となることもひとつの手段ではないかと著者は考えています。

　本書は、薬剤師・薬学生の方々を対象とし、漢方医学の考え方から漢方処方のしくみおよびその服薬指導までを、図表を多用し、コンパクトかつわかりやすく解説した書籍です。特に服薬指導については薬剤師の方々に力を発揮していただきたい業務であり、また医師が期待する業務のひとつでもあるため、すぐに役立てていただけるよう症例を提示し、具体的に解説をしました。

　薬はどんなに良いものであっても患者さんが服用してくれないことには意味がありません。そのため批判があることを承知で、私は日常の服薬の指示として、食間・食前にこだわらずに食後服用を多く実践しています。もちろん特別な場合は厳密に食前の服薬を指導しています。本書ではこのような患者さんの服薬遵守を意識した症例も数多く紹介しています。

　また本文中の医学的解説は最先端の内容を記載していますが、一般の方にも十分理解できるように配慮しています。さらに、漢方の基礎を学習したい医師・医学生の方々にも役立つ内容でもあるため、医師―薬剤師、そして薬剤師―患者の橋渡しとなれば幸いです。

　本書執筆にあたり、ご助言をいただきました多くの薬剤師の先生方や諸先輩、南山堂編集部の方々、そして日本薬科大学教授 丁 宗鐵博士へ心より感謝の意を表します。

2006年 8月

森クリニック

森　由雄

Contens

目次

総論　漢方の基礎 …………………………………………………………… 1

1 漢方とは？ ……………………………………………………………… 2

　脚光を浴びる漢方 ……………………………………………………… 2

　西洋医学と漢方医学の違い …………………………………………… 3

　　漢方医学の簡単な歴史 ……………………………………………… 3

　　漢方医学と中医学（現代の中国医学）との違い ………………… 3

　　西洋医学の特徴と漢方医学との違い ……………………………… 4

　漢方薬は本当に効くのか？ …………………………………………… 5

　漢方治療により優れた効果が期待できる病気 ……………………… 6

　漢方薬では効きにくい病気 …………………………………………… 7

　民間薬と漢方薬の違い ………………………………………………… 7

　医療における漢方医学の役割 ………………………………………… 8

　　少子化と漢方医学 …………………………………………………… 8

　　高齢化と漢方医学 …………………………………………………… 9

　サプリメントについて ………………………………………………… 9

　　サプリメントと医薬品の相互作用 ………………………………… 10

2 漢方の診断法　―病気をどのように考えているのか― ………… 12

　陰陽虚実 ………………………………………………………………… 12

　　陰陽について ………………………………………………………… 12

　　虚実について ………………………………………………………… 13

　「気，血，水」 …………………………………………………………… 15

　　「気」について ……………………………………………………… 15

　　「血」について ……………………………………………………… 16

　　「水」について ……………………………………………………… 17

Contens

　　　　四診 …………………………………………………… 17

3 漢方薬の調剤と作り方 …………………………………… 20

　　　　漢方薬（煎じ薬）の調剤の仕方 ……………………… 20

　　　　漢方薬（煎じ薬）の作り方 …………………………… 20

4 漢方薬の副作用と瞑眩 …………………………………… 22

　　　　漢方薬の副作用と瞑眩について ……………………… 22

　　　　漢方薬の配合禁忌 ……………………………………… 22

　　　　妊婦に対して禁忌となる漢方薬 ……………………… 23

5 養生が大切です …………………………………………… 24

　　　　四季の養生 ……………………………………………… 24

　　　　　　春季 ………………………………………………… 24

　　　　　　夏季 ………………………………………………… 24

　　　　　　秋季 ………………………………………………… 25

　　　　　　冬季 ………………………………………………… 25

　　　　食の養生 ………………………………………………… 25

　　　　身体の養生 ……………………………………………… 26

　　　　心の養生 ………………………………………………… 26

疾　患　漢方処方のしくみと服薬指導 …………………………… 27

1 かぜ症候群 ………………………………………………… 28

2 急性気管支炎 ……………………………………………… 34

3 慢性気管支炎 ……………………………………………… 38

4 気管支喘息 ………………………………………………… 42

5 胃炎・胃潰瘍 ……………………………………………… 47

6	慢性肝炎	51
	C型慢性肝炎	51
	B型慢性肝炎	53
7	便　秘	56
8	高血圧	61
9	高脂血症	65
10	狭心症	69
11	不整脈	74
12	めまい	78
13	脳血管障害（脳卒中）後遺症	82
14	花粉症（アレルギー性結膜炎・鼻炎）	87
15	糖尿病	91
16	肥満症	95
17	慢性腎炎	100
18	全身性エリテマトーデス	104
19	全身性進行性強皮症	107
20	ベーチェット病	112
21	関節リウマチ	116
22	五十肩（肩関節周囲炎）	121
23	変形性膝関節症	124
24	アトピー性皮膚炎	128
25	にきび（尋常性痤瘡）	133
26	じんま疹	137
27	脱　毛	140
28	子宮内膜症	144

Contens

29 更年期障害 …………………………………… 148
30 月経困難症 …………………………………… 151
31 冷え症 ………………………………………… 154
32 不妊症 ………………………………………… 158
33 不眠症 ………………………………………… 162
34 うつ病 ………………………………………… 167
35 心身症 ………………………………………… 172
36 統合失調症 …………………………………… 176
37 がん（悪性腫瘍） …………………………… 180
38 小児科領域の漢方治療 ……………………… 184
　　小児への漢方薬服用上の注意 ……………… 184
　　感冒 …………………………………………… 185
　　虚弱体質 ……………………………………… 186
　　てんかん ……………………………………… 188
　　熱性けいれん ………………………………… 188
　　夜泣き（夜啼症） …………………………… 189
　　夜尿症 ………………………………………… 190

■ 付　録 ………………………………………………191

1 汎用される漢方製剤の応用目標と解説 ………… 192
2 注意すべき生薬 …………………………………… 223
3 保険で使用できる生薬 …………………………… 226

　一般索引 ……………………………………………… 228
　処方索引 ……………………………………………… 230

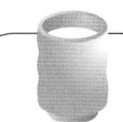

COLUMN

- 特定保健用食品とは ……………………………………………… 11
- 漢方薬（煎じ薬）の保険について ……………………………… 19
- 受験生と漢方 ……………………………………………………… 33
- 小青竜湯（しょうせいりゅうとう）の急性肺炎，急性気管支炎に対する効果 ……………… 37
- ダイエットピルの副作用 －エフェドラ（麻黄（まおう））に要注意－ ……… 46
- 下剤として用いるアマメシバ（天芽芝）の健康被害 ………… 60
- イチョウ葉エキス ………………………………………………… 86
- ダイエットピルの副作用
  －フェニルプロパノールアミン（PPA）－ ………………… 99
- アリストロキア酸を含有する生薬（関木通（かんもくつう））の腎臓障害 ……… 111
- トリカブト中毒 …………………………………………………… 115
- 育毛薬 ……………………………………………………………… 143
- 子宮内膜症は増えている ………………………………………… 147
- マカと不妊症 ……………………………………………………… 161
- 自殺と漢方 ………………………………………………………… 171
- 将軍湯（しょうぐんとう）（大黄一味（だいおういちみ））について …………………………… 179
- 活性化リンパ球療法 －1つの免疫療法－ …………………… 183

総論

漢方の基礎

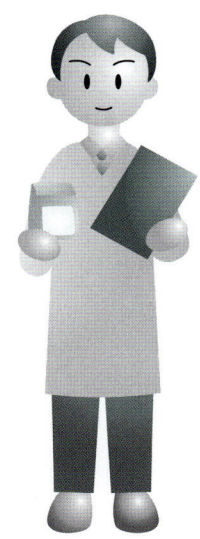

1 漢方とは？

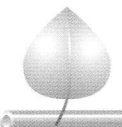 脚光を浴びる漢方

　漢方とはいったいどういうものでしょうか．漢方薬は草，木，根，皮といって自然の植物や一部動物や鉱物などを用いています．漢方治療では検査機器などは用いないで，患者を見て，臭いをかいで，よく話を聞いて，丁寧に診察し，診断をして，漢方薬を処方します．もちろん，患者に苦痛を与える検査などはありません．漢方医学は，実に患者にやさしい医学です．

　一方，西洋医学は，臓器別に高度に専門化し，多くの検査法，診断法が開発され，超音波，CTスキャン，MRIなど驚くほどの発展を遂げています．漢方医学と西洋医学との関係は，人にとっての2本の足に相当すると考えています．1本の足で歩行することは困難ですが，2本の足を使って歩けば楽に進むことができます．西洋医学だけで，病気に立ち向かうと，治療困難な場合がありますが，西洋医学と漢方医学を併用して治療を行うとよい治療効果を得る場合がしばしばあります．そういう意味で，漢方医学と西洋医学のよい点を取り，両方の力を合わせて医療を行うことが，真に患者にとってよい医療であると考えます．

　近年，キノホルムによるスモン，サリドマイド事件，薬害エイズ事件などにみられるように，薬の副作用あるいは不適切な使用による多くの社会問題，事件が発生しています．このような事件が起こるたびに，西洋医学に対する国民の不信感は増大してきたように思われます．そして，このような時代の流れの中で，西洋医学と反対の極にある漢方医学に対する関心と期待が高まってきました．西洋薬が合成された化学物質からなるのに比べて，漢方薬は自然の草木根皮に由来します．これは西洋薬と漢方薬との大きな違いです．副作用については漢方薬は西洋薬に比べるとケタ違いに少ないことがわかっています．西洋医学では難治といわれるさまざまな難病に対して漢方薬を用いると，驚くような治療効果を得ることがしばしばあります．

漢方とは？

総論

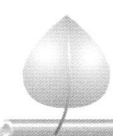 ## 西洋医学と漢方医学の違い

漢方医学の簡単な歴史

　漢方医学の源流は，中国の春秋戦国時代（紀元前2世紀頃）にさかのぼることができます．この春秋戦国時代に「黄帝内経素問」という書物が著されました．この本の中には，漢方医学の生理学，解剖学，病理学，養生法や針灸についての記載がありますが，漢方薬についての記載はあまり多くはありません．後漢の時代（紀元3世紀頃）には「傷寒雑病論」という書物が著されました．この時代，日本は弥生時代と呼ばれ，卑弥呼が邪馬台国を統治していた時代です．漢方医学における「傷寒雑病論」の位置づけはキリスト教でいうバイブル，イスラム教でいうコーランに相当するものと考えられています．この「傷寒雑病論」には，多くの漢方薬と処方が記載されていて，その大部分は，現代においても，十分使用に耐えうるもので，日常臨床で実際に使われています．今日，日本の保険診療のなかで，147処方の漢方エキス製剤が認可されていますが，その中の約半数は「傷寒雑病論」所載の処方です．

　西暦538年，朝鮮の百済から仏教が日本に伝えられ，607年，小野妹子が遣隋使として中国に派遣され，遣唐使の時代を経て，中国の医学書が日本にもたらされました．そして，漢方医学が徐々に日本に伝えられてきました．多くの年月を費やして，日本人の体質や日本の風土に適合した日本独自の漢方医学が形成されてきました．江戸時代には日本漢方の黄金期をむかえました．ところが，明治時代になり，明治16年に布告された医師免許規則によって，医師になるには，西洋医学を学んで試験に合格しなければならないことになり，漢方医学を学んだだけでは医師になることはできなくなりました．この規則によって漢方医の後継者が激減し，漢方医学は急速に衰退していきました．ごく少数の医師や薬剤師によって細々と漢方医学の灯がともされ続けられました．1976年（昭和51年），漢方薬が保険診療に登場し，国が漢方薬を正式に認知しました．現在は全体の7割の医師が漢方薬を使用した経験があるという時代になってきました．

漢方医学と中医学（現代の中国医学）との違い

　漢方医学は中国を源流として，日本に伝えられ日本の実情に合うように変化をとげ，

日本化された医学です．そのため，漢方医学は日本の伝統医学であり，現在の中国医学とはまったく別のものと考えられています．現在の中国医学は陰陽五行学説に基づき，腹診（p.18参照）は行われず，日本の3倍以上の生薬の量を用いています．日本の伝統医学である漢方医学と現在の中国医学との基本的な違いは，腹診という特別な診察法と生薬の分量にあるといえます．

西洋医学の特徴と漢方医学との違い

　西洋医学の特徴を漢方医学と比較して考えてみます．西洋医学の基礎は歴史的にみると，1858年ドイツの病理学者ウィルヒョウが書いた「細胞病理学」にいきつきます．この本の中でウィルヒョウは病気には細胞単位での形態学的変化があると主張しています．顕微鏡を用いた医学研究の手法は，病気を細分化し分析的に考えるという傾向を一層推し進めました．現代では分子レベル，遺伝子のDNAレベルにまで病気の座を求めています．遺伝子を分析することによって，心臓病やがんになりやすいということまでが論じられています．そして，遺伝子治療が医療の場に登場してきました．

　このような西洋医学の発展はたいへん喜ぶべきことですが，一面では弊害も出てきています．それは，検査データの至上主義ともいうべき検査データを過剰に重視する姿勢です．実際の診療の場では，検査データを重視するあまり，患者への問診や診察がなおざりにされる場合があります．例えばたくさん検査を受けたけれども，丁寧な問診や診察をしてくれず，2回目に行ったときは，医師は患者の顔も見ないで，コンピュータの画面を見ながら一方的に検査結果を説明して診察が終了することもあるそうです．この話は，患者の一方的なものですが，多忙な医師の事情を考慮しても多くの問題点が考えられます．分析的あるいは検査データの重視という西洋医学の姿勢が根本的な要因の1つであるように思われます．医療は医師と患者が精神的にも身体的にも触れ合うことが大切であり，医師は患者の苦しみや悩みに真摯に耳を傾け，慰めや励まし，癒しを与えることこそ検査や投薬よりも重要なことと考えます．また，西洋医学の治療法というのは画一的であり個々の体質の強弱や個人差などはあまり重視しません．感冒の治療などは西洋医学では，30年の経験のある医師の治療も1ヵ月前に大学を卒業した研修医の治療もほとんど同じです．感冒にはアセトアミノフェンなどを用いることが決まっており，まったくの対症療法であり，個人差などはあまり考慮されません．

　西洋医学の治療の手段としては，化学的に合成された単一の分子構造をもつ化学物質を

薬として用います．患者に用いるときは副作用を常に注意しなければなりません．副作用の事件で有名なものとして，キノホルムによるスモン，サリドマイド事件，皮膚病治療薬のソリブジンによる死亡事故，薬害エイズ事件などがあり，社会問題となりました．

一方，漢方医学はどうでしょうか？　漢方医学では「人間は自然の一部である」という考え方をします．同じ自然の一部である生薬（漢方薬）を用いて，個々の患者の個人差を重視して処方を決定します．診断には特別な検査機器は用いません．医師の問診や脈診，腹診などにより患者を丸ごとの人間として丁寧に診察します．分析的な方法（検査データなど）を否定するわけではありませんが，西洋医学と比較して漢方医学はより総合的であるといえます．

漢方薬にも不適切な使用による副作用はありますが，西洋薬に比べればごくわずかです．漢方薬の適応症を間違えなければ，副作用は少ないと考えてよいでしょう．

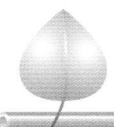

漢方薬は本当に効くのか？

外科的な疾患，がんの治療，感染症の治療などは西洋医学の方が漢方医学より優れていると考えられます．しかし，慢性の内科的な疾患では漢方医学の治療の方が優れている場合が多くあります．漢方薬は本当に効くのかという問いに，いくつかのエピソードを紹介します．

明治時代に浅田宗伯という漢方医がいました．浅田宗伯は危篤状態にあった大正天皇の重症の病気を治療したことで有名です．浅田宗伯は当時の西洋の医師たちが手を尽くしても治らなかったフランス公使の難病の治療に成功して，このことがヨーロッパの新聞に紹介され，日本に名医がいると評判になったそうです．そして，ナポレオン３世からお礼の金品が贈られたという記録が残っています．浅田宗伯の治療した記録が現在も残っており，その記録を見てみると，西洋医学をもってしてもなかなか治療できない難病を漢方薬で見事に治療している事例がたくさんあります．

昭和の時代に活躍した田口健二郎という漢方医は，昭和天皇の皇后陛下の出産の折，難産で苦しまれた皇后陛下を救われたという記録があります．また，昭和時代の漢方医である大塚敬節も多くの難病を治療しています．パントマイムで有名なマルセル・マルソーの神経の難病を大塚敬節が治療し，成功したことはよく知られています．

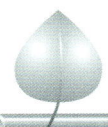

漢方治療により優れた効果が期待できる病気

　漢方医学は西洋医学に比べて，治療効果の優れた点が多々あります．アレルギー疾患（気管支喘息，アトピー性皮膚炎など）や難病，膠原病なども漢方薬の方がよく効く場合が多いです．また，呼吸器疾患，胃腸病，肝臓病，心臓病，婦人疾患，不妊症，神経疾患，精神疾患など多くの慢性疾患の治療に優れた効果を認めます．

　現代の医療体制の主役は西洋医学です．日本で医師になるためには，医科大学で西洋医学の教育を受け，西洋医学の試験科目に合格しなければ医師の国家資格を得ることはできません．健康保険の体制も西洋医学を前提として成り立っています．一般の市民が病気になった場合，まず西洋医学の医療施設を訪れます．そこで，難病であるとか不治の病気であるとか診断されて，はじめて漢方医学の医療施設を訪れることになります．このように，西洋医学で治らない患者が漢方医のところにやってくるのが大多数です．

　私の関係する漢方専門の施設に紹介されてくる患者の中で多い病気としては，アトピー性皮膚炎・乾癬などの皮膚疾患，気管支喘息，膠原病，肝臓病，不妊症，婦人疾患，神経難病，潰瘍性大腸炎，クローン病，神経症などの精神疾患，末期がん，虚血性心疾患，心不全，高血圧，不整脈などがあります．これらの病気は例外はあるものの，漢方薬がある程度有効な病気ということができます．しかし，これ以外にも，感冒や気管支炎などの治療も漢方治療のほうが優れている場合があります．

気管支喘息に用いられる漢方薬

麻黄を含むもの	麻黄を含まないもの
●麻杏甘石湯（まきょうかんせきとう） ●小青竜湯（しょうせいりゅうとう） ●神秘湯（しんぴとう）	●大柴胡湯合半夏厚朴湯（だいさいことうごうはんげこうぼくとう），柴朴湯（さいぼくとう） ●桂枝加厚朴杏仁湯＊（けいしかこうぼくきょうにんとう） ●苓甘姜味辛夏仁湯（りょうかんきょうみしんげにんとう） ●当帰芍薬散（とうきしゃくやくさん）

＊一般用にあり

麻黄の主な作用	麻黄の主な副作用
●解熱作用 ●鎮咳作用 ●抗炎症作用	●血圧上昇 ●頻脈 ●排尿障害

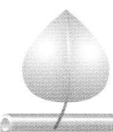
漢方薬では効きにくい病気

　漢方薬では効きにくい病気として，がんや腸閉塞，先天性奇形などがあります．著者の漢方医院に最近では，がんの患者が多く来院するようになりました．その内訳は，末期のがんの患者から早期がんの術後患者までさまざまですが，早く元気に回復したい，もっと長生きしたいという希望を持って来院される患者が多いです．がん化学療法の副作用を軽減してほしい，早く元気に回復したいという希望には，ある程度希望をかなえることができますが，中には漢方薬だけでがんを治せという患者もいます．漢方薬だけでがんを治療することはなかなか難しいことです．しかし，かなりの程度まで病状を好転させることはできると考えています．そして，実際に病状が好転した患者を経験したことがあります．急性腹症と呼ばれる緊急手術の必要な病気があります．急性虫垂炎や腸閉塞，子宮外妊娠などが含まれます．現在では急性腹症は漢方薬だけで治療するべきではないと考えられています．例外的に時々，急性虫垂炎を漢方薬だけで治療した報告例が学会などで発表されることがあります．また手術後の腸閉塞に対して，大建中湯が有効であるという報告が多くみられます．先天性の病気の中で，鼠経ヘルニアは小建中湯という漢方薬が効果があるという報告がありますが，漢方薬は一般的に先天性疾患への適応はあまりありません．

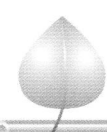
民間薬と漢方薬の違い

　民間薬は普通の人が医師の指導によることなく，素人の判断で用いる民間伝承の薬です．一般の大衆が病気になって，気軽に医師に診てもらうことができるようになったのは昭和の国民皆保険の時代からです．それ以前は，医師にかかるのは経済的にたいへんなことでした．江戸時代などでは，普通の人が病気になったときには，身の回りにある安価で，ありふれている植物や鉱物，動物などを用いて，伝承のやり方で病気を治療していたと思われます．民間薬は，多くは単味の薬物のまま用いられますが，漢方薬は2つ以上の薬物を一定の原則に基づいて組み合わせて用います（p.8表参照）．
　例えば，生のドクダミの葉だけを痔や急性湿疹にすりこんで治すのは民間薬としての

用い方ですが，乾燥したドクダミの葉を乙字湯とともに痔に用いて治療するときは漢方薬としてドクダミを用いたことになります．また，ゲンノショウコやセンブリは代表的な民間薬ですが，漢方薬としてはあまり用いることはありません．慢性肝炎の漢方薬で肝臓がんを予防する薬として有名な小柴胡湯は代表的な漢方薬ですが，その主薬の柴胡は漢方薬として用いられ，民間薬として用いることはありません．漢方薬には用いる理論がありますが，民間薬は理論がありません．胃炎にはゲンノショウコが効くことは知られていますが，胃炎の中でもどのような胃炎に効果があるのかは知られていません．しかし，小柴胡湯にはこういう病態に効果があるという薬の適応が明確になっています．

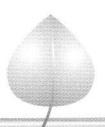

医療における漢方医学の役割

少子化と漢方医学

　日本の年間出生数は，1973年以降減少傾向が続いています．2003年では，1973年の約半数にまで減っています．出生率では1.29となり，しばらくすると日本の人口は減少し始めます．少子化の原因は，晩婚化や未婚化あるいは結婚してもあまり子供を作らない夫婦が増加しているためと考えられます．また，不妊症も原因の1つにあげられます．女性の不妊症の原因としては，冷え症，瘀血体質，胃腸虚弱，実証で肥満型のタイプがあげられます．不妊症治療に用いる漢方薬には，当帰芍薬散料や桂枝茯苓丸などがあります．

　また，小児の医療，保健の充実が重要な問題と考えられます．アレルギー体質や虚弱体質の治療に漢方薬は効果があります．小柴胡湯，小青竜湯，小建中湯などの処方が体質改善に広く用いられています．また，昨今，小児の漢方治療を専門とする医師の集まりである日本小児東洋医学会という学会が活発な活動をしています．今後さらに漢方が小児医療の中で大きな役割を果たして行くものと考えられます．

漢方薬と民間薬の比較

	漢方薬	民間薬
薬物数	原則として2つ以上の薬物	単味の薬物
費　用	高価（医師または薬剤師による処方）	安価（身の回りにあるもの）
適　応	明確な適応症がある	明確な適応症がない
例	小柴胡湯	ゲンノショウコ

高齢化と漢方医学

　高齢者の医学的な特徴は身体機能の低下，免疫力の低下，個人が複数の疾患を併せ持つ場合が多いことなどがあります．例えば，1人の患者が高血圧，糖尿病，高脂血症を同時に罹患していることは，珍しくありません．高血圧の薬を3種類，糖尿病の薬を2種類，高脂血症の薬を2種類，胃腸保護のため胃腸薬を1種類と，合計8種類服用している方もいます．患者はあまりに薬が多いので指示された通りに服用せず，1，2種類捨ててしまうこともあり，医療費の無駄遣いとなります．このような患者に対して，漢方では1ないし2種類の漢方薬で治療できる場合があります．現実に老人医療施設などで実際に行われ効果をあげています．また，漢方では，抗老化薬ともいうべき六味地黄丸，八味地黄丸などの薬があり，老化の進行によって発症する白内障や前立腺肥大症の治療に効果をあげています．さらに漢方では，身体を補う薬があり，補中益気湯や十全大補湯などはさまざまな難病，老人病に応用されていますが，西洋医学には「補う薬」という概念が欠落しています．漢方は将来，老人医療の分野でも大きな発展がなされることと思われます．

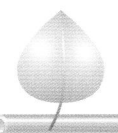

サプリメントについて

　サプリメントとは，栄養成分を補給し，特定の保健の目的に用いられ，錠剤やカプセルなどの形態をとっており，通常の食品の形をしていないものと定義されています．サプリメントは，医師の診察や処方せんがなくても薬店や通信販売，インターネットなどで簡単に入手することができます．最近は多くの人が病気や症状を改善する目的でサプリメントを服用しています．ゲンノショウコやドクダミなどの民間薬と同じような感覚で摂取しているのが現実です．どのようなときに服用すべきかという，服用の適応がはっきりしない状態で多くの場合摂取しています．

　サプリメントといえども，すべての人が摂ってよいわけはありません．薬剤と同じように，どういう人に効果があるかという使い方があります．サプリメントの有害作用は例えばセント・ジョーンズ・ワート（抗うつ作用がある）とCa拮抗薬（高血圧治療薬）の併用時に血圧の過剰な下降などが報告されており，医師・薬剤師の管理下で，サプリメントを利用することが重要です．イチョウ葉エキスは，ドイツやフランスでは医薬品として認可されており，脳や末梢血管の循環障害の改善，抗血小板作用が期待され，認

知症の予防に用いられています．アスピリンなどと併用すると出血傾向が高まる可能性があります．

サプリメントの定義	●栄養成分を補給し，特定の保健の目的に用いられる ●錠剤やカプセルなどの形態をとっている ●通常の食品の形をしていないもの

サプリメントと医薬品の相互作用

　セント・ジョーンズ・ワート（セイヨウオトギリソウ）は，抗うつ作用を目的に広く服用される食品です．セント・ジョーンズ・ワートは，薬物代謝酵素のCYP3A4,CYP1A2などを誘導する作用があります．この薬物代謝酵素で代謝される多くの薬物の血中濃度に影響を与えることが知られています．セント・ジョーンズ・ワートと以下の薬物の併用には，注意が必要です．

　経口避妊薬，抗不整脈薬（ジソピラミド，アミオダロン），強心薬（ジゴキシン，メチルジゴキシン），気管支拡張薬（テオフィリン），抗てんかん薬（フェニトイン，フェノバルビタール），免疫抑制薬（シクロスポリン），抗凝固薬（ワルファリン），片頭痛治療薬（エレトリプタン）．

　また，おなかの調子を整える特定保健用食品の食物繊維（ガラクトマンナン，小麦ふすま，サイリウム種皮，低分子アルギン酸ナトリウム，難消化性デキストリン）と強心薬（ジゴシン，メチルジゴシン）を併用すると，強心薬の吸収が遅れる可能性があり，強心薬の血中濃度が低下する場合があります．

　複数のサプリメントを服用したり，薬剤と併用する場合には，好ましくない相互作用が出現する可能性があり，相互作用を防ぐためには購入時に薬剤師に相談するよう説明するとよいでしょう．

　（参考文献／堀　美智子：薬とサプリメントの相互作用．医学のあゆみ，208：985〜990, 2004）

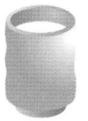

COLUMN

特定保健用食品とは

　厚生労働省は一定の要件を満たす食品を保健機能食品とし，目的と機能の違いにより，特定保健用食品と栄養機能食品に大別しました．特定保健用食品は，「血圧が高めの方に適する」と表示した食品とか「お腹の調子を整える」などの表示をした食品の適応を表示できるものをいいます．国の認可・承認が必要となります．栄養機能食品とは，健康の維持に必要な栄養成分の補給を目的とした食品で，ビタミンやミネラルの補給のための食品です．国の定めた規格基準に適合していれば，認可申請や届出の必要はありません．

　特定保健用食品の「血圧が高めの方に適する」と表示した食品として，ラクトトリペプチド，かつお節オリゴペプチド，杜仲葉配糖体を主成分とする食品があります．ペプチド類はアンジオテンシン変換酵素（ACE）活性を阻害することにより降圧が期待されます．杜仲葉配糖体は副交感神経を刺激して，血管を拡張させて血圧を低下させる効果があります．食品の形をした医薬品ということもできます．

　「食後の血糖値の上昇を緩やかにする」と表示された特定保健用食品には，グァバ葉ポリフェノール，難消化デキストリン，小麦アルブミンなどを主成分としたものが認可されています．グァバ葉ポリフェノールは小腸内での糖質の消化・吸収に関与しているα-アミラーゼの活性を阻害して血糖値を低下させる作用があります．高コレステロール血症の方によいといわれる特定保健用食品には，大豆タンパク質，食物繊維，植物ステロールなどがあります．

2 漢方の診断法
病気をどのように考えているのか

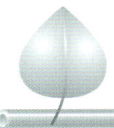
陰陽虚実

　漢方の診断には，特別な医療機器は用いません．患者を見て，話を聴いて，脈やお腹を診察して病気を診断します．特別な医療機器なしに病気を診断するため，病気の程度を判断する「ものさし」が必要です．この「ものさし」が陰であるか陽であるか，虚証であるか実証であるかということであり，「気，血，水」という概念です．

　病気が陰であるか陽であるか，虚証であるか実証であるかを区別して，いったい病気が身体の中のどこにあるのか（病位），どのような性質の病気かを判断して，漢方薬の処方を決定するのです．

陰陽について

　陰陽という言葉は漢方医学の古典である「黄帝内経素問」と「傷寒雑病論」の中で用いられていますが，その意味するところが異なり，日本の漢方医学と現在の中国医学でも意味するところが違います．本書では基本的には日本の漢方医学の立場で用語について説明します．

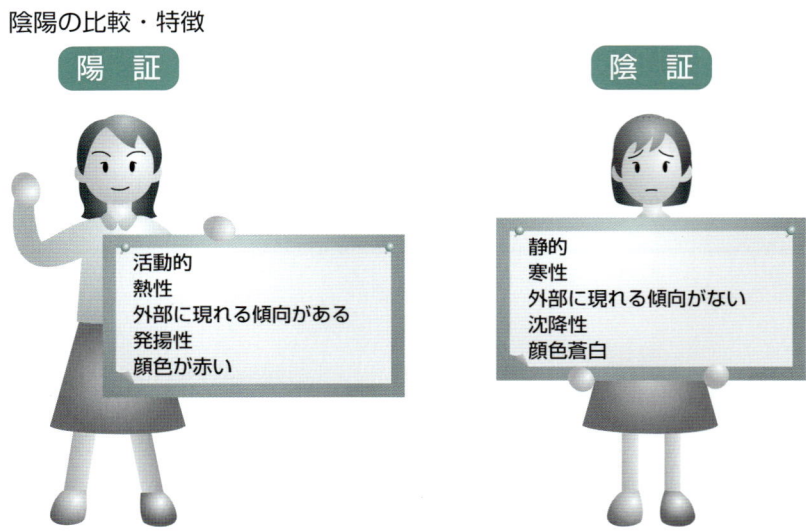

陰陽の比較・特徴

陽証：活動的／熱性／外部に現れる傾向がある／発揚性／顔色が赤い

陰証：静的／寒性／外部に現れる傾向がない／沈降性／顔色蒼白

漢方の診断法―病気をどのように考えているのか―

　まず，陽病，陰病というときには病気の時期（病期）を示します．陽病は体の反応力が十分ある時期，陰病は反応力の低下した時期を示します．
　また陽証，陰証という場合，病気の状態（病態）を示します．
　陽証の患者は，活動的で発揚性，熱性で外部に現れる傾向があります．陰証の患者は，静的で，沈降性，寒性で外部に現れる傾向があまりありません．

虚実について

　虚実についても，日本の漢方医学と現在の中国医学とでは意味が異なります．実証とは体力が充実した状態をいい，虚証はその反対で体力が落ち込んで弱い状態をいいます．なぜ，虚実が大切なのかというと，治療に直接に関係するからです．
　虚証は補剤（体を補う薬）を用い，実証は瀉剤（過剰な反応力を抑える薬）を用いることが漢方治療の原則です．虚証の患者に誤って，実証に与えるべき瀉剤を与えると，患者は非常に苦しみます．実証の患者に補剤を与えるとまったく効果がありません．

虚実の比較・特徴

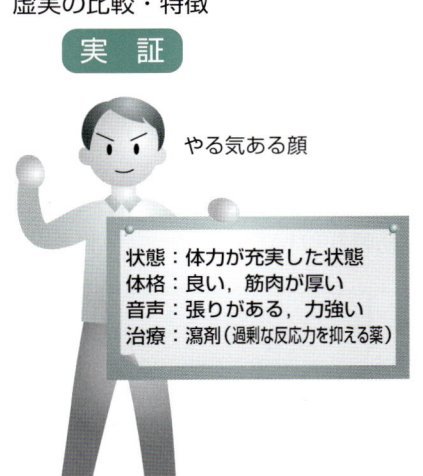
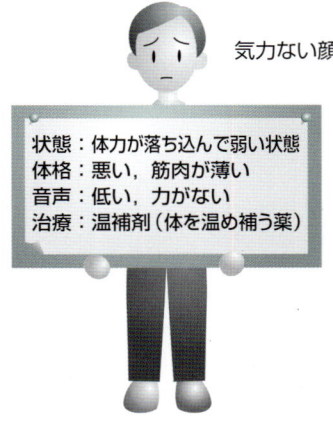

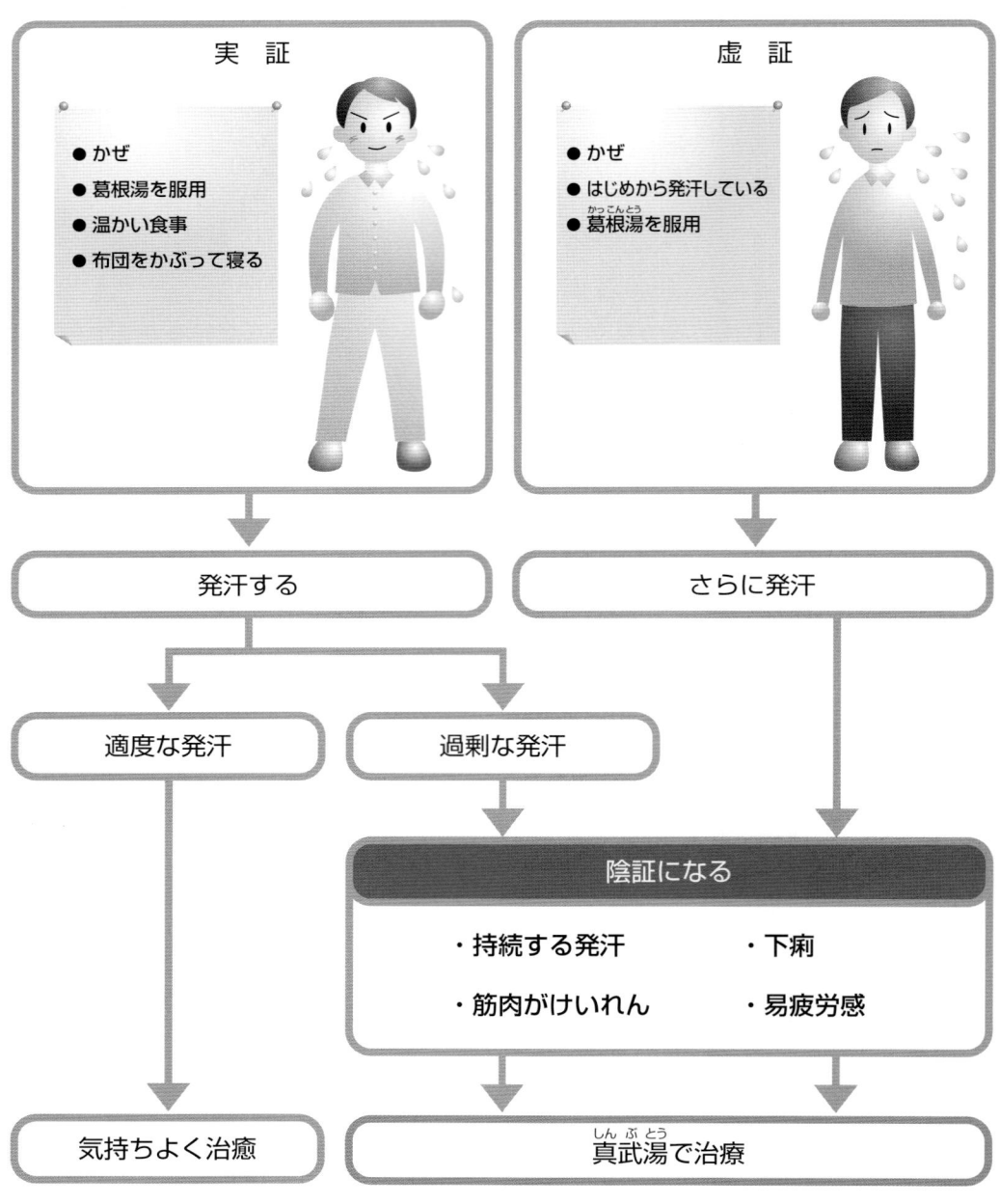

漢方の診断法—病気をどのように考えているのか—

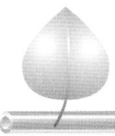 ## 「気，血，水」

　漢方医学は，特別な医療機器を用いることなく，医師の五感によってのみ診断する医学です．したがって，漢方医学の世界では，病気の成り立ちを説明する概念として，「気，血，水」という独特の尺度，ものさしを考えて病気の原因を説明しています．「気，血，水」の3つの言葉は漢方医学において，病気の原因を考える上で重要なキーワードであり，考え方です．「気，血，水」というと難解な印象を受けるかもしれませんが，実は身近でわかりやすいものです．昔の人は，「気」や「血」や「水」が人の体内をめぐっていると考えて，「気，血，水」の流れが調和が取れていれば健康と考え，「気，血，水」の流れが乱れると病気になると考えていました．西洋医学でいう神経・免疫・内分泌の相関にほぼ相当する概念といってよいでしょう．

「気」について

　「気」とは，形がなくて働きのあるものです．気とは生きるパワーと簡単に考えてもよいでしょう．「よし，今日はやってやるぞ」というような活力と言い換えてもよいでしょう．より具体的には摂食意欲や消化力です．

　「気虚」とはこの「生きる活力が少なくなる状態」のことで，元気のない状態です．例えば，疲れやすい，言葉に力がない，脈にも力がない状態は気虚という病態として理解されます．気虚のときには，気を補う朝鮮人参を主薬とする四君子湯や補中益気湯などが用いられます．

　「気滞」とは気のめぐりが悪くなった状態です．気が咽のあたりに停滞して，咽が詰まっている感じがすると表現されることがあります．また，あぶった肉片が咽につかえている感じとも表現されます．紫蘇葉や厚朴は気のめぐりを改善する作用があり，これらの生薬の配剤された半夏厚朴湯や香蘇散などが用いられます．西洋医学的には，うつ病，神経症やノイローゼに相当する状態であるといえます．

　「気の上衝」とは，気のめぐりが障害されて，気が上に衝き上がって，のぼせ，ほてりの症状が起きてくることをいいます．桂枝の配剤された桂枝加桂湯や苓桂甘棗湯が用いられます．

「気，血，水」の特徴

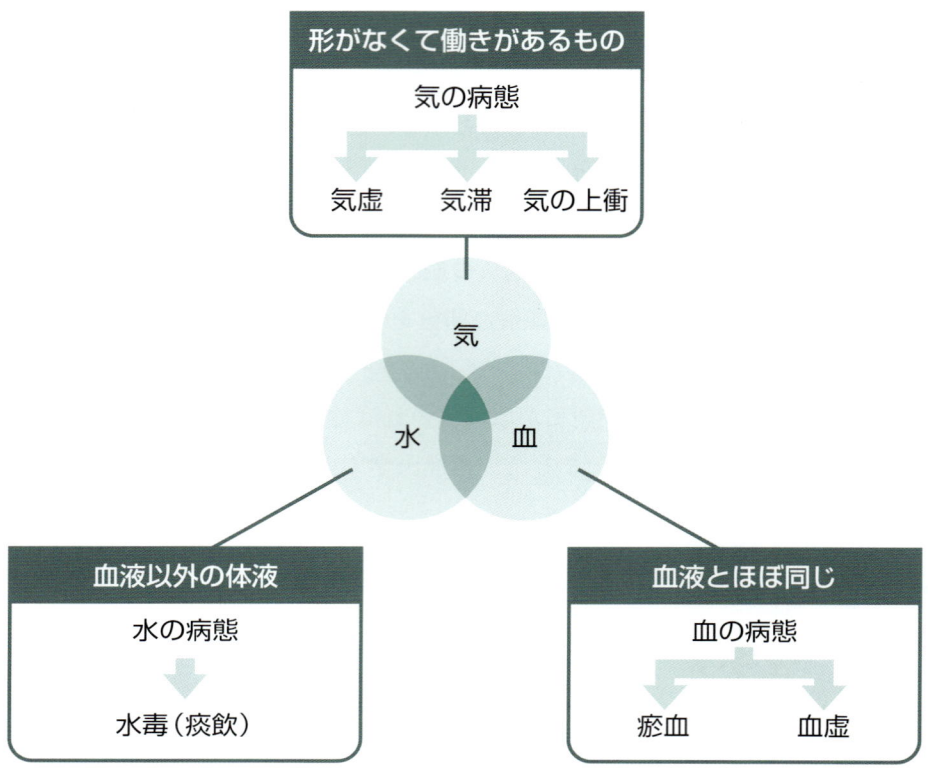

「血」について

　「血」とは西洋医学でいう循環系（血液）と内分泌機能を含めたものとほぼ同じと考えてよいでしょう．血の病態には「瘀血（おけつ）」と「血虚（けっきょ）」があります．
　「瘀血（おけつ）」とは，血液の循環障害と類似した病態と考えられます．全身を正常にめぐるべき血液が局所にうっ滞して病的な状態になるという概念です．瘀血（おけつ）の症状としては，口渇，下腹部痛，肌荒れ，皮膚のしみ，月経異常などがあります．西洋医学的には，血管の閉塞性病変である脳梗塞や心筋梗塞は瘀血（おけつ）の一種と考えられ，また，打撲，外傷，皮下出血，腫瘍，高脂血症，子宮内膜症，子宮筋腫などの疾患が瘀血（おけつ）に関係があると考えられています．瘀血（おけつ）を治療する薬は駆瘀血剤（くおけつざい）と呼ばれ，当帰芍薬散（とうきしゃくやくさん），桂枝茯苓丸（けいしぶくりょうがん），桃核承気湯（とうかくじょうきとう）などがあります．
　「血虚（けっきょ）」とは，出血や血の生成障害により血が足りなくなった病態であり，めまいや顔面蒼白などの症状があります．血虚（けっきょ）の治療には四物湯（しもつとう）が用いられます．

漢方の診断法―病気をどのように考えているのか―

「気，血，水」の病態と漢方薬

	病　態	漢方薬
気　虚	「生きる活力が少なくなる状態」のこと	四君子湯，補中益気湯
気　滞	気のめぐりが悪くなった状態	半夏厚朴湯，香蘇散
気の上衝	気が上に衝き上がること	桂枝加桂湯，苓桂甘棗湯
瘀　血	血液の循環障害，血液の局所のうっ滞	桂枝茯苓丸，桃核承気湯
血　虚	血が足りなくなった病態	四物湯
水　毒	病的な体液偏在によるもの	五苓散，越婢加朮湯

「水」について

　「水」とは漢方医学では血液以外の体液を含めた生体防御機能のことをいい，水の異常の病態を水毒または痰飲といいます．水毒は，病的な体液（血液以外の）の偏在によるものです．西洋医学的な病態としては，浮腫，うっ血性心不全，胃下垂，腎炎，胸膜炎などがあります．消化系や免疫機能も水に含まれます．代表的な処方としては，五苓散や越婢加朮湯があります．

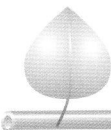

四　診

　四診とは漢方医学の診察法のことで，4つの診察法の望診，聞診，問診，切診のことを指します．
　「望診」とは肉眼で見て診断することです．例えば，体格が良いとか悪いとか，痩せて血色が悪いとか，顔面が潮紅しているとかなどを見ることにより患者の状態を診断する手助けにするものです．
　「聞診」とは嗅覚や聴覚で診断することです．患者の体臭や口臭などをみます．
　「問診」は患者の訴えを聞き，いままでの病気の経過をたずねることです．
　「切診」とは患者に直接触れて診断することです．脈診と腹診に分けることができます．脈診は患者の脈を触れて病状を診断するものです．腹診は腹部に触れることにより，病状を診断して処方を決める情報を得るものです．

漢方医学の診察法（四診）

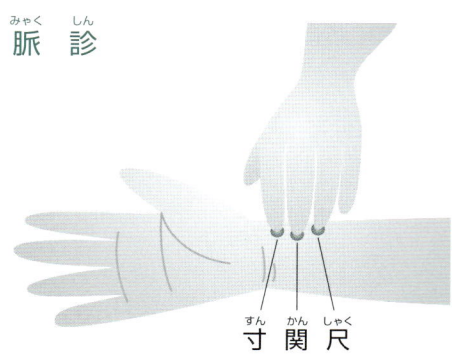

- 聞診（嗅覚・聴覚）
- 望診
- 問診

切診

脈診

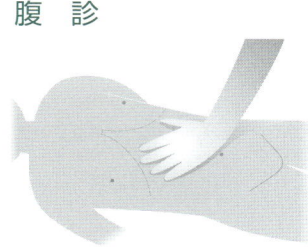

寸　関　尺

寸関尺

寸関尺の診かたについて，実際の方法は，図のように患者の手に医師の指を置き，橈骨茎状突起の内側における橈骨動脈の拍動部位に医師の中指を触れ（関という），より末梢部に示指を置き（寸という），中指の近位部に薬指を最後に置く（尺という）．この寸関尺の3ヵ所で脈を取る

腹診

腹力（腹壁の弾力）の意味は虚実の判定である
- 腹力が強いときは実証を意味する
- 腹力が普通のときは虚実中間証を意味する
- 腹力が弱いときは虚証を意味する

漢方の診断法—病気をどのように考えているのか—

基本的な12の脈

浮脈	軽く橈骨動脈に触れて脈がよく触れ，強く圧迫すると脈が触れにくいもの	洪脈	脈がくるときは大きく盛んであり，脈の去るときは衰えた感じのもの
沈脈	軽く圧迫して脈が触れにくく，強く圧迫すると脈がよく触れるもの	緊脈	有力で絞った綱のような脈
遅脈	1回の呼吸（一息）の時間に，脈拍が3回以下のもの	緩脈	1回の呼吸（一息）の時間に，脈拍が4であるもの
数脈	1回の呼吸（一息）の時間に，脈拍が6以上のもの	弦脈	琴の弦を按ずるような脈
滑脈	玉が指の下をころがる感じの脈	弱脈	きわめて軟で，按圧すると沈細で，指の下で微かに触れる脈
濇脈	刀で竹を削ぐように，脈の往来が滑らかでないもの	細脈	糸を張ったように細く軟らかにまっすぐに触れる脈

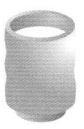

COLUMN

漢方薬（煎じ薬）の保険について

　現在，147種類の漢方のエキス製剤が健康保険で使用することが認められています．また177種類，218品目の漢方の生薬（煎じ薬）も保険の適応となっています．しかし，最古の薬物書と言われる「神農本草経（しんのうほんぞうきょう）」には365種類の漢方薬が載せられています．明の時代の「本草綱目（ほんぞうこうもく）」には1,892種類の漢方薬が記載されています．清の時代の「本草備要（ほんぞうびよう）」という薬物書には556種類の漢方薬が載せられいます．この中には，保険で認められた漢方薬以外でも，素晴らしい薬がたくさん存在します．難病を治療するという視点から考えると，保険適用のある漢方薬だけでは，治療に大きな限界があります．多くの漢方薬を自由自在に患者の病状に合わせて処方が可能であるという点から，自由診療という診療形態も考慮すべき場合もあると思われます．参考までに，自由診療での1日分の薬の費用は平均で700〜1,000円くらいです．

3 漢方薬の調剤と作り方

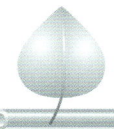

漢方薬（煎じ薬）の調剤の仕方

　漢方薬（煎じ薬）の調剤の仕方はさまざまであり，伝統的な日本漢方の診療所では，薬匙を用いて調剤します．著者は，自分の家族や研究用には，薬匙（大塚流）を用いて調剤しています．普通は，天秤で7〜28日分を計って，1日分ごとに，生薬調剤用皿（調剤舟）に入れ，1日分ずつ小袋に入れます．漢方薬（煎じ薬）の自動分包器も発売されており，大量に調剤するときには便利です．

自動生薬分包機のメーカーの連絡先	株式会社　ツムラ	03-3221-0248
	株式会社　ウチダ和漢薬	03-3806-3846
	株式会社　栃本天海堂	03-3254-8161
	株式会社　景　星	03-3208-8873

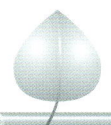

漢方薬（煎じ薬）の作り方

　漢方薬を煎じる容器は素焼きの土鍋がよいですが，アルミニウム，耐熱ガラスやホーローの鍋でもよいでしょう．銅や鉄の鍋は有効成分が化学変化を起こすことがあり，変質するため，使用しないほうがよいです．容器の中に水600 mLと1日分の漢方薬を入れて（薬の袋を破って入れます），初めから弱火で，40〜50分程かけて半量に煮詰めます．または，初めは強火で煮て，沸騰したら弱火にして煮る方法もあります．半分位になったら，火を止めて，茶こしなどで滓を取り去って，でき上がった汁が1日分の薬です．

　この1日分の薬を，食間か空腹時に，2ないし3回に分けて服用するのが通常の方法です．胃腸の弱い人は食後か食直後に服用を勧めます．処方に，阿膠，膠飴，芒硝などを入れるときは，煎じた薬液に入れて溶解させます．現在は，便利な自動煎じ器が2, 3のメーカーから市販されています．

漢方薬の調剤と作り方

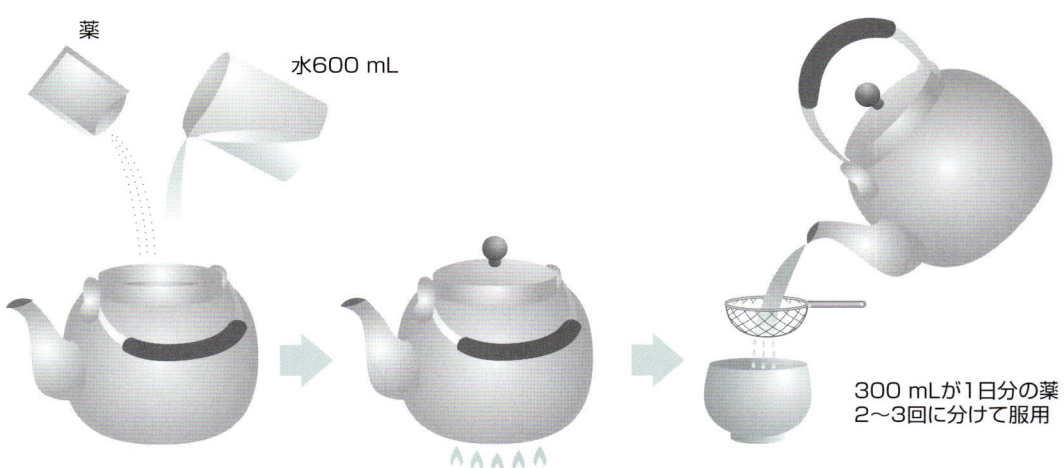

漢方薬の煎じ方

　また，煎じる時間が大切です．長時間煎じると有効成分が変化を起こすことがあり，長くても50分を超えないようにします．煎じた薬は1回分を服用したら残りは冷蔵庫に入れて保存し（室温で放置すると腐敗することがあるため），次に服用するときは電子レンジなどで温めた方がよいでしょう．一般に，漢方薬の服用は温服がよいですが，制吐剤の小半夏加茯苓湯などは，煎じた薬を冷やして服用するのがよいでしょう．

自動煎じ器のメーカーの連絡先	株式会社　ウチダ和漢薬　　03-3806-3846 株式会社　栃本天海堂　　03-3254-8161 ハリオグラス株式会社　　0120-39-8208

4 漢方薬の副作用と瞑眩

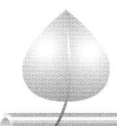
漢方薬の副作用と瞑眩（めんけん）について

　西洋薬には副作用がありますが，漢方薬には副作用がないから安全であるという言い方は正しくありません．漢方薬も薬である以上，副作用は当然起こり得ます．しかし，副作用が起こる頻度は漢方薬では，西洋薬に比較してきわめて少ないことが知られています．小柴胡湯（しょうさいことう）の副作用としては間質性肺炎が知られていますが，不適切な使用法がその一因と考えられています．経験的には，正しく漢方薬をその適応する病態に用いたときには，副作用あるいは有害な作用は非常に少ないと考えられています．

　また，瞑眩（めんけん）が漢方薬の副作用であるといわれることがありますが，瞑眩（めんけん）は副作用ではありません．瞑眩（めんけん）とは漢方薬を服用して，病気が治癒するときに起こる予期しない一種の反応です．例えば，ある病気で漢方薬を服用して，下痢をしてすぐに病気が治癒した場合，この下痢は瞑眩（めんけん）と考えられます．

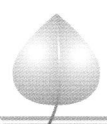
漢方薬の配合禁忌

　漢方処方は，複数の生薬が配合されたものとなっていますが，生薬の配合の組み合わせの中で，治療効果が減弱したり，毒性が生じたり，好ましくない作用を現すものがあり，「十八半（じゅうはちはん）」「十九畏（じゅうきゅうい）」と呼ばれるものがあります．

- 十八半（じゅうはちはん）：烏頭（うず）は貝母（ばいも），栝楼（かろ），半夏（はんげ），白蘞（びゃくれん），白芨（びゃくきゅう）に反します．甘草（かんぞう）は大戟（たいげき），海藻（かいそう），芫花（げんか），甘遂（かんつい）に反します．藜芦（りろ）は人参（にんじん），沙参（しゃじん），丹参（たんじん），玄参（げんじん），細辛（さいしん），芍薬（しゃくやく）に反します．
- 十九畏（じゅうきゅうい）：硫黄（いおう）は朴硝（ぼくしょう）を畏れ，水銀は砒霜（ひそう）を畏れ，狼毒（ろうどく）は密陀僧（みつだそう）を畏れ，巴豆（はず）は牽牛子（けんごし）を畏れ，丁香（ちょうこう）は鬱金（うこん）を畏れ，牙硝（がしょう）は荊三棱（けいさんりょう）を畏れ，川烏頭（せんうず），草烏頭（そううず）は犀角（さいかく）を畏れ，人参（にんじん）は五霊脂（ごれいし）を畏れ，肉桂（にっけい）は赤石脂（しゃくせきし）を畏れます．

漢方薬の副作用と瞑眩

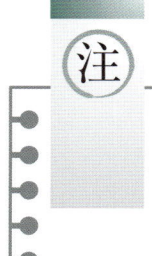

「十八反」や「十九畏」の生薬の組み合わせは，できるだけしないようにします

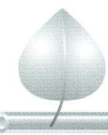
妊婦に対して禁忌となる漢方薬

　胎児に対して悪影響を与えたり，流産を引き起こす漢方薬が知られています．毒性が強いものには，巴豆，牽牛子，大戟，斑蝥，商陸，甘遂，芫花，麝香，三棱，莪朮，水蛭，虻虫などがあり，妊婦に使用することは禁忌です．これらの生薬は，一般にはあまり用いられません．妊婦以外ですが，著者は三棱，莪朮しか使用の経験はありません．また，禁忌ではありませんが慎重に用いるべき薬物として，桃仁，紅花，大黄，枳実，附子，乾姜，肉桂，冬葵子などがあります．著者は，大黄，附子，乾姜，肉桂などは妊婦に対して用いたことがあります．

妊婦に禁忌の生薬	
●巴豆	●牽牛子
●大戟	●斑蝥
●商陸	●甘遂
●芫花	●麝香
●三棱	●莪朮
●水蛭	●虻虫

妊婦へ慎重に投与すべき生薬	
●桃仁	●紅花
●大黄	●冬葵子
●附子	●乾姜
●肉桂	●枳実

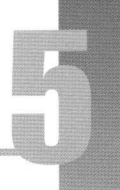

5 養生が大切です

　養生の中でここでは，季節の変化に応じた養生や食の養生，身体の養生，心の養生について解説します．

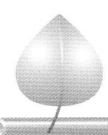
四季の養生

　自然界には，春夏秋冬の四季があります．春は春の，夏は夏の季節に応じた生活の仕方があります．昨今では，外は猛暑の夏なのに，会社の中は寒い程に冷房がきいているところが多いです．このような状況の中で，婦人病の増加や冷房病の発生や関節リウマチの増悪などが起こってきています．

　中国の春秋戦国時代（紀元前2世紀頃）に「黄帝内経素問」という書物が著されました．この本の中で「健康で長生きするためには自然と調和して生活するのがよい」と教えています．四季の変化に従って生活することが大切だということを強調しています．「黄帝内経素問」の中で述べられた，それぞれの季節の養生法について説明します．

春季

　春は自然のあらゆるものが躍動し，活発な活動を開始する時期です．春の養生法は，朝は早起きして，広い場所で十分に散歩するのがよく，髪や衣服は，できるだけゆったりとしたほうがよいでしょう．生き物を愛し，生き物の命を絶つようなことをしてはいけません．また，人に対してもできるだけ優しくして，人を罰することや責めることはしないほうがよいでしょう．このように心がければ，私たちは春の気に順応して，体調が乱されることはありません．春の養生法を守らないと肝臓が障害され，夏に病気になると記載されています．

夏季

　夏は万物が美しく茂り，天と地の気が盛んに交わる季節です．夏の養生法は，朝は早起きして，日が長いといって無為に過ごしてはいけません．精神的には，怒ることは慎んで，いつも気持ちを落ち着けて生活したほうがよいです．この夏の養生法に従わないと心臓が障害されるといいます．

秋季

秋は実を結ぶ時期です．秋の養生法は早寝早起きをして，心を穏やかにして，外に向かってあまり積極的な働きかけはしないほうがよいでしょう．この秋の養生法に従わないと肺は障害され，冬には下痢症になってしまいます．

冬季

冬は水が氷り，草や木は枯れ，動物は冬眠して自然界は眠りに入る季節です．人も動き回ることはせず，気を発散するようなことはせずに，じっと静かにしている方がよいでしょう．冬の養生法に従わないと腎臓を障害して，春に手足が萎縮して冷える病気になります．

このように「黄帝内経素問(こうていだいけい そもん)」の中では養生法を述べていますが，特徴としては，春に養生しないと夏に病気になり，夏に養生しないと秋に病気になり，秋に養生しないと冬に病気になるというふうに，今の季節をしっかり養生するのがよいと記載されています．

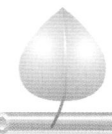

食の養生

　貝原益軒(かいばらえきけん)の「養生訓」には，食養生について，くり返し，多食や満腹の害を説いています．どれくらいの量の食事を摂るかは大切なことで，もう一口食べたいところでやめておくのがよいです．いわゆる，腹八分です．また，同じ味の食物を食べすぎることはよくないこととされています．例えば，甘いものが好きだからといって甘いものを多く食べることは害となります．冷たい物や脂っこい食べ物，辛い物，酒などを過剰に摂取することは慎むべきです．煮物，漬け物，味噌汁，米飯などの伝統的な日本の食事を摂ることがよいでしょう．季節外れの食品を摂取することは，できるだけ避け，旬のものを摂取するのがよいでしょう．冷え症の人や胃腸の弱い人は，果物やアイスクリーム，生水，生野菜は控えた方がよいです．ごま，わかめ，のり，ひじき，昆布を食べるのがよいでしょう．また，カルシウムを補うために，小魚などは骨ごと食べるとよいです．一般的には，加工食品やインスタント食品よりは自然に近いものを食べることが望ましいです．

食の養生の基本	●もう一口食べたいところでやめる（腹八分） ●冷たい物や脂っこい物，辛い物，酒などを過剰に摂取しない ●伝統的な和食がよい（ただし，塩分は控え目に） ●季節の旬のものを摂取するのがよい ●ごま，わかめ，のり，ひじき，昆布を食べるとよい ●加工食品やインスタント食品はあまり食べない

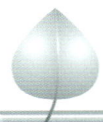

身体の養生

　適度な労働や運動は，気や血をめぐらせる効果があり，カラオケで歌うことや体操やダンス，スポーツで身体を動かすことは，気持ちを発散しストレスを解消するのに有効です．貝原益軒も養生法としての歌や舞踏の効果を認めています．しかし，長時間立ち続けたり，あるいは長時間横になって床に就いていたりすると骨や筋肉を傷つけ寿命を損なうことがあり，注意することが必要です．

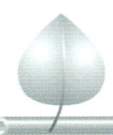

心の養生

　「養生の術はまず心気を養うべきである」と貝原益軒は「養生訓」で述べています．心を柔らかにし，気持ちを平らかにして，怒りと欲望を抑えて思い悩んだりすることなく，平静な気持ちを常に持続することが大切です．しかし，言うはやすく，実際はなかなか難しいことです．

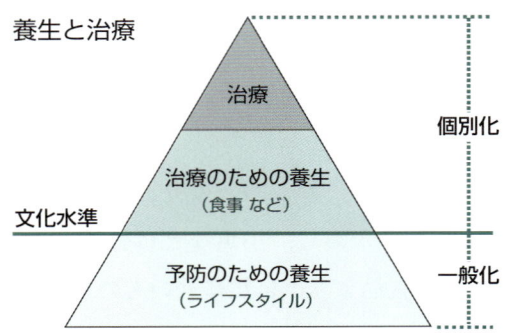

疾　患

漢方処方のしくみと服薬指導

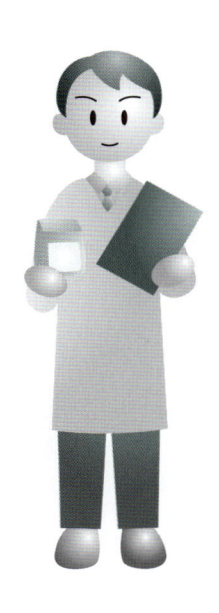

1 かぜ症候群

患者の主な訴え：発熱，悪寒，咳，咽頭痛

　かぜの原因の80〜90％はウイルスといわれており，残りが細菌，マイコプラズマ，クラミジアです．症状としては悪寒，発熱，頭痛，咽頭痛，咳，鼻水などがあります．

西洋医学的治療

　インフルエンザにはタミフル[注]という優れた抗ウイルス薬が登場してインフルエンザの治療に革命を起こしましたが，それ以外のかぜのウイルスには効果のある薬はないため治療は対症療法となります．すなわち，熱があれば解熱薬，咳があれば鎮咳薬といった具合に，症状に対して薬を与えます．

　かぜで解熱薬を与えた群と漢方薬を与えた群とを比較したある研究[*]によると，解熱薬を与えた群では熱が長びき，感冒全体として治癒期間も長びくことが報告されています．経験上，適切な漢方治療は西洋医学的治療に比べて，早く無理なく治癒に至ることが少なくありません．

漢方療法

　かぜの初期には漢方薬がよく効き，一服か二服の薬でかぜを完治させることができます．かぜの漢方療法で大切なことは，自然に発汗しているか否か，「かぜのひき始め」，「かぜをひいて2〜3日たった状態」（亜急性期），「長びいている状態」（遷延期）かを見きわめることが大切です．

　そして，漢方医学では体力があり胃腸が丈夫な状態を実証といい，体力がなく胃腸が弱い状態を虚証といいます．また，体力も胃腸の状態も普通であれば，中間証といいます．

　病人の体質や体力に応じて処方を選択します．かぜ症候群の初期に治癒させることができず「亜急性期」に入り，濃い黄緑色の喀痰などの症状や咳嗽のための胸痛が出現すると柴胡剤（小柴胡湯，大柴胡湯，柴胡桂枝湯など柴胡を含む処方）を用いる状態となります．このような状態のときには細菌感染を合併していることがあり，抗菌薬を併用してもよいと思われます．

注：タミフルは漢方でも用いられる八角（トウシキミ）を原料にして作られます．
　　八角は健胃作用があり，腹痛，腸のガスを除く作用があります．血行も改善し体を温めます．

*本間行彦，高岡和夫，興澤宏一ほか：かぜ症候群に対する麻黄附子細辛湯の有用性－封筒法による比較試験．日本東洋医学雑誌，47（2）：245-252，1996

かぜ症候群

漢方薬と服薬上の注意

　葛根湯(かっこんとう)は発汗剤であり，汗を出させて病気を治療する薬です．汗のない場合に，葛根湯(かっこんとう)を服用し温かい食事を摂り布団をかぶって眠ると，発汗するか，多量の尿が出て，気持ちよく治癒します．発汗した場合には，すぐに着替え，その後の服薬は中止します．

　汗のあるときには桂枝湯(けいしとう)を与えます．誤って葛根湯(かっこんとう)や麻黄湯(まおうとう)を与えると，過剰な発汗となり多量の発汗が続き，下痢，筋肉がピクピクとけいれんするなど陰証(いんしょう)に陥ることがあります．この場合，直ちに真武湯(しんぶとう)や附子理中湯(ぶしりちゅうとう)などの附子(ぶし)の入った薬を与えて，患者を温めて治療します．状態が悪化する場合は，強い附子剤(ぶしざい)である茯苓四逆湯(ぶくりょうしぎゃくとう)を投与することも必要です．症状が改善しても身体の倦怠感が残る場合は，補中益気湯(ほちゅうえっきとう)や六君子湯(りっくんしとう)で正常の状態へ回復させる治療が行われます．

　かぜのひき始め（急性期）の治療は，体力があり（実証，汗はない），肩こりがあるときは葛根湯(かっこんとう)を用い，ゼイゼイしたり，全身の筋肉痛があるときは麻黄湯(まおうとう)，咳や鼻水が主な症状であるときは小青竜湯(しょうせいりゅうとう)を用います．体力がなく（虚証，発汗している），悪寒が強ければ麻黄附子細辛湯(まおうぶしさいしんとう)，自然にジトジトと発汗するときは桂枝湯(けいしとう)，胃腸の虚弱な人のときは香蘇散(そさん)を用います．

　かぜをひいて2～3日たった状態（亜急性期）で，体力がある場合（実証）は，小柴胡湯(しょうさいことう)，柴胡桂枝湯(さいこけいしとう)を用います．体力がなく（虚証），上半身に発汗や口渇があるときは柴胡桂枝乾姜湯(さいこけいしかんきょうとう)，冷えや軟便があるときは真武湯(しんぶとう)を用います．かぜの症状が長びいている状態（遷延期）で，体力があり（実証），咳がひどいときは竹筎温胆湯(ちくじょうんたんとう)，体力がない場合（虚証）は参蘇飲(じんそいん)を用います．

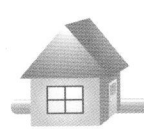

生活指導のポイント

　ウイルスの侵入を許さない強い抵抗力をつけることが大切です．しっかり睡眠をとり，栄養をつけ，規則正しい生活を送り体調を整えます．睡眠不足やストレスや過労の状態が続くと体の免疫力が低下し，ウイルスに感染しやすくなります．

● 急性期（かぜのひき始め）

体力がある場合 実証	葛根湯（かっこんとう）	汗が出ないで悪寒，発熱，肩こりのときに用いる
	小青竜湯（しょうせいりゅうとう）	咳，鼻水，うすい喀痰があるときに用いる
	麻黄湯（まおうとう）	汗が出ないで，全身の筋肉痛，悪寒などがあるときに用いる
体力がない場合 虚証	麻黄附子細辛湯（まおうぶしさいしんとう）	悪寒，冷え，微熱などがある高齢者のかぜによく用いる
	桂枝湯（けいしとう）	自然にジトジトと発汗するときに用いる
	香蘇散（こうそさん）	胃腸が弱く，だるさ，気分不快のときに用いる

● 亜急性期（かぜをひいて2～3日たった状態）

体力がある場合 実証	柴胡桂枝湯（さいこけいしとう）	悪心・嘔吐，熱の上下があるときに用いる
	小柴胡湯（しょうさいことう）	口が苦い，熱の上下やみぞおちの辺りの苦満感があるときに用いる
体力がない場合 虚証	真武湯（しんぶとう）	下痢，めまいなどの症状によく用いる
	柴胡桂枝乾姜湯（さいこけいしかんきょうとう）	口渇や強い悪寒，顔面や頭部の発汗があるときに用いる

● 遷延期（長びいている状態）

体力がある場合 実証	竹筎温胆湯（ちくじょうんたんとう）	かぜが長びいて，咳のために夜間眠れないときに用いる
体力がない場合 虚証	参蘇飲（じんそいん）	胃が弱い人のかぜで，病気がやや長びいたときに用いる

かぜ症候群

Case

48歳，男性

頭痛，発熱，項部の痛み，咽頭痛があり，脈浮緊（力強い脈）でした．

↓

葛根湯（エキス剤）を服用したところ，夜間に多量の尿が出ました．発汗はなく，翌朝は爽快な状態で治癒しました．

Point 葛根湯の服薬指導

葛根湯が処方されているため，実証と考えられます．自然に発汗しているか確認するとよいでしょう．自然に発汗している状態では虚証です．

葛根湯エキスをお湯に溶かして服用するよう説明します．服用後は，お粥などの温かい食事を摂り，発汗剤である葛根湯の作用を助け，布団をかぶって2～3時間で少し発汗する程度がよいでしょう．ダラダラ流れるように大量に発汗させてはいけません．もし，葛根湯1包で少し発汗して爽快な状態になり，治癒していると実感したならば，葛根湯の服用は以後中止するとよいでしょう．あるいは，翌日医師の診察を受けることを勧めます．もし，発汗し過ぎて，ダラダラ流れるような大量の汗が止まらない場合，すぐに医師に連絡・受診をすることを説明します．

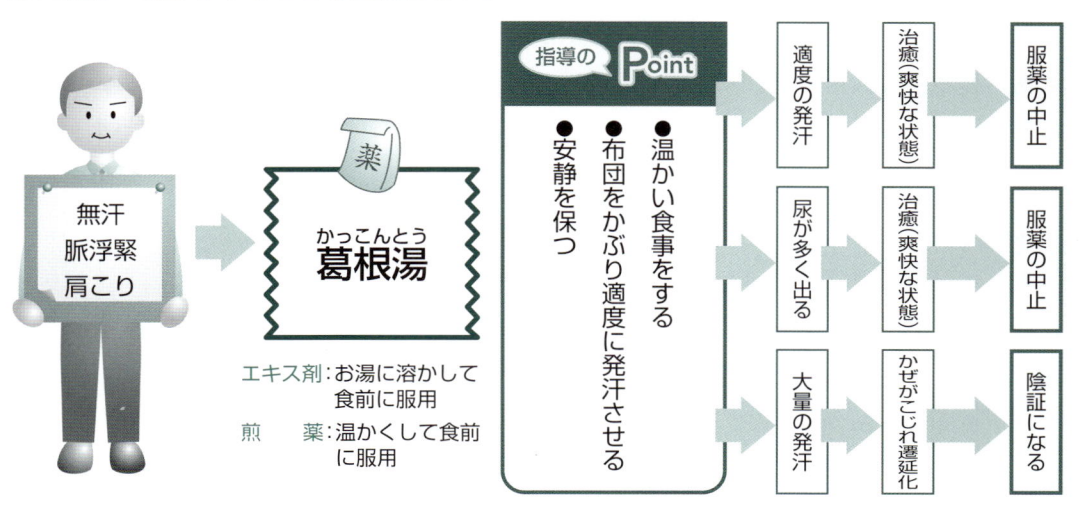

指導のPoint
- 温かい食事をする
- 布団をかぶり適度に発汗させる
- 安静を保つ

適度の発汗	治癒（爽快な状態）	服薬の中止
尿が多く出る	治癒（爽快な状態）	服薬の中止
大量の発汗	かぜがこじれ遷延化	陰証になる

無汗
脈浮緊
肩こり
→ 薬 葛根湯

エキス剤：お湯に溶かして食前に服用
煎　薬：温かくして食前に服用

Case

32歳，女性

　悪寒，37.8℃の発熱，咽頭痛があり，その夜に少し発汗しました．翌日，発熱，悪寒を主訴として当院を受診しました．生後3ヵ月の乳児に母乳を与えているため，漢方薬による治療を希望しました．

⬇

　脈は浮で弱く（脈は触れやすいが弱く），桂枝湯を煎薬として処方しました．その夜に少し発汗して，翌日は気分がよくなり治癒しました．

Point 桂枝湯の服薬指導

　桂枝湯が処方されているため，発汗を伴う虚証であろうと考えられます．

　桂枝湯は桂枝，芍薬，甘草，大棗，生姜からなり，妊娠禁忌の生薬は含まれていません．漢方の原典『金匱要略』の第20章には，「妊娠のときに桂枝湯を用いる」と記載されています．経験的にも妊産婦に用いて副作用がみられたという報告はありません．以上のことから，桂枝湯は妊産婦のかぜに広く用いられています．

　桂枝湯の煎薬は，1日分の薬を破って袋から出してホーローの鍋に水600 mLとともにいれ，弱火で煮て，300 mLになったら火を止め，茶こしでこして，できた汁が1日分の薬です．3回に分けて温めて服用します．服用後は，お粥などの温かい食事をして，発汗剤である桂枝湯の作用を助け，布団をかぶって2～3時間で少し発汗する程度がよいでしょう．ダラダラ流れるように大量に発汗させてはいけません．もし，桂枝湯1包で少し発汗して爽快な状態になり，治癒していると実感したならば，桂枝湯の服用は以後中止するとよいでしょう．あるいは，翌日医師の診察を受けることを勧めます．

　もし，発汗し過ぎて，ダラダラ流れるような大量の汗が止まらない場合，すぐに医師に連絡・受診をすることを説明します．神経質で不安感の強い人には，不安を大きくしないように説明を工夫して，副作用について簡単に説明するにとどめます．

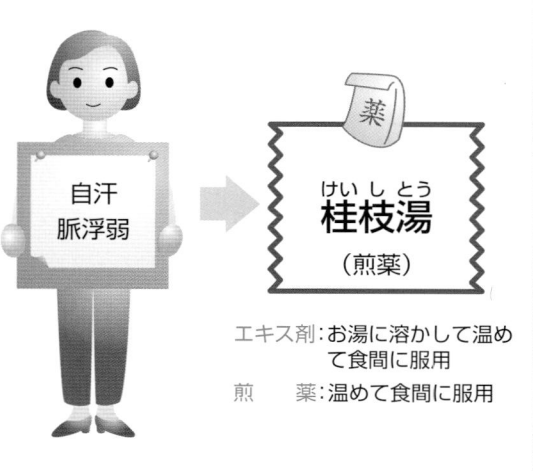

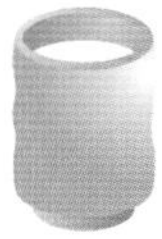

かぜ症候群

自汗
脈浮弱
→ **桂枝湯**（煎薬）

エキス剤：お湯に溶かして温めて食間に服用
煎　薬：温めて食間に服用

指導のPoint
● お粥などの温かい食事
● 布団をかぶって発汗を促す

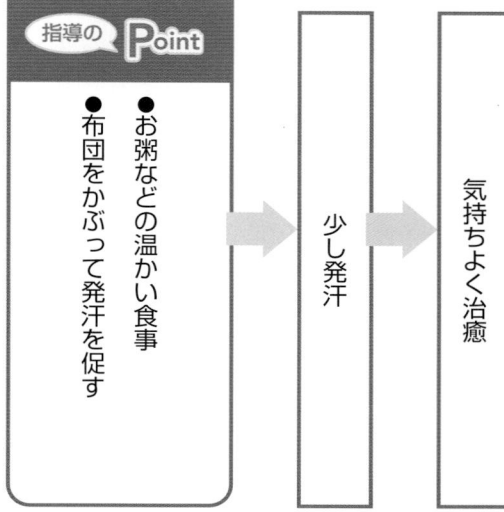

→ 少し発汗 → 気持ちよく治癒

COLUMN

受験生と漢方

　大学や上級学校の進学を希望する受験生は，集中して勉強したい，試験当日インフルエンザにかかりたくないなどの希望を持っています．集中して勉強ができるような漢方薬としては，桂枝加竜骨牡蛎湯があります．これは一名「大学受験合格湯」と呼ばれ，精神不安を主訴とする受験生には良好な経過を得ています．昭和の漢方界の第一人者のO先生は，治療を受けにきた受験生に用いて，某一流大学を合格させたそうです．

　インフルエンザにかからないようしたい場合は，タミフルの予防投与が平成16年より認められましたが，漢方的には，身体に元気をつけ，気を高める効果のある補中益気湯を服用するとよいです．また，葛根湯という薬はかぜの薬として知られていますが，構成生薬の中に麻黄が入っています．麻黄に含まれるエフェドリンには，中枢神経興奮作用があるため，眠気を予防し勉強に集中する効果があります．しかし，葛根湯はあくまでも薬剤です．葛根湯を用いる場合は医師に相談して，慎重に服用することが大切です．

2 急性気管支炎

患者の主な訴え：咳，痰，胸痛

　急性気管支炎は気管・気管支の炎症であり，多くは，かぜ症候群に引き続いて起こります．かぜの急性期の症状である発熱や悪寒，鼻水，くしゃみなどがおさまった後に咳や痰などが続きます．病因はウイルス感染であり，インフルエンザウイルスやライノウイルス，コロナウイルスがその主な原因です．二次性の細菌感染もみられ，インフルエンザ桿菌や肺炎球菌によって起こる場合があります．また，マイコプラズマによって起こることもあり，発熱は通常はみられませんが，インフルエンザやマイコプラズマによる気管支炎ではしばしば発熱がみられます．

西洋医学的治療

　対症療法や抗菌薬による治療です．
　咳嗽に対してはデキストロメトルファン，喀痰にはブロムヘキシンやカルボシステイン，喘鳴にはテオフィリン，抗菌薬としてセフポドキシムプロキセチルやセファクロルを用います．セフェム系抗菌薬で効果がない場合や経過の長い急性気管支炎に対してはマクロライド系抗菌薬のアジスロマイシンなどを用います．

漢方療法

　体力がない（虚証）か，体力がある（実証）かを判断することが重要です．膿性痰のときは漢方薬と抗菌薬を併用することも可能です．

気管支炎とかぜ症候群の発症部位

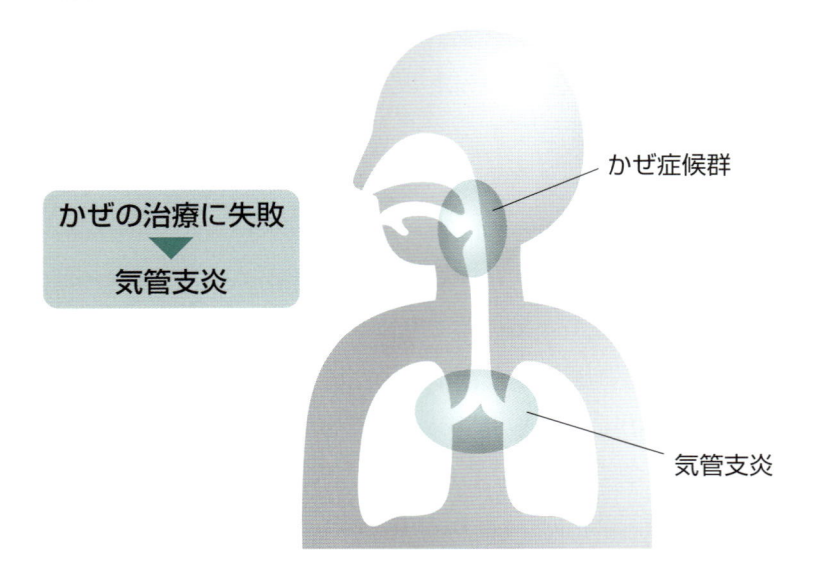

かぜの治療に失敗
▼
気管支炎

かぜ症候群

気管支炎

急性気管支炎

漢方薬と服薬上の注意

　急性気管支炎の主要な症状は咳や痰ですが，実際には痰のない咳のときは麦門冬湯を用い，痰を伴う咳のときは清肺湯を用いることが多いです．

　体力がなく（虚証），手足の冷えがあって咳が遷延する人に麦門冬湯を用いると，効果がなく，かえって咳が悪化することがあります．このような虚証で冷えを有する場合には，桂姜棗草黄辛附湯（エキス剤では桂枝湯＋麻黄附子細辛湯）を用いて，身体を温めて治療するのがよいでしょう．また衰弱して，全身倦怠，咳の持続する場合，滋陰至宝湯がよく奏効することがあります．激しい咳と胸痛がある場合，柴陥湯の適応となります．痰が黄色で，発汗，口渇があるときは，麻杏甘石湯が用いられます．

　体力がなく（虚証），手足の冷えがあって咳が遷延する人に誤って麻杏甘石湯を与えると，症状は増悪するので注意が必要です．

体力がある場合 **実証**	麻杏甘石湯	発汗，口渇があるときに用いる
	柴陥湯	激しい咳と胸痛，粘稠な痰のあるときに用いる
	麦門冬湯	激しい咳，のぼせ，顔面紅潮などのときに用いる
	清肺湯	粘稠な痰が多く，咳や息切れなどのあるときに用いる
	竹茹温胆湯	激しい咳で夜間眠れないときに用いる
体力がない場合 **虚証**	桂姜棗草黄辛附湯＊	手足の冷えや体質が虚弱で咳が遷延するときによく用いる
	滋陰至宝湯	衰弱して，全身倦怠，咳のあるときに用いる
	柴胡桂枝乾姜湯	寝汗，動悸，口乾があるときに用いる

＊：桂姜棗草黄辛附湯（煎薬）〈医療用漢方製剤に未収載・新一般用漢方処方に収載予定〉
　（構成生薬(g)：桂皮3，生姜1，大棗3，甘草2，麻黄2，細辛2，附子1）

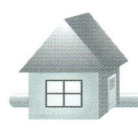

生活指導のポイント

　急性気管支炎の原因となるかぜに注意することが大切です．そのためには，ウイルスに負けない強い抵抗力をつけることが重要です．十分な睡眠をとり，栄養をつけ，規則正しい生活を送り体調を整えます．睡眠不足やストレスや過労の状態が続くと身体の免疫力が低下し，ウイルスに負けてしまいます．
　喫煙は病状の悪化に大きな影響を与えるため，禁煙を勧めます．

Case　　　　　　　　　　　　　　　　　　　　　　　　　　43歳，女性

　1週間前にかぜをひき，咳と白色の痰があり，咳をすると胸が響いて痛むと訴えて来院しました．気管支炎と診断しました．

> 柴陥湯（エキス剤）を処方して2日後には胸痛は改善しました．咳や痰も徐々に軽快し，5日間でほぼ治癒となりました．

Point　柴陥湯の服薬指導

　1週間前にかぜをひき，咳と白色の痰が続いて胸痛があるということは，かぜが治りきらないで，やや遷延化し，病気が身体の表面からやや中の方へ侵入した状態です．柴陥湯が処方されているため，実証で気管支炎になった状態と考えられます．咳，痰，胸痛があり，柴陥湯が適応となる症状です．
　柴陥湯を温かい状態で服用し，安静を保ちます．効果があれば，数日で徐々に症状が改善するはずです．処方された日数を経ても症状が改善しないようなら，医師を受診するように説明します．

急性気管支炎

1週間の咳・痰・胸痛 → 柴陥湯（さいかんとう）

エキス剤：お湯に溶かして食間に服用
煎　薬：温めて食間に服用

指導のPoint
● 規則正しい生活をする
● 温かい消化のよい食事をする
● 安静を保つ

→ 胸痛，咳の改善 → 徐々に治癒

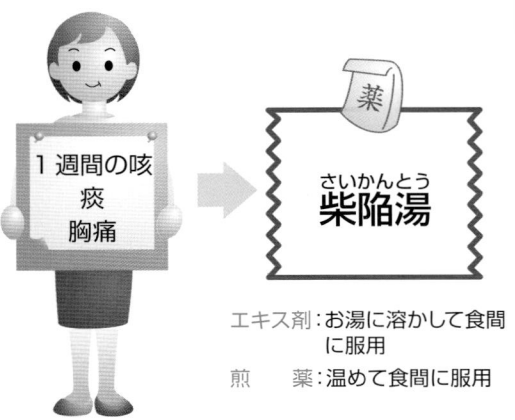

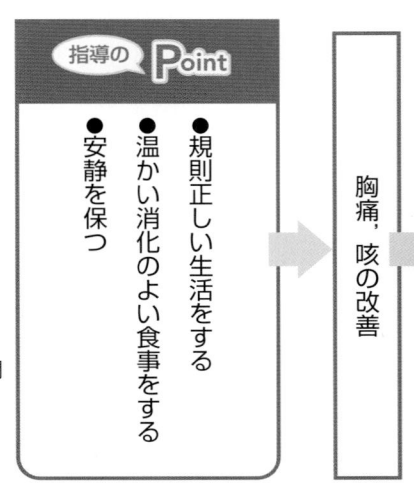

COLUMN

小青竜湯（しょうせいりゅうとう）の急性肺炎，急性気管支炎に対する効果

　急性肺炎，急性気管支炎に対する小青竜湯の有用性を示した成績が安達原曄子らによって報告されています．

　対象は国立東京第二病院小児科に，胸部X線像上で肺炎または気管支炎と診断されて入院し，しかも肺野に湿性ラ音を聴取した53人です．12人に小青竜湯エキス0.1g/kgを内服させ，ほかの41人を対照としました．両群とも，西洋医学的治療を同様に行いました．

　結果は解熱に要した日数は小青竜湯使用群では平均12日で，対照群の23日に比べて有意に短く，湿性ラ音の消失に要した日数は小青竜湯使用群では33日，対照群で44日でした．小青竜湯使用群の方が対照群に比べて赤沈値が早く正常化しました．急性肺炎，急性気管支炎に対する小青竜湯の有用性が示されました．

（参考文献／安達原曄子ほか：湿性ラ音を伴う急性肺炎，気管支炎の小児に対する小青竜湯エキスの効果．医療，35：857-860，1981）

3 慢性気管支炎

患者の主な訴え：咳，粘調痰

　慢性気管支炎は肺や気管支の異常がなく，慢性的に長期にわたって痰を伴う咳が続く疾患です．一般には中年以降の男性に多く，喫煙，寒冷，塵埃への曝露，感染などにより悪化します．大気汚染との関連があるともいわれています．痰を伴う咳が主症状で，とくに冬に悪化し，痰量は1日10 mL以上の場合が多いです．痰は健常人では白～灰白色ですが，増悪時は黄色，緑色ときには血痰も混じることがあります．

西洋医学的治療

　決め手となるものはありません．対症療法（鎮咳薬，去痰薬，気管支拡張薬など）や抗菌薬による治療となります．

　咳嗽に対してはデキストロメトルファン，喀痰には塩酸アンブロキソールやカルボシステイン，喘鳴には塩酸ツロブテロール，抗菌薬としてセフポドキシムプロキセチルやクラリスロマイシンを用います．

漢方療法

　体力がない（虚証）か，体力がある（実証）かを判断することが重要です．漢方薬と抗菌薬を併用することも可能です．

慢性気管支炎と肺気腫

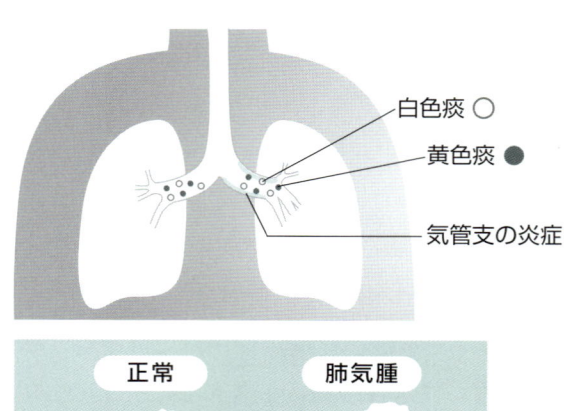

- 白色痰 ○
- 黄色痰 ●
- 気管支の炎症

正常　　肺気腫

肺胞

気管支終末部

拡張と破壊された肺胞

慢性気管支炎

漢方薬と服薬上の注意

　慢性気管支炎の主な症状は痰を伴う咳であり，黄色や緑色の痰を伴うことが多いため清肺湯（せいはいとう）を用いることが基本です．

　体力がなく（虚証），衰弱して全身倦怠などがあるときは虚証の状態を補う薬を用いるのが治療の原則です．虚証の背景には胃腸虚弱，肺の虚弱，腎虚などがあり，それぞれ六君子湯（りっくんしとう）や玉屏風散（ぎょくへいふうさん）（黄耆（おうぎ）6g，白朮（びゃくじゅつ）4g，防風（ぼうふう）2g），六味地黄丸（ろくみじおうがん）などを基本処方として用いることがあります．虚証の患者に対して誤って実証に用いる清肺湯（せいはいとう）を使用すると，病状が増悪するので注意する必要があります．患者の体力の状態を慎重に判断することが大切です．誤って清肺湯（せいはいとう）を用いて症状が悪化した場合には，桂姜棗草黄辛附湯（けいきょうそうそうおうしんぶとう）（桂枝湯（けいしとう）＋麻黄附子細辛湯（まおうぶしさいしんとう））を用いて身体を温めて治療するとよいでしょう．

　体力がある場合（実証）は，柴陥湯（さいかんとう），麦門冬湯（ばくもんどうとう），清肺湯（せいはいとう）などを用います．激しい咳と胸痛，粘稠な痰のあるときには柴陥湯（さいかんとう）を用い，激しい咳，のぼせ，顔面紅潮などのあるときには麦門冬湯（ばくもんどうとう）を用います．粘稠な痰が多く，咳や息切れなどのあるときには清肺湯（せいはいとう）を用います．

体力がある場合　実証	柴陥湯（さいかんとう）	激しい咳と胸痛，粘稠な痰のあるときに用いる
	麦門冬湯（ばくもんどうとう）	激しい咳，のぼせ，顔面紅潮などの場合に用いる
	清肺湯（せいはいとう）	粘稠な痰が多く，咳や息切れなどのあるときに用いる
体力がない場合　虚証	桂姜棗草黄辛附湯（けいきょうそうそうおうしんぶとう）	手足の冷えや体質が虚弱で咳が遷延する人によく用いる
	滋陰至宝湯（じいんしほうとう）	衰弱して，全身倦怠，咳のあるときに用いる
	六君子湯（りっくんしとう）	胃腸虚弱のときに用いる．六君子湯単独で用いるより少量の麻杏甘石湯を加味すると効果がある
	玉屏風散（ぎょくへいふうさん）*	汗をかきやすい，かぜをひきやすいときに用いる
	六味地黄丸（ろくみじおうがん）	めまい，耳鳴り，腰痛，手足のほてりなどのときに用いる

＊：玉屏風散（ぎょくへいふうさん）〈医療用漢方製剤に未収載・新一般用漢方処方に収載予定〉

総論　疾患　付録　索引

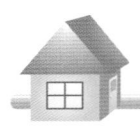

生活指導のポイント

　慢性気管支炎の病因として最も重要なものは喫煙ですので，喫煙者については禁煙がもっとも大切な生活指導です．呼吸器専門病院や大学病院などの禁煙外来についての紹介や，禁煙補助用のニコチンガムなどの紹介も大切です．

　慢性気管支炎の急性増悪は感染症によって起こることが知られています．急性増悪の起炎菌は，インフルエンザ桿菌，肺炎球菌，ブランハメラ・カタラーリス，マイコプラズマ，インフルエンザウイルス，アデノウイルスなどが知られています．肺炎球菌とインフルエンザウイルスにはワクチンがありますので（健康保険の適用はない），医師に相談するように勧めることが大切です．また，かぜにかからないようにすることも大切です．そのためには，ウイルスに負けない十分な抵抗力をつけることが重要です．十分な睡眠をとり，栄養のある食事を摂り，規則正しい生活を送り体調を整えます．睡眠不足やストレスや過労を避けることが大切です．

　慢性気管支炎の患者は，漢方薬以外にも，抗菌薬，気管支拡張薬，去痰薬など多種類の薬剤を同時に複数の医療機関より投与されていることが多いです．薬剤が多種・多量となれば，薬剤のコンプライアンスが低下し，薬剤の用法・用量を患者が守らないことがあります．適切な服薬指導が大切です．

SIDE MEMO

肺気腫とは

　気管支の終末部と肺胞に拡張と破壊が起こる疾患です．肺の空気を含む量が増加して，胸がビア樽のように前後径が増加します．患者のほぼ全員は喫煙者です．症状は息切れ（呼吸困難），咳，痰などです．軽い喘鳴を訴えることもあります．病状が進行すると不眠，傾眠，下腿浮腫，やせなどが起こります．

　肺気腫によって末梢の循環が悪化すると，指が太鼓のばちのように変形します．西洋医学的治療には決め手はありません．肺気腫の漢方療法は慢性気管支炎とほぼ同じ処方が用いられます．禁煙が重要です．

慢性気管支炎

Case

48歳，男性

約4年前の冬に，かぜをこじらせた後から，ずっと咳や喀痰が持続しています．某総合病院の呼吸器科で慢性気管支炎と診断され，治療を受けています．時々，抗菌薬を処方されています．喫煙の既往があり，20歳より10年間喫煙し，現在は禁煙しています．知人より紹介され，漢方治療を希望し当院を受診となりました．

⬇

やせた体格で，話をするときも喀痰が絡み，黄色い痰を喀出します．診察をして，中間証と考えて，慢性気管支炎の第1選択薬の清肺湯(せいはいとう)（エキス剤）を処方しました．2週間後には，喀痰の量が明らかに改善しました．1ヵ月後，6割位の症状が改善し，その後，約5年間継続して服用し，良好な経過です．

Point 清肺湯(せいはいとう)の服薬指導

清肺湯(せいはいとう)をお湯に溶かして服用するように指導します．増悪因子であるかぜをひかないために，十分な睡眠と休養をとるように説明します．

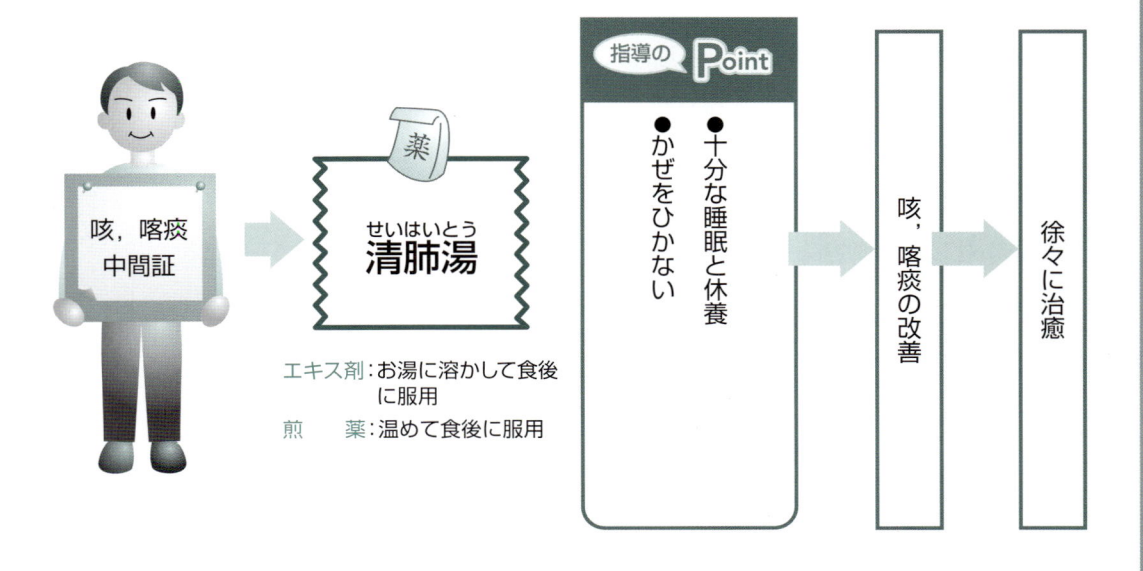

咳，喀痰 中間証 → 清肺湯(せいはいとう)
エキス剤：お湯に溶かして食後に服用
煎 薬：温めて食後に服用

指導のPoint
● 十分な睡眠と休養
● かぜをひかない

→ 咳，喀痰の改善 → 徐々に治癒

4 気管支喘息

患者の主な訴え：呼吸困難，喘鳴

　気管支喘息は，発作性に気管支が収縮するために，呼吸困難，喘鳴が起こる疾患です．気管支というのは，口から肺へと続く空気の通り道です．この空気の通り道が狭くなるために，空気（酸素）を十分に体内へ取り入れることができなくなり，息をするのが苦しくなります．気管支喘息の有病率は全人口の1～4％を占め，呼吸器疾患の中で最も多い疾患の1つです．

　気管支喘息の原因は，アレルギー性の慢性の炎症によって起こります．発作がないときにはまったく健常人と変わらない生活を送ることができます．発作のときは呼吸困難，喘鳴，咳，痰がみられ，重症になると起坐呼吸（苦しくて横になることができない状態）やチアノーゼ（血中の酸素不足のために皮膚の色が紫色になること）を呈する場合があります．そして，入院治療が必要になる場合もあります．

西洋医学的治療

　炎症を抑えるための抗炎症薬としてステロイド薬（プレドニン）と抗アレルギー薬（プランルカスト水和物など）が用いられます．また，気管支拡張薬としてテオフィリン，プロカテロール，ツロブテロールなどさまざまな薬剤が用いられます．重篤な発作の場合は，入院して，気管支拡張薬，大量のステロイド薬の投与や適切な呼吸管理が必要となります．非発作時には西洋医学的治療と併用して漢方薬を用いると有効な場合があります．

漢方療法

　非発作時では抗炎症薬としての意味で柴朴湯（さいぼくとう）が広く用いられています．柴朴湯（さいぼくとう）には抗原（アレルギーの原因となる物質）によって活性化されたリンパ球に対する抑制効果，ステロイドの使用を減らす節減作用，ステロイド様作用があることが証明されており，ステロイド依存性の気管支喘息に対して有用な薬剤といえます．また，軽～中等症の喘息発作に対しては漢方薬を用いる場合があります．

　発作時，非発作時ともに西洋医学的治療薬である抗炎症薬や気管支拡張薬と漢方薬を併用すると，より容易に気管支喘息の治療が可能となる場合があります．

気管支喘息

漢方薬と服薬上の注意

発作時

　麻黄剤の麻杏甘石湯（煎薬では麻黄甘草湯）を用いて治療するのが原則です．非発作時にも，小青竜湯や神秘湯，麻杏甘石湯などの麻黄剤が多用されます．麻黄はエフェドリンを含有し，解熱，鎮咳，抗炎症作用があります．

　麻黄の副作用としては，血圧上昇，頻脈，排尿障害などがあります．心筋梗塞や狭心症などの虚血性心疾患には使用禁忌であり，高齢者や高血圧の患者には慎重に使用すべきです．また，胃腸虚弱の患者に使用すると，食欲不振や腹痛を引き起こすことがあるため，注意が必要です．しかし，一方では小児においては，麻黄剤は比較的安心して用いることができます．

非発作時

　体力があり（実証），発汗，口渇があるときは麻杏甘石湯，心窩部から季肋部にかけて抵抗感があり，精神的な誘因があれば大柴胡湯合半夏厚朴湯を用います．

　体力がふつうの場合（中間証），柴朴湯は第1選択薬として用いられます．小青竜湯は泡沫状の痰がよく出る気管支喘息に用いられます．神秘湯は柴朴湯と麻黄湯を合方した処方内容に似ていて，小児に用いられることが多いです．

　体力がなく（虚証），自汗傾向があるときは桂枝加厚朴杏仁湯を用い，胃腸虚弱のときには苓甘姜味辛夏仁湯を用い，月経が関係するときには当帰芍薬散を用います．なお，世界で最も権威ある小児科学書の「ネルソン小児科学」の最新版（2004年版）にはハーブメディスンの章の中に，気管支喘息治療薬として柴朴湯，神秘湯が記載されています．

●非発作時の漢方薬

体力がある場合 実証	麻杏甘石湯	発汗，口渇があるときによく用いる．小柴胡湯と合方すると効果的である
	大柴胡湯合半夏厚朴湯	柴朴湯と同様の抗炎症作用がある
体力がふつうの場合 中間証	柴朴湯	柴胡を含む方剤で，非発作時の第1選択薬である
	小青竜湯	泡沫状の痰がよく出る気管支喘息に用いる
	神秘湯	柴朴湯と麻黄湯を合方した処方内容に似ていて，小児に用いる
体力がない場合 虚証	桂枝加厚朴杏仁湯	自汗傾向があり，体質の弱い気管支喘息の患者によい
	苓甘姜味辛夏仁湯	小青竜湯証に似ているが，胃腸虚弱のときに用いる
	当帰芍薬散	月経が関係するときに用いる

●発作時の漢方薬

麻杏甘石湯	発作時の第1選択薬である

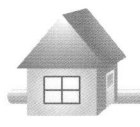

生活指導のポイント

　規則正しい生活と発作の誘因を把握し，避けることが大切です．日常生活では，喫煙，かぜなどの感染症は気管支喘息を悪化させるため，禁煙に心がけ，疲労をためたり睡眠不足にならないように十分な休養と睡眠が大切です．また，運動後に喘息発作が起こる運動誘発性喘息という疾患があります．発作を起こしかけているときの運動は避けます．非発作時の運動として適しているのは水泳です．

　妊娠によって，気管支喘息が悪化することは少ないといわれていますが，出産後に喘息発作は比較的多く出現します．また，月経前に気管支喘息が悪化することはよくみられます．

気管支喘息

Case

22歳，女性

　既往歴として花粉症，アレルギー性鼻炎，家族歴として父親が気管支喘息．4歳頃から気管支喘息の発作が起こり，7歳のとき発作で入院しました．最近の数年間は月経の前後に喘息発作が起こることが多いです．時々，頭痛やめまいがあり，かぜをひきやすく，冷え症です．月経は不順で，月経痛があります．

　色白の小柄な女の子で，脈は触れにくく弱い．腹部は軟弱で左下腹部に圧痛点があります．当帰芍薬散（煎薬）を1ヵ月半処方したところ，月経痛は改善し，喘息発作もなくなりました．その後も良好な経過です．

Point　当帰芍薬散の服薬指導

　当帰芍薬散（煎薬）が処方されているため，虚証で，「気，血，水」の「血」に異常があると考えます．月経に関係する気管支喘息の発作であることがわかれば，当帰芍薬散の適応となります．

　冷え症の患者であり，衣服を考えて身体を冷やさないようにします．身体を冷やす食物（ナシ，スイカ，バナナなどの果実や生野菜）はできるだけ控え，野菜は火を通した温野菜とします．漢方薬は必ず温かい状態で服用するよう説明します．

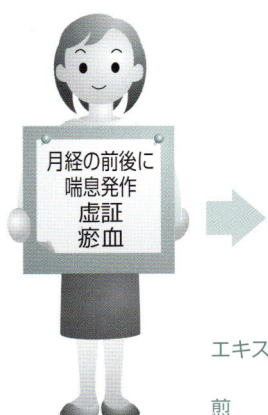

指導のPoint
- 安静を保つ
- 温かい飲食物を摂る
- 規則正しい生活をする
- 冷え症の治療
- 果実や生野菜を少なくする

月経の前後に喘息発作　虚証　瘀血 → 当帰芍薬散 → 瘀血の改善 → 喘息発作の改善

エキス剤：お湯に溶かして温めて食後に服用
煎　薬：温かくして食後に服用

COLUMN

ダイエットピルの副作用
－エフェドラ（麻黄）に要注意－

　エフェドラ（麻黄）とは，中国，蒙古地方に野生するマオウ科の小低木で，発汗，解熱，鎮咳，利尿作用を有しています．日本や中国では漢方薬として利用され，気管支喘息，かぜの治療に応用されています．米国でこのエフェドラが乱用され，やせる目的でダイエットピルとして使用される場合や運動能力を増強する目的で，広く流通しています．

　エフェドラの心血管系および中枢神経系の副作用が，2000年に米国で報告されました*．140件の副作用の報告が分析され，47％が高血圧などの心血管系の副作用が出現しました．17例は高血圧，13例は動悸，頻脈，10例が脳卒中，7例がけいれんの副作用がありました．10例は死亡しており，13例は後遺症を残しています．

　日本で，漢方の医師が通常用いる麻黄では，このような副作用はありません．インターネットを用いた個人輸入という形で，ダイエットピルが日本国内において，比較的容易に入手できる状況になっているので，十分な注意が必要です．

＊（参考文献／Haller CA, Benowitw NL：Adverse cardiovascular and central nervous system events associated with dietary supplements containing Ephedra Alkaloids. NEJM, 343：1833-1838, 2000)

5 胃炎・胃潰瘍

患者の主な訴え：心窩部不快感，悪心，腹痛

　胃炎はさまざまな原因で起こります．従来，原因として食品（アルコール，コーヒー，香辛類，冷たい食品），薬剤（アスピリン，消炎鎮痛薬，抗菌薬，鉄剤），異物（魚骨，内視鏡），寄生虫などがいわれてきました．1983年，胃の中で感染しているヘリコバクター・ピロリ（以下，ピロリ）菌が発見され，その後，胃炎の80％の成因はピロリ菌であることが判明し，胃炎，胃・十二指潰瘍，胃がん，胃リンパ腫などの疾患に深く関与していることがわかっています．胃炎の主な症状は，心窩部痛（みぞおちの痛み），悪心・嘔吐，食欲不振などであり，吐血，下血をみることもあります．

　胃潰瘍は胃粘膜に生じた限局性の欠損，すなわち胃粘膜が，火山の噴火口のように，えぐられてしまう状態です．症状は食事と関係があり，食後に心窩部が痛むことが多く，腹部膨満感，重圧感，悪心・嘔吐，食欲不振，背部痛，吐血，下血などの症状もみられます．ストレスなどによる胃の粘膜を攻撃する因子と粘液などの胃の粘膜を防御する因子のバランスが崩れることによって潰瘍が発生すると考えられてきました．最近では，ピロリ菌が重要な原因であると考えられています．

西洋医学的治療

　原因の除去と薬剤の投与による対症療法を行います．胃炎には胃粘膜保護剤とH_2受容体拮抗薬が用いられます．胃潰瘍ではさらにプロトンポンプインヒビター（PPI）が用いられます．

- 胃粘膜保護剤（テプレノン，スクラルファート）：胃の粘膜を保護する．
- H_2受容体拮抗薬（ラニチジンなど）：胃の壁細胞のH_2受容体に結合して，夜間の胃酸分泌を抑制する．
- PPI（オメプラゾールなど）：胃酸分泌の最終段階であるプロトンポンプと結合して，胃酸の分泌を長時間にわたって抑制する．このPPIと抗菌薬を併用してピロリ菌の除菌療法が行われている．

胃壁の断面図（胃潰瘍）

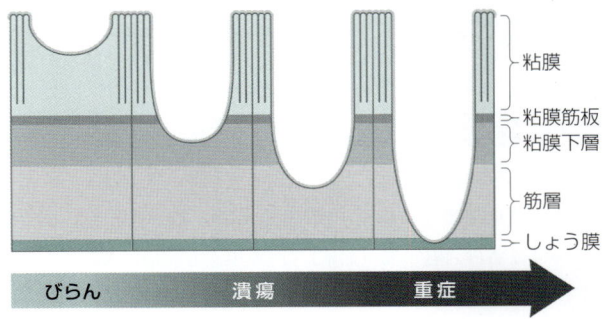

びらん　潰瘍　重症

粘膜／粘膜筋板／粘膜下層／筋層／しょう膜

漢方薬と服薬上の注意

　胃炎・胃潰瘍には黄連を含む漢方薬が用いられます．黄連は，黄連解毒湯，半夏瀉心湯，黄連湯，清熱解鬱湯などに含まれています．黄連の主成分であるベルベリンには，健胃整腸作用があります．黄連は『本草備要』によると，「大苦，大寒」という薬能があり，身体を冷やす効果があります．虚弱で冷え症の患者に用いると病状を悪化させます．

　体力があり（実証），のぼせの症状や胃部痛があるときには黄連解毒湯を用います．

　体力がふつう（中間証）で，胃のあたりの痞えと腹鳴のときには半夏瀉心湯を用います．胃部痛やみぞおちの痞えと食欲不振があれば黄連湯を用い，季肋部の張った感じと腹直筋の緊張があるときは柴胡桂枝湯を用います．疼痛時の第1選択薬として清熱解鬱湯（煎薬）があります．

　体力がなく（虚証），胃部痛，むねやけがあるときには安中散が用いられ，みぞおちが痞え，食欲不振や軽い胃痛があるときには香砂六君子湯（煎薬）を用います．胃のもたれ，食欲不振のあるときは六君子湯を用います．

体力がある場合 実証	黄連解毒湯	のぼせの症状や胃部痛があるときに用いる
体力がふつうの場合 中間証	半夏瀉心湯	胃のあたりの痞えと腹鳴のときに用いる
	黄連湯	胃部痛やみぞおちの痞えと食欲不振が目標である
	柴胡桂枝湯	季肋部の張った感じと腹直筋の緊張があるときに用いる．煎薬で用いるときは茴香牡蛎を加味する
	清熱解鬱湯*	疼痛時の第1選択薬である
体力がない場合 虚証	安中散	胃部痛，むねやけがあるときに用いる
	香砂六君子湯**	心窩部が痞え，食欲不振や軽い胃痛があるときに用いる
	六君子湯	胃のもたれ，食欲不振があるときに用いる

　＊：清熱解鬱湯（煎薬）〈医療用漢方製剤に未収載・一般用漢方処方に未収載〉
　　　（構成生薬(g)：山梔子3，蒼朮3，川芎2，香附子2，陳皮2，黄連1，甘草1，枳殻1，乾姜0.5，生姜0.5）
　＊＊：香砂六君子湯（煎薬）〈医療用漢方製剤に未収載・一般用漢方処方に収載〉
　　　（構成生薬(g)：人参3，白朮3，茯苓3，半夏3，陳皮2，大棗1.5，生姜1，甘草1，縮砂1，藿香1）

胃炎・胃潰瘍

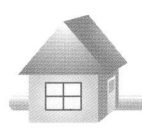

生活指導のポイント

　胃炎の原因としては，食事の不摂生と薬剤による場合が多くあります．食事の不摂生としては，食物を多量に摂る（大食い），消化の悪い硬い食品を摂取する，冷たい食品や熱い食品を摂り過ぎる，香辛料の強い食事を摂取するなどがあります．これらを控えて，節制することが大切です．食事は，腹八分を守り，もう一口食べたいところで止めます．冷たい食品は胃腸を刺激して，身体を冷やし冷え症の原因となり，さらに多くの病気の原因にもなります．アルコールは，胃だけでなく肝臓にも悪い作用がありますので，適量を摂取するのがよいでしょう．適量とは，具体的には，アルコールの量として1日25g以下がよいとされていて，ビールなら中瓶1本，日本酒なら1合，ウイスキーならダブル1杯くらいです．

　薬剤による胃の障害も注意すべきです．ステロイドホルモンや抗炎症薬，鎮痛薬などは胃の障害を起こすことがよく知られています．腰痛などで整形外科を受診して鎮痛薬を服用している高齢者は，突然の下血や吐血を生ずる場合があります．著者も急な吐血や貧血になった患者に緊急内視鏡を施行したときに，鎮痛薬による大きな胃潰瘍を経験したことがあります．

SIDE MEMO

ピロリ菌発見による医学の進歩

　2005年のノーベル医学・生理学賞は，オーストラリアのマーシャルとウォーレンに与えられました．胃炎や胃十二指腸潰瘍の原因となるヘリコバクター・ピロリ菌の発見が評価されたものです．その後の研究で，ピロリ菌は，胃炎や胃十二指腸潰瘍だけでなく胃ポリープ，悪性リンパ腫，胃がんと密接な関係があることが明らかとなりました．とくに，胃がんについては，国立国際医療センターの上村直実らが報告しています．ピロリ菌感染者と非感染者に対して定期的な内視鏡検査を行い，胃がんの発症を約8年間にわたって観察した結果，感染者1,246名のうち36名（2.9％）に胃がんの発症を認めたのに対して，非感染者からは胃がんを認められませんでした．加えて早期胃がん患者460名についてピロリ菌の感染の有無を詳細に調査した結果，ピロリ菌の感染陽性者は454名（98.6％）でした．ピロリ菌の非感染者からの胃がん発症はきわめてまれです．

・上村直実：H.pylori感染と胃炎・胃潰瘍・胃癌．日本医師会雑誌135, 285-290, 2006
・Uemura N, Okamoto S, Yamamoto S, et al : *Helicobacter pylori* infection and the development of a gastric cancer. N Engl J Med, 345 : 784-789, 2001

Case

66歳, 女性

　空腹になるとお腹が痛む，お腹がゴロゴロ鳴るという訴えで来院しました．いつもセンブリを飲んでいます．脈は沈細（触れにくく弱い），腹部は陥凹して，軟弱であり，臍傍の左側に動悸を触れます．血圧 160/70 mmHg，胃透視では胃下垂，慢性胃炎の所見です．

　安中散（煎薬）を処方したところ，2週間後ほとんどの症状は消失しました．現在まで約8年服用していますが，良好な経過です．

Point 安中散の服薬指導

　安中散が処方されており，虚証の胃炎です．冷え症もあります．食事は腹八分を守り，身体を冷やす食物（ナシ，スイカ，バナナなどの果実や生野菜）はできるだけ控え，野菜は火を通した温野菜とします．漢方薬は必ず温かい状態で服用するよう説明します．

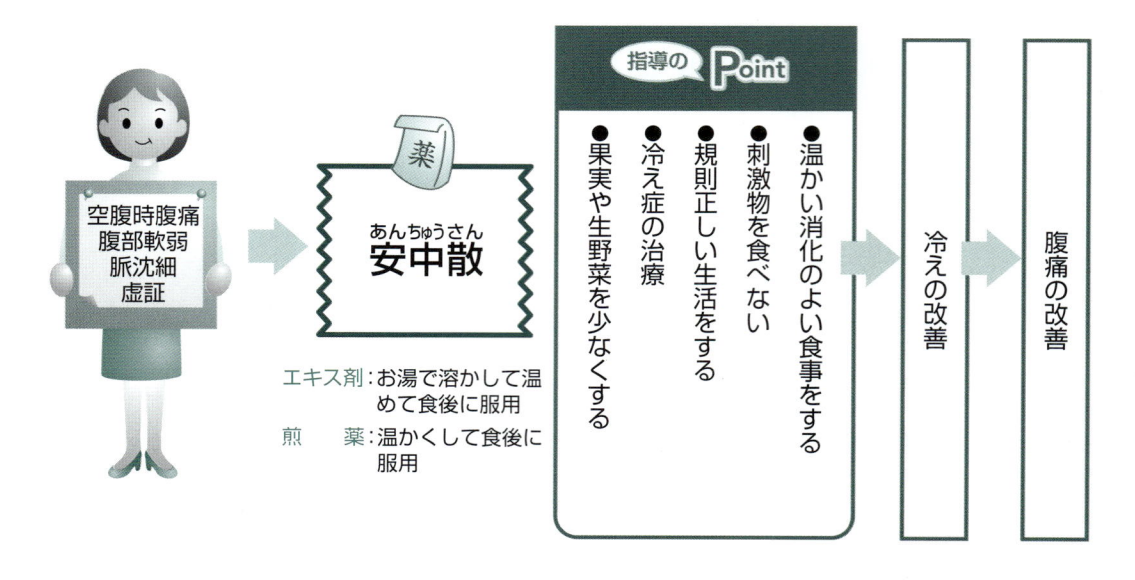

空腹時腹痛
腹部軟弱
脈沈細
虚証
→ 薬 安中散

エキス剤：お湯で溶かして温めて食後に服用
煎　薬：温かくして食後に服用

指導のPoint
- 温かい消化のよい食事をする
- 刺激物を食べない
- 規則正しい生活をする
- 冷え症の治療
- 果実や生野菜を少なくする

→ 冷えの改善 → 腹痛の改善

6 慢性肝炎

患者の主な訴え：倦怠感，上腹部膨満感

　日本には200万人の慢性肝炎の患者がいるといわれ，毎年約3万人の方が肝がんで死亡しています．慢性肝炎から肝硬変となり，その結果として肝がんが発生すると考えられています．肝がんの7割がC型肝炎ウイルスを持っており，2割がB型肝炎ウイルスを持っています．

　肝がん，肝硬変，慢性肝炎の原因として，C型肝炎ウイルス，B型肝炎ウイルスが大変重要です．C型肝炎，B型肝炎は血液を介して感染することが知られています．C型肝炎ウイルスの感染は輸血（30％），入れ墨や覚醒剤注射（5〜15％），50％は原因不明です．

　B型慢性肝炎はB型肝炎ウイルスのキャリアの一部の人が，青壮年期になると発症します．B型肝炎ウイルスは母親から子供への母子感染が起こり，その結果としてB型肝炎ウイルスを体内に持っているだけのB型肝炎ウイルスのキャリアとなります．肝がんの発生を予防するという意味から，慢性肝炎を治療することは大変重要なことです．

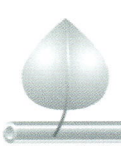

C型慢性肝炎

　C型慢性肝炎の治療としては，①インターフェロン，②強力ミノファーゲンC，③ウルソデオキシコール酸，④漢方薬があります．

インターフェロン

　インターフェロンは抗ウイルス活性を有するポリペプチドであり，白血球などで作られます．インターフェロンを作る細胞の違いによって，α，β，γの3種類があります．インターフェロンは慢性C型肝炎の30％に有効とされています．慢性C型肝炎と診断された場合，インターフェロンの適応があれば，まずインターフェロン治療を受けるのが標準治療です．インターフェロンの副作用としては，発熱，全身倦怠感，うつ病，けいれん，知覚障害などがあります．インターフェロンとリバビリン（抗ウイルス薬）の併用療法は，従来のインターフェロン療法に比べて約3倍の効果があります．最近では，コンセンサスインターフェロン（ヒトの体内で作られる10数種類のインターフェロンの共通部分をもつように設計されて，人工的に作製されたインターフェロン）が使用（週3回の注射）されています．世界的にはインターフェロンにポリエチレングリコールを付けたペグインターフェロン（週1回の注射）とリバビリン併用療法が広く行われています．日本でも平成15年

12月にペグインターフェロンアルファ-2a（ペガシス）の保険適用が認められ，平成16年12月にはペグインターフェロンアルファ-2b（ペグイントロン）とリバビリン併用療法が認可されました．

強力ミノファーゲンC

グリチルリチンが配合された注射製剤で，肝庇護作用を有しています．AST（GOT），ALT（GPT）などを改善する効果があります．

ウルソデオキシコール酸

ウルソは肝臓からの胆汁分泌を促進する薬剤です．慢性肝炎に有効であることが知られています．AST（GOT），ALT（GPT）などを改善する効果があります．

漢方薬

慢性C型肝炎によく用いられる漢方薬として，人参養栄湯，十全大補湯，小柴胡湯，補中益気湯，四逆散などがあります．人参養栄湯がもっとも多く用いられ，また効果の点で優れています．慢性C型肝炎の20％に有効であるというデータがあります（元 東京大学 丁 宗鐵ら）．

漢方薬と服薬上の注意

C型慢性肝炎の患者は，医療機関を受診しているときは，ほとんど虚証の状態です．C型慢性肝炎には，補剤と呼ばれる人参養栄湯や十全大補湯を用います．かなり虚証の場合は，四君子湯を用います．

C型慢性肝炎では柴胡剤を用いる機会は少ないです．実証～中間証に用いる柴胡剤を虚証に用いると，病状は改善しないばかりか，かえって悪化することがあります．

体力がふつうの場合	人参養栄湯	C型慢性肝炎の第1選択薬である
中間証	十全大補湯	全身倦怠と気血両虚が目標である
体力がない場合	四君子湯	全身倦怠，胃腸虚弱のときに用いる
虚 証	六君子湯	胃のもたれ，食欲不振のあるときに用いる

慢性肝炎

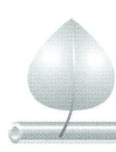

B型慢性肝炎

　B型慢性肝炎の治療としては，①ステロイド離脱療法，②インターフェロン療法，③ラミブジン療法，④漢方薬などがあります．

ステロイド離脱療法

　ステロイドを短期間に大量使用し，中止後のリバウンド現象によって肝細胞の壊死を起こさせ，B型肝炎ウイルスの排除を促進させようとする方法です．

インターフェロン療法

　インターフェロンの抗ウイルス作用により，B型肝炎ウイルスを排除します．

ラミブジン療法

　経口抗ウイルス薬であるラミブジンの内服により，B型慢性肝炎に対してALT（GPT）値の正常化とB型肝炎ウイルスの陰性化が高率に起こります．

漢方薬

　小柴胡湯を慢性肝炎に用いると，肝臓がんの予防効果があることが証明されています．B型慢性肝炎によく用いられる漢方薬としては大柴胡湯，小柴胡湯，補中益気湯などがあり，一定の効果があります．ALT（GPT）値の改善を認めます．

漢方薬と服薬上の注意

　一般には，漢方薬は副作用が少ないと考えられていますが，小柴胡湯はインターフェロンと併用すると「間質性肺炎」を引き起こすことが知られています．間質性肺炎は，痰を伴わない咳と息切れを主症状とする疾患です．小柴胡湯はインターフェロンとの併用は禁忌です．また，小柴胡湯は，肝硬変，慢性肝炎で血小板10万以下の患者，肝がんの患者には禁忌です．

　B型慢性肝炎で，体力があり（実証），胸や脇が苦しく張っている感じがあるときには大柴胡湯を用います．体力がふつうで（中間証），胸や脇が苦しく張っている感じがあるときには小柴胡湯を用います．体力がない場合（虚証）には，補中益気湯を用います．

体力がある場合 実証	大柴胡湯（だいさいことう）	胸や脇が苦しく張っている感じがあるときに用いる
体力がふつうの場合 中間証	小柴胡湯（しょうさいことう）	胸や脇が苦しく張っている感じがあるときに用いる．第1選択薬である
体力がない場合 虚証	補中益気湯（ほちゅうえっきとう）	胃腸が弱く，気力の低下したときに用いる

> 注
>
> ### 小柴胡湯（しょうさいことう）の使用禁忌
>
> 1．インターフェロン投与中の患者
> 2．肝硬変の患者
> 3．慢性肝炎で血小板10万以下の患者
> 4．肝がんの患者

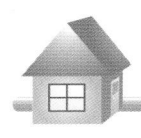

生活指導のポイント

　ウイルス性肝炎は普通の生活では他人に感染することはありません．食器も普通の洗浄でよいでしょう．入浴でも感染しません．ウイルス性肝炎の感染源は血液や体液のため，カミソリ，歯ブラシは共有することはできません．酒は肝炎を悪化させるので禁酒が望ましいです．

慢性肝炎

Case
47歳，男性

20歳のとき会社の検診で，B型肝炎ウイルスのキャリアと診断されました．当時の肝機能は正常でした．35歳頃より，ALT（GPT）が徐々に上昇しはじめ，今年の検診でALT（GPT）：90 IU/L，AST（GOT）：80 IU/Lでした．漢方治療を希望して当院を受診しました．

小柴胡湯（煎薬）を処方したところ，徐々に肝機能は改善しました．治療して3年後の現在は，ALTが40 IU/L台，ASTが30 IU/L台でほぼ正常の状態で安定しています．

Point 小柴胡湯の服薬指導

B型慢性肝炎に小柴胡湯が処方されているため，体力はふつう（中間証）です．小柴胡湯の副作用として，間質性肺炎が起こる可能性があり，持続する咳，息切れの症状に注意し，症状が出現したらすぐに医師に相談するように説明します．

一般に，中間証のB型慢性肝炎に小柴胡湯を用いると，ALT，ASTなどの肝機能は徐々に改善することが多いです．もし肝機能の改善がみられない場合は，虚実が違っていることがあります．より虚証であれば補中益気湯，実証であれば大柴胡湯を用います．

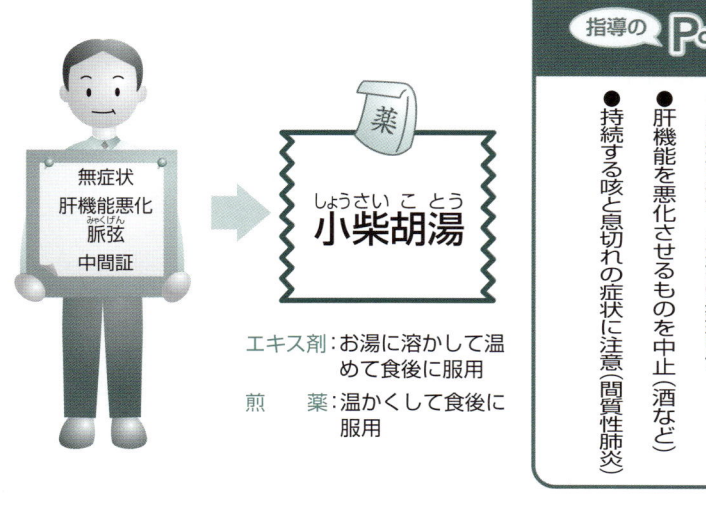

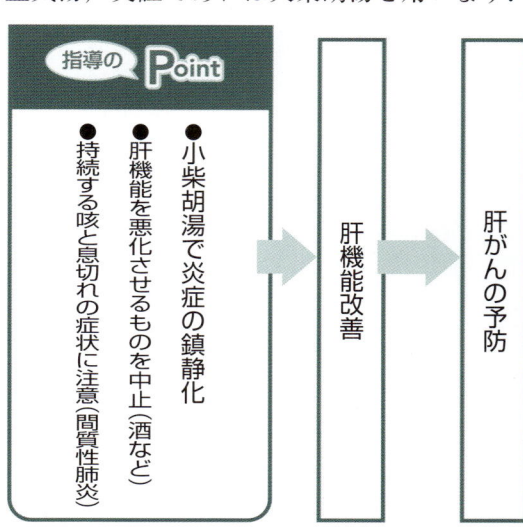

指導のPoint
- 小柴胡湯で炎症の鎮静化
- 肝機能を悪化させるものを中止（酒など）
- 持続する咳と息切れの症状に注意（間質性肺炎）

無症状／肝機能悪化／脈弦／中間証 → 小柴胡湯 → 肝機能改善 → 肝がんの予防

エキス剤：お湯に溶かして温めて食後に服用
煎　薬：温かくして食後に服用

7 便秘

患者の主な訴え：腸ガス，腹痛

便秘は排便の生理と密接に関係しています．食物は口に入って，唾液と混じりあい，食道を経て，胃に入ると胃酸と混じって粥状のものが形成されます．さらに，十二指腸に入ると，膵液と胆汁が混じりあい，小腸で三大栄養素が完全に吸収され，粥状物は胃から出て約5時間で盲腸に到達します．そして，盲腸から横行結腸の通過に約10時間かかり，その間に，粥状物から水分や電解質が吸収され，半液状物から半固形物へ変化します．横行結腸からS状結腸にかけての便の移送は高い圧力の推進運動により行われます．さらに，便がS状結腸を経て直腸に流入すると便意を催します．朝食後に排便する習慣の人が多いのはこの理由からです．直腸に便が流入すると便意を催し，肛門括約筋をゆるめ同時に深呼吸し，息むことにより，胸腔，腹腔の内圧を高めて便を排出しやすくします．

便秘には，がんやヘルニアなどの原因が明らかな二次性便秘（p.58 SIDE MEMO参照）と原因が特定されない特発性便秘があります．ここでは特発性便秘の中で最も重要な直腸性便秘について解説します．

直腸性便秘（排便困難症）は便が直腸に下りてきて，便意があっても仕事や肛門痛のために排便を我慢してしまい，直腸の排便反射が低下するために起こります．

西洋医学的治療

内服薬は，塩類下剤の酸化マグネシウムやセンノシド（アントラキノン系誘導体），ピコスルファートナトリウム（ジフェノール体による大腸粘膜刺激）などがあります．外用薬は，新レシカルボン坐剤（炭酸ガスを発生し直腸を刺激）やビサコジル坐剤（大腸粘膜，腸壁の神経を刺激して腸運動を促す）などがあります．

便秘の分類

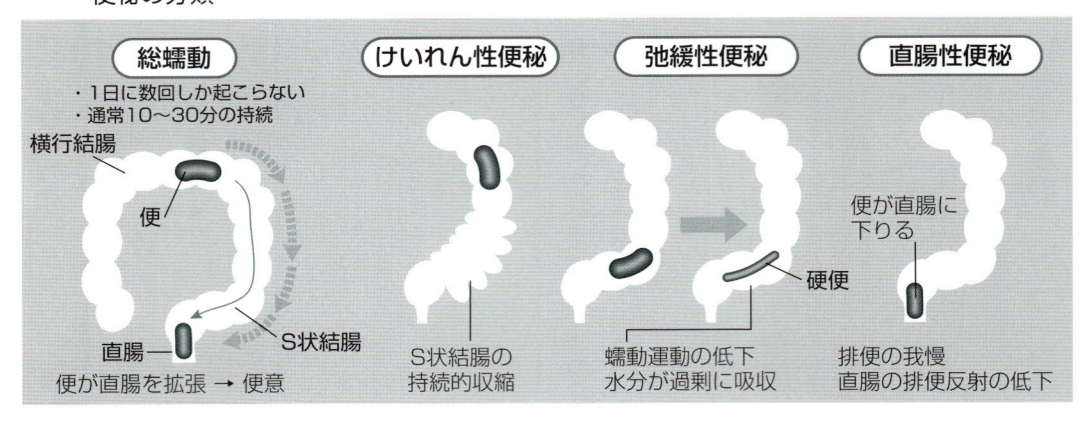

総蠕動	けいれん性便秘	弛緩性便秘	直腸性便秘
・1日に数回しか起こらない ・通常10〜30分の持続 横行結腸／便／直腸／S状結腸 便が直腸を拡張 → 便意	S状結腸の持続的収縮	蠕動運動の低下 水分が過剰に吸収（硬便）	便が直腸に下りる 排便の我慢 直腸の排便反射の低下

便 秘

> 漢方療法

　大便は川を流れる舟に例えて考えられます．舟（大便）がスムースに流れるためには，舟（大便）の周りの水分が大切で，便に潤いを与える麻子仁のような種子の漢方薬が，水分が少なくて便が硬くなる便秘に用いられます．また，勢いよく舟（大便）を流すには，大黄のような激しい下剤が用いられます．

漢方薬と服薬上の注意

　便秘に用いられる漢方薬の中に大黄が多く含まれています．大黄を含む漢方薬を虚弱者の便秘に用いると腹痛を生じることがあり，虚弱者には通常は用いません．漢方では，患者の体力（虚実）によって便秘の治療方法が異なります．大黄などの強力な下剤は，体力がある場合（実証）に用い，麻子仁などの種子や当帰，人参などは体力がない場合（虚証）の便秘に用いられます．

　体力があり（実証），便秘や季肋部に苦満感があるときには，大柴胡湯を用います．肥満体で太鼓腹の便秘には，防風通聖散を用います．

　体力がふつうの場合（中間証），第1選択は大黄甘草湯を用います．

　体力がなく（虚証），体質虚弱で冷え，腹痛があり軽度の便秘のあるときには桂枝加芍薬大黄湯を用います．体質虚弱，体力低下，食欲不振のときには補中益気湯を用います．虚弱な小児の便秘には小建中湯を用います．飴が入っているので甘くのみやすいです．

体力がある場合　実証	大柴胡湯	便秘や季肋部に苦満感があるときに用いる
	防風通聖散	肥満体で便秘を目標として用いる
体力がふつうの場合　中間証	大黄甘草湯	常習性便秘に広く用いる
体力がない場合　虚証	桂枝加芍薬大黄湯	体質虚弱で冷え，腹痛，軽度の便秘のときに用いる
	補中益気湯	体質虚弱，体力低下，食欲不振のときに用いる
	小建中湯	虚弱な小児に用いる機会が多く，飴が入っているので甘くのみやすい

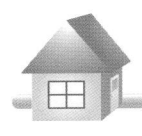

生活指導のポイント

1. 便意を我慢しない．便意を催したらすぐトイレに行けるように時間に余裕をもつこと．
2. 運動することで，腸の動きを刺激して，便秘を防ぐ．
3. 不規則な生活は排便の習慣を乱すため，規則正しい生活をする．
4. 朝食後に排便時間を確保する．
5. 食物繊維（野菜，穀物，いも類）は腸内の水分を吸収して膨らみ，便の量を増やし，軟らかくして腸の蠕動運動を高めるため，便のボリュームを増やすことで便秘を防ぐ．
6. ヨーグルト，みそ，納豆などの発酵食品を多く摂る．

SIDE MEMO

がんが原因の便秘に注意

便秘はありふれた症状ですが，がんの症状であることがありますので注意する必要があります．便柱が急に細くなったり，しぶり腹，血便など，便通が急に変化して異常になる場合には，がんの可能性があり医師の診察を受けることが大切です．

大腸がんの診断方法は，直腸指診（大腸がんの1/3は直腸に存在する），便潜血反応（ヒトの血液のみに反応），腫瘍マーカー（CEA，CA19-9など），注腸X線検査，大腸内視鏡検査などがあります．

便秘

Case

12歳，女子

　小学校に入学した頃から便秘になり，1週間排便のないときがあります．やせ型の体格で，顔色はよくありません．

　小建中湯（煎薬）という身体を温めて，胃腸を丈夫にする漢方薬を単独で処方しました．そして朝，必ずトイレに座ること，食物繊維を多く摂るためヨーグルトを食べることなど一般的な指導をしたところ，2週間後に便秘は少し改善しました．下剤の大黄を0.2g加えて，便秘はほとんど改善しました．
　2ヵ月間，漢方薬を単独で服用して，はじめに大黄を中止し，服用量を徐々に減量したところ（1日分を2日で服用，1日分を3日で服用），便秘は治癒しました．その後3年間，かぜなどで来院の際，様子を聞いていますが，便秘の再発はありません．

Point　小建中湯の服薬指導

　小建中湯には膠飴という生薬が含まれており，膠飴は小児の便秘に用いるマルツエキスと同じものであり，虚証の便秘に用います．小建中湯は必ず温めて服用します．規則正しい生活と食生活が大切であることを説明します．

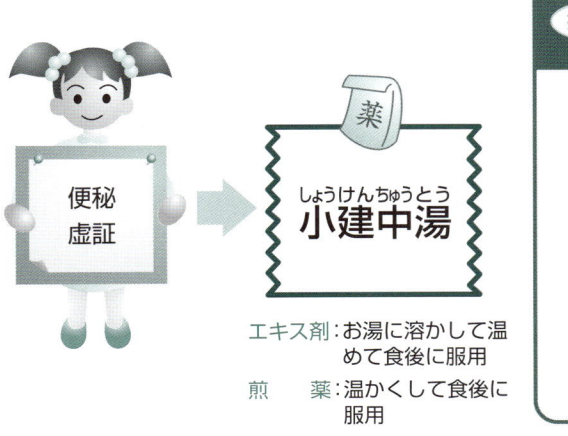

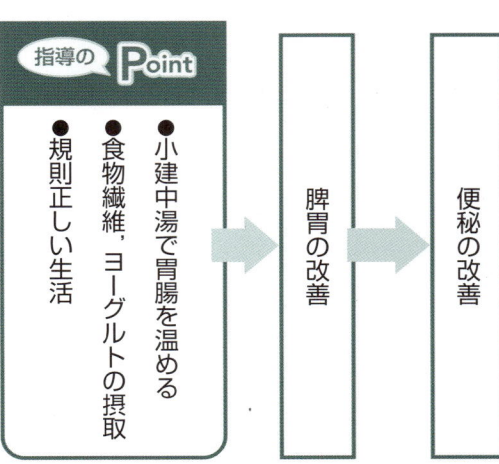

便秘 虚証 → 小建中湯
　エキス剤：お湯に溶かして温めて食後に服用
　煎　薬：温かくして食後に服用

指導のPoint
・小建中湯で胃腸を温める
・食物繊維，ヨーグルトの摂取
・規則正しい生活

→ 脾胃の改善 → 便秘の改善

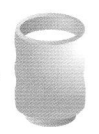

COLUMN

下剤として用いる
アマメシバ（天芽芝）の健康被害

　美容，ダイエットを目的としたいわゆる「健康食品」はとくに女性の間で関心が高いです．しかし下剤として作用のあるアマメシバ（*Sauropus androgynus*）が重大な呼吸器障害を引き起こすことが報道されました．2003年8月4日，40代の女性が1日4回，計8gを130日間にわたって摂取した結果，呼吸困難が発現し，閉塞性気管支炎を起こして入院した事例が報告されました．厚生労働省は2003年9月12日には，食品衛生法に基づき販売禁止としました．アマメシバによる閉塞性気管支炎は，1995年，台湾で最初に大量に発生しましたが，日本では初めてでした．

　アマメシバは東南アジア原産のトウダイグサ科の多年生通年性の低木で，マレーシアが原産です．植物で，アマメシバは和名で呼ばれていますが，わが国に自生はありません．台湾では1989年頃より栽培され始め，1995年より営利目的で栽培されるようになり，若い女性を中心に，体重を減らす目的で服用されるようになりました．日本では，1996年に沖縄で栽培されるようになり，ダイエットを目的として販売されるようになりました．

（参考文献／大中原研一：アマメシバ摂取によると思われる閉塞性細気管支炎の本邦での発生．日本医事新報，4141：21, 2003）

8 高血圧

患者の主な訴え：のぼせ，頭痛

　現在，世界には6億人の高血圧患者が存在し，日本には約2,000万人の高血圧患者がいると考えられています．高血圧とは，一般に血圧140/90 mmHg以上をいいます．この140という数字は収縮期血圧といい，90という数字は拡張期血圧といいます．収縮期血圧とは，心臓が収縮したときの血圧であり，拡張期血圧とは心臓が拡張したときの血圧です．高血圧を未治療のまま放置しておくと，脳卒中，腎不全，心筋梗塞，心不全などの重篤な障害が起こることが知られています．米国フラミンガムにおける長期追跡調査研究によれば，高血圧患者における脳卒中の頻度は正常血圧者の約8倍，心不全は約6倍，虚血性心疾患は約3倍に達するというデータがあります．

　高血圧を治療する目的は，血圧をコントロールすることにより，心血管系の合併症を予防することです．高血圧は大部分は原因不明であり，これを本態性高血圧といい，ごく一部は何らかの原因があって高血圧になる二次性高血圧があります．二次性高血圧の具体例としては，慢性腎炎などの腎臓病や原発性アルドステロン症（アルドステロンという血圧を上昇させるホルモンを産生する腫瘍）などに伴う高血圧があります．本態性高血圧は体質や遺伝的な要因があると考えられています．

　高血圧の治療には食事療法，運動療法，薬物療法があります．

西洋医学的治療

　高血圧治療薬には，カルシウム拮抗薬（アムロジピン，ニフェジピンなど），β遮断薬（アテノロールなど），α遮断薬（プラゾシンなど），アンジオテンシン受容体拮抗薬（ロサルタンカリウムなど），アンジオテンシン変換酵素阻害薬（カプトリルなど），利尿薬（トリクロルメチアジドなど）などがあります．

漢方療法

　漢方薬には，西洋薬に比べて血圧を素早く下げる作用はありません．漢方薬は高血圧に伴うさまざまな症状を改善し，生活の質を高める効果があります．高血圧に対する漢方薬の適応は軽症（拡張期血圧で90～104 mmHg）または中等症（拡張期血圧で105～114 mmHg）の高血圧です．重症の高血圧（拡張期血圧で115 mmHg以上）には漢方薬単独で治療するのは危険です．漢方薬単独または降圧薬とを併用することにより，高血圧の症状を軽減し，よい効果が得られる場合があります．患者の体力（虚実）などによって，漢方薬を選択します．

漢方薬と服薬上の注意

　高血圧の治療を，漢方薬だけで希望する患者がいます．西洋薬で副作用を経験した場合や漢方薬は副作用がなく安全であるという過剰な信仰を持っているためです．西洋薬の降圧薬と漢方薬を併用した場合，降圧薬を服用せずに，漢方薬だけを服用する患者もいます．漢方薬は魔法の薬ではなく，一定の副作用もあり，指示通りに服薬するよう十分説明することが大切です．軽症の高血圧には漢方薬単独で治療する場合もありますが，中等症～重症の高血圧には漢方薬単独で治療するのは危険です．高血圧の患者に対する漢方薬が適正に使用されているか，処方と患者の体力，陰証，陽証とがあっているかを，患者に質問して確認することが重要です．

　冷え症に，黄連解毒湯や三黄瀉心湯を与えると，症状は悪化します．また，体力や胃腸の弱い患者に，大柴胡湯や防風通聖散を与えると下痢をしたり，病状は増悪します．

　西洋薬と漢方薬の併用時は，西洋薬と漢方薬とが，胃の中で一緒にならないような服薬の方法が望ましいです．

　高血圧の漢方治療の基本は虚実（体力）によって処方を決定します．体力があり（実証），体格はよく腹力充実して，季肋部の苦満感があるときは大柴胡湯がよく用いられます．

　体力がふつうの場合（中間証）で，のぼせ，顔面紅潮，精神不安があるときには黄連解毒湯が用いられます．

　体力がない場合（虚証）は七物降下湯が用いられます．

体力がある場合 実証	大柴胡湯	腹力充実して，季肋部の苦満感があるときに用いる
体力がふつうの場合 中間証	黄連解毒湯	のぼせ，顔面紅潮，精神不安があるときに用いる
体力がない場合 虚証	七物降下湯	腹壁の緊張が弱くて，頭痛，耳鳴りがあるときに用いる

高血圧

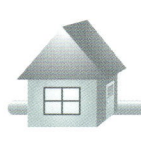

生活指導のポイント

　血圧が上がる原因としては，交感神経の活発，塩分の過剰摂取，肥満などが知られています．運動療法で肥満を解消する，ストレスを発散する，食事療法では食事の減塩を心がけることにより血圧を下げることが可能です．

　高血圧はほとんど無症状ですので，なぜ治療をしなければいけないのか，なぜ薬をのまなければならないのか，十分納得していただく必要があります．また，一度高血圧の薬をのみ始めると一生のみ続けるのではないかと不安になる人もいますが，血圧は冬の寒い時期には上昇し，夏の暑い日には低下するので，夏には降圧薬を減らせる場合があります．

　血圧の値は，心臓の一拍一拍の拍動によって成り立つので，常に変動し，測定条件によって変化します．最近では，家庭で測定できる簡便な血圧計が発売されていますので，家庭で血圧を測定して治療の参考にするのもよいでしょう．家庭の血圧は医院での血圧よりも約10〜20 mmHg低めの値になるため，家庭血圧で125/80 mmHg以上は高血圧という場合もあります．また，家庭で血圧を測定するとき，手首，指で測定する血圧計を使用する場合がありますが，手首，指で測定する血圧計は信頼性が低いです．診察室の血圧値を基本にして治療を行い，それ以外の血圧値は参考の値であることを患者に説明するとよいでしょう．

降圧薬を使わない治療	❶ 運動療法などで肥満を解消 ❷ ストレスを発散する ❸ 食事の減塩を心がける

血圧計と測定する部位

✕ 手首の血圧計
✕ 指の血圧計

手首，指で測定する血圧計は信頼性が低いのでこのまま用いない

腕の血圧計

血圧は必ず腕で測定する

Case

60歳，男性

1年前の検診で高血圧を指摘されました．降圧薬は好まないため，漢方薬による治療を希望されて来院しました．初診の血圧は150/92 mmHgでした．

減塩や歩くことを勧めて，1週間後の血圧は146/86 mmHgとなりました．体格はよくなく，顔色不良で虚弱な印象でしたので，七物降下湯（煎薬）を用いました．2週間後は140/84 mmHg，4週間後は144/82 mmHg，以降140/80 mmHgくらいの血圧を維持しています．

Point 七物降下湯の服薬指導

七物降下湯は虚～中間証のタイプに広く用いられます．漢方薬の降圧薬としてよく知られています．七物降下湯には釣藤鈎が含まれています．釣藤鈎の主要成分であるリンコフェリン，ヒルスチンには，血圧降下作用があります．

規則正しい食生活が大切であることを説明し，とくに減塩を強調します．また，地黄が含まれているため，胃腸障害に注意します．

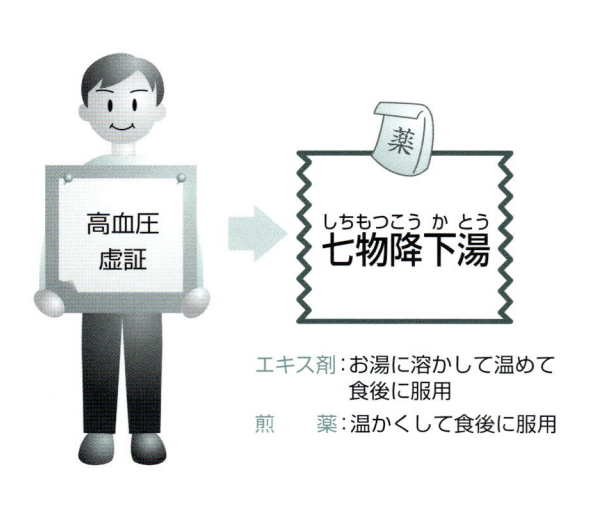

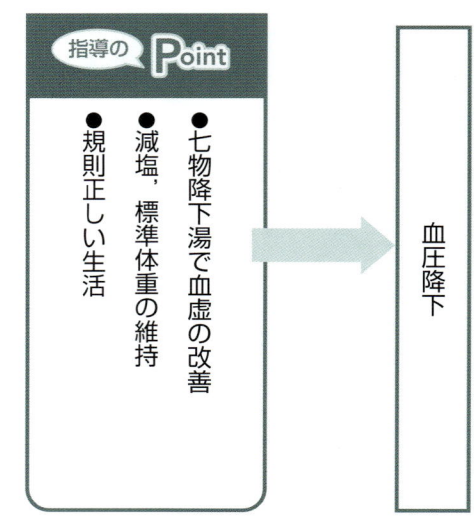

高血圧虚証 → 七物降下湯

エキス剤：お湯に溶かして温めて食後に服用
煎　薬：温かくして食後に服用

指導のPoint

- 七物降下湯で血虚の改善
- 減塩，標準体重の維持
- 規則正しい生活

→ 血圧降下

9 高脂血症

患者の主な訴え：肥満

　高脂血症とは血液中のコレステロールが220 mg/dL以上，中性脂肪150 mg/dL以上の状態をいいます．コレステロールや中性脂肪は，身体の中の「あぶら」です．簡単にいえば，高脂血症とは血液の中が「あぶら」で「血液ドロドロ」の状態になったものといえます．コレステロールは体の細胞の膜やホルモンの原料，中性脂肪は活動するときに必要なエネルギーです．人が生きていく上で欠くことのできない物質です．しかし，血液中にコレステロールや中性脂肪が多くなり過ぎると，冠動脈疾患（狭心症や心筋梗塞など）が増加することが知られています（**p.67 SIDE MEMO参照**）．

　高脂血症になると，コレステロールや中性脂肪が血管の内側の壁に溜まり，血管の内腔が狭くなり，動脈硬化が進行してついには閉塞してしまう状態になります．このようなことが心臓の血管に起こると狭心症や心筋梗塞，脳の血管に起こると脳梗塞となります．体質的にコレステロールや中性脂肪が血液中に増加する疾患（家族性高脂血症）やコレステロールなどの脂肪を摂りすぎて高脂血症になる場合があります．また，喫煙や肥満，運動不足，糖尿病の人は高脂血症になりやすいといえます．高脂血症を治療することで，進行した動脈硬化は改善することが知られています．

西洋医学的治療

　基本はライフスタイルの改善（食事療法，運動療法，禁煙）と薬物療法です．食事療法は摂取エネルギーの制限（摂取エネルギーは，標準体重×30 kcalとする），コレステロールの摂取制限（卵，バター，レバーなど），食物繊維の摂取などがあります．運動療法は心理的に有益であり，動脈硬化や心臓病の予防に役立ちます．薬物療法は，HMG-CoA還元酵素阻害薬（スタチン系薬物），プロブコール，フィブラート系薬物，陰イオン交換樹脂，ニコチン酸誘導体などがあります．

高脂血症で血管がつまるメカニズム

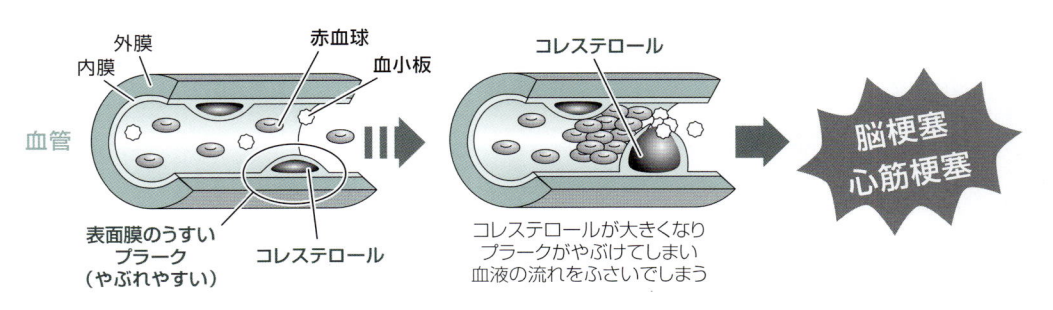

漢方薬と服薬上の注意

　高脂血症治療のための漢方薬としては，防風通聖散や大柴胡湯が一般に知られています．防風通聖散や大柴胡湯は体力がある場合（実証）に用いる薬ですが，マスメディアや書籍などから得た知識によって虚証の患者が防風通聖散や大柴胡湯を要求する場合があります．服用すると，激しい下痢を起こすことがあり注意が必要です．

　体力がふつうの場合（中間証）には柴胡桂枝湯，体力がない場合（虚証）には柴芍六君子湯（エキスでは六君子湯7.5 g ＋四逆散2.5 gを用いる）がよく用いられます．防風通聖散や大柴胡湯はやせる漢方薬としてもよく知られています．肥満の人が服用すると，体重は低下し，脂肪の値も低下することがわかっています．

　漢方薬と西洋薬を併用することは可能です．大柴胡湯，柴胡桂枝湯，柴芍六君子湯の主な構成生薬である柴胡には，コレステロールや中性脂肪を低下させる効果があります．また，柴胡桂枝湯，柴芍六君子湯に含まれる人参にも，同様にコレステロールや中性脂肪を低下させる効果があります．

体力がある場合 実証	防風通聖散	肥満で太鼓腹の人に用いる
	大柴胡湯	腹力充実して，季肋部の苦満感があるときに用いる
	桂枝茯苓丸	瘀血のあるときに用いる
体力がふつうの場合 中間証	柴胡桂枝湯	季肋部の苦満感があり，腹痛などがあるときに用いる
体力がない場合 虚証	柴芍六君子湯＊	胃腸虚弱のときに用いる
	八味地黄丸	腰痛や夜間頻尿のある人に用いる

＊：柴芍六君子湯（煎薬）〈医療用漢方製剤に未収載・一般用漢方処方に収載〉
（構成生薬(g)：人参4，白朮4，茯苓4，半夏4，柴胡3，芍薬3，陳皮2，大棗2，生姜1，甘草1）

高脂血症

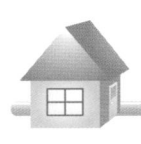

生活指導のポイント

1. コレステロールや脂肪を多く含む食品を控える．卵，牛レバー，肉の脂身，生クリーム，ケーキ，マヨネーズ，スジコ，イカ，タコなどのコレステロールを多く含んでいるものを摂り過ぎない．
2. 甘いものを食べ過ぎないようにして，肥満を予防する．
3. アルコールは適量を心がける．具体的には，ビールなら中瓶1本，日本酒なら1合，ウイスキーならダブル1杯程度が適量である．
4. 食物繊維には血液中のコレステロールを減らす効果があるため，多く摂る．
5. 寝る前の3時間以内は食事をしない．
6. 肥満にならないよう食事は腹八分を守る．
7. 適度な運動をして脂肪を燃やす．
8. 喫煙は止める．

SIDE MEMO

冠動脈疾患と血中コレステロール値との関係

冠動脈疾患と血中コレステロール値との関係については，次のいくつかの事実から明らかにされました．

①第1，2次世界大戦のとき，西欧諸国では食料不足のための低栄養により，冠動脈疾患患者が減少したこと

②食事脂肪の多い国で血清総コレステロール値の水準が高く，冠動脈疾患の死亡率が高いことが示されたこと

③米国フラミンガムにおける長期追跡調査研究によって，血清総コレステロール値と冠動脈疾患の間にはきわめて密接な関係が示されたこと

などです．

Case

42歳，男性

職場の健康診断の結果，コレステロール値が240 mg/dL，中性脂肪180 mg/dLと高値を示し，高脂血症と診断されました．リポバスという高脂血症治療薬を勧められましたが，漢方薬による治療を希望して，当院を受診しました．

大柴胡湯（煎薬）と食事療法を併用しました．約3ヵ月後にコレステロール値が220 mg/dL，中性脂肪145 mg/dLとなり，体重も2 kg減少し，全般的に改善傾向にあります．

Point 大柴胡湯の服薬指導

大柴胡湯が処方されているため，実証です．大柴胡湯は柴胡が含まれており，長期に用いると間質性肺炎を起こす可能性があるため，持続する咳と息切れの症状に注意するよう指導します．患者には持続する咳と息切れの症状があれば，医師に報告するようにというにとどめた方がよいでしょう．「間質性肺炎を起こす可能性がある」というと，いたずらに患者の不安をあおることになるので慎重に説明します．

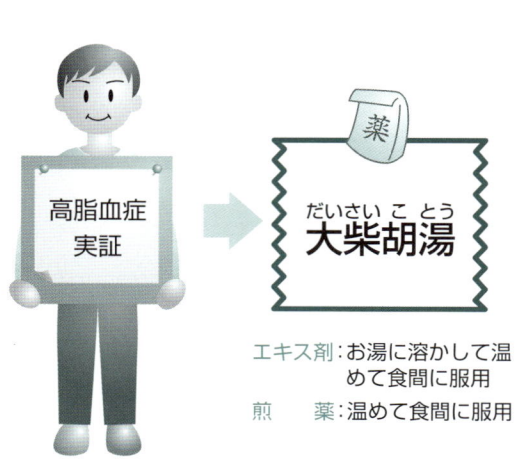

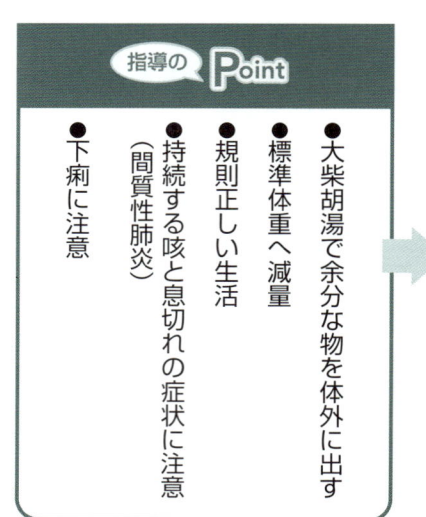

高脂血症 実証 → 大柴胡湯

エキス剤：お湯に溶かして温めて食間に服用
煎　薬：温めて食間に服用

指導のPoint

- 大柴胡湯で余分な物を体外に出す
- 標準体重へ減量
- 規則正しい生活
- 持続する咳と息切れの症状に注意（間質性肺炎）
- 下痢に注意

→ 脂肪減少

10 狭心症

患者の主な訴え：胸部圧迫感，労作性呼吸困難

　狭心症は心臓に栄養を送っている動脈が狭窄することによって起こり，心筋への酸素が不足する状態をいいます．心臓に酸素が不足すると前胸部の疼痛が起こり，狭心痛と呼ばれる症状が出現します．狭心症の通常の症状は，胸部の「重苦しさ」「圧迫感」「しめつけられる感じ」「押さえつけられる感じ」「灼熱感」「鈍痛」などと表現されます．狭心痛の持続時間は通常3～5分です．この症状は労作によって引き起こされ，安静によって改善します．また，怒り，恐怖，興奮，ストレスなどによっても引き起こされます．例外として安静時に生ずる狭心症もあり，異型狭心症と呼ばれています．

　治療は安静と危険因子の治療，血管拡張薬の投与です．狭心症の危険因子としては，高血圧，肥満，糖尿病，高脂血症，喫煙，ストレスなどがあり，これらを治療することが大変重要です．冠動脈が完全に閉塞した状態を心筋梗塞といいます．

西洋医学的治療

　ニトログリセリン，硝酸イソソルビド，ニコランジル，Ca拮抗薬などの血管拡張薬が用いられます．血管拡張薬には頭痛などの副作用があります．

狭心症の検査

- 心電図：電気仕掛けで動くポンプである心臓が発生する電気信号を分析することによって，心臓の病気を診断することができます．
- 超音波検査：心臓の動きや弁の状態を調べることができます．
- 心臓シンチグラム：心筋に集積する性質のあるアイソトープを静脈注射して，心筋への集積像を解析します．
- 心臓カテーテル検査（冠動脈造影検査）：冠動脈の入り口にカテーテルという管を通し，そこから造影剤を流して冠動脈の狭窄の程度を検査します．危険性のある検査です．

狭心症と心筋梗塞の違い

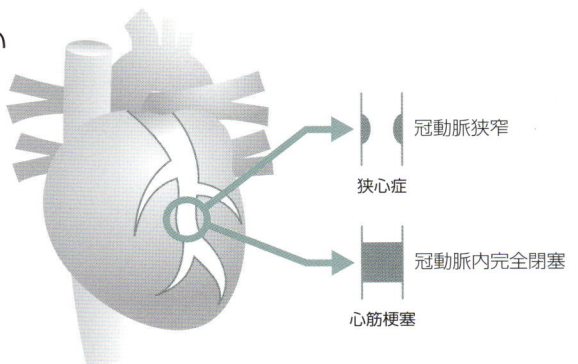

冠動脈狭窄　狭心症
冠動脈内完全閉塞　心筋梗塞

漢方薬と服薬上の注意

　狭心症の治療として，まず西洋医学的な治療を行い，西洋医学的な治療と併用して漢方薬を考慮すべきです．狭心症は西洋医学的な治療のみでコントロール可能ですが，西洋薬を限度まで用いても狭心痛がコントロールできない，亜硝酸薬による血液学的副作用の発現で使用できないなどの場合に漢方薬を考えます．また，頭痛の副作用のために自己判断で亜硝酸薬の服用を中断している場合があります．患者とよい信頼関係を構築することが大切です．

　狭心症に対する漢方薬としては，体力がある場合（実証）は第1選択として栝楼薤白白酒湯を用います．瘀血の関与する狭心症には冠心Ⅱ号方※を用います．あるいは桂枝茯苓丸で代用してもよいでしょう．

　体力がなく（虚証），冷え症で上腹部，胸，背に冷感のある狭心症には当帰湯を用います．冷え症で，下痢などの症状を有する者に真武湯を用います．

体力がある場合 実証	栝楼薤白白酒湯*	狭心症の第1選択薬である
	冠心Ⅱ号方**	瘀血の関与するときに主に用いる
体力がない場合 虚証	当帰湯	冷え症で上腹部，胸，背に冷感のあるときに用いる
	真武湯	冷え症で，下痢などの症状を有する者に用いる

　＊：栝楼薤白白酒湯〈医療用漢方製剤に未収載・新一般用漢方処方に収載予定〉
　　　（栝楼仁4 g，薤白8 g，日本酒200 mL，水200 mLを半分に煎じる）
　＊＊：冠心Ⅱ号方※〈医療用漢方製剤に未収載・新一般用漢方処方に収載予定〉
　　　（構成生薬（g）：芍薬5，川芎5，紅花4，丹参8，降香4）
　注：薤白，丹参，降香は保険適応外
　※：冠心Ⅱ号方は『雑病証治・郭士魁臨床経験集』（1983年，人民衛生出版社）に記載された処方

狭心症

🏠 生活指導のポイント

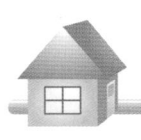

　動脈硬化を悪化させる危険因子には，高脂血症，喫煙，高血圧，糖尿病，肥満，ストレス，運動不足などが知られています．生活指導の要点は，これらの危険因子をいかに改善するかということです．

　高脂血症を治療することによって，動脈硬化の進行を防ぎ，動脈硬化が改善することも明らかになってきています．

　高脂血症の治療には食事が重要です．要点は，コレステロールや脂肪を多く含む食品を控えることです．卵，牛レバー，肉の脂身，生クリーム，ケーキ，マヨネーズ，すじこ，イカ，タコなどがコレステロールを多く含んでいますので，摂り過ぎないようにします．また甘いものを食べ過ぎないようにします．食物繊維には血液中のコレステロールを減らす効果があるので，多く摂るようにします．

　喫煙は心臓血管病を増悪させるだけでなく，肺がん，喉頭がん，咽頭がん，食道がん，膀胱がん，膵臓がんの重要な原因となります．禁煙を勧め，病院の禁煙外来や，ニコチンガムなどを紹介をするとよいでしょう．喫煙は一種の中毒であるという認識が大切です．

　高血圧の生活指導で大切なことは，食塩の摂取量を減らすことです．

　肥満も狭心症の大きなリスクです．腹八分を守り，もう一口食べたいところで止めることが大切です．深夜，就寝前に食事は摂らない方がよいでしょう．

　ストレスのない人はいません．ストレスを解消する手だてを自分なりに見つけて実践するとよいでしょう．スポーツやジョギング，カラオケ，ダンスなど，自分の趣味をもつことが大切です．

Case

75歳，女性

　労作時呼吸困難，胸痛を主訴として来院しました．最近，約100 mくらいを歩行すると，呼吸困難と胸痛が出現し，安静にすると楽になるという症状が出現しました．精密検査を行い労作性狭心症と診断し，西洋薬を処方しました．しかし，労作時の胸痛が頻回に起こり，ニトログリセリンを1日10錠舌下服用することもありました．胸痛の軽減を目的に西洋薬と栝楼薤白白酒湯を処方しました．

　栝楼薤白白酒湯（煎薬）を投与したところ，1週間でほとんど胸痛が消失し，ニトログリセリンを服用する必要がなくなりました．約4年間，栝楼薤白白酒湯を服用して良好な経過です．

Point　栝楼薤白白酒湯の服薬指導

　漢方薬を服用するときも西洋薬は止めることなく，そのまま服用するように指導します．栝楼薤白白酒湯は狭心症に効果のある漢方薬です．薬が効く場合は，薬の効果は1〜2週間でみられることが多く，胸痛は明らかに改善します．煎薬のみであり，エキス剤はありません．

　煎薬の作り方・服用方法はほかの薬とは少し異なり，「栝楼仁4g，薤白8g，日本酒200 mL，水200 mLを半分に煎じて，3回に分けて服用する」というものです．日本酒200 mLが含まれていますが，加熱するため，アルコール分は飛んでしまい，甘みが残るだけとなります．お酒を飲めない方も服用可能です．日本酒は安い清酒でよいでしょう．薤白は「らっきょう」を乾燥したものであり，「本草備要」にも「胸痛に効果がある」と記載されています．ただし，薤白は保険適応外です．食事のとき「らっきょう」の甘酢づけを1日3個くらい食べるとよいと経験的に説明しています．しかし「らっきょう」が狭心症に対してよいという科学的な証拠はありません．

狭心症

狭心症
労作時呼吸困難
胸痛
→ 薬 **栝楼薤白白酒湯**（かろうがいはくはくしゅとう）

エキス剤：なし
煎　薬：温めて食間に服用

指導のPoint
- 栝楼薤白白酒湯で気をめぐらせる
- 安静を保つ
- 狭心症の危険因子（高血圧，高脂血症，糖尿病）を治療
- ストレスをためない
- 標準体重へ減量
- 規則正しい生活

→ 胸痛改善

11 不整脈

患者の主な訴え：動悸

　心臓は1分間に60回程度の規則正しい拍動をしています．不整脈とは，この心臓の規則正しいリズムが何らかの原因によって，乱れて生ずる疾患です．自覚症状としては，動悸すなわち，突然に「ドキッ，ドキッ」と感じたり，胸部が圧迫される感じなどがあります．不整脈は健康な若い人にもしばしば無害性の心室性期外収縮として起こることがあり，ほとんどの場合，これらは治療する必要はありません．しかし，不整脈が心臓病（急性心筋梗塞，心臓弁膜症，心筋症など）を伴う場合は，治療が必要となることがあります．さらに，薬剤（強心薬のジギタリス，抗がん薬のアドリアマイシン，一部の向精神薬）などは，心室性不整脈などを引き起こす場合があります．また，利尿薬の副作用として低カリウム血症になり，その結果として不整脈が出現することもあります．

　不整脈の治療は，誘発因子や原因を治療することと抗不整脈薬の服用です．誘発因子としてはストレスやコーヒーや紅茶，睡眠不足などがあります．血圧を著しく低下させて失神などを起こす不整脈は，積極的な治療が必要です．この重症の不整脈には，脈の早くなるものと遅くなるものがあります．脈の早くなるものには発作性頻拍症（突然に脈が早くなる病気）などがあり，脈の遅くなるものには完全房室ブロック（脈が途切れる病気）などがあります．

　不整脈の診断は心電図や24時間心電図検査などで行われます．また，不整脈の原因を追求するために，心臓超音波検査なども行われます．

　漢方薬には重篤な副作用がほとんどみられないため，漢方薬による動悸や不整脈の治療は，大変意義があります．

心臓の刺激伝導系

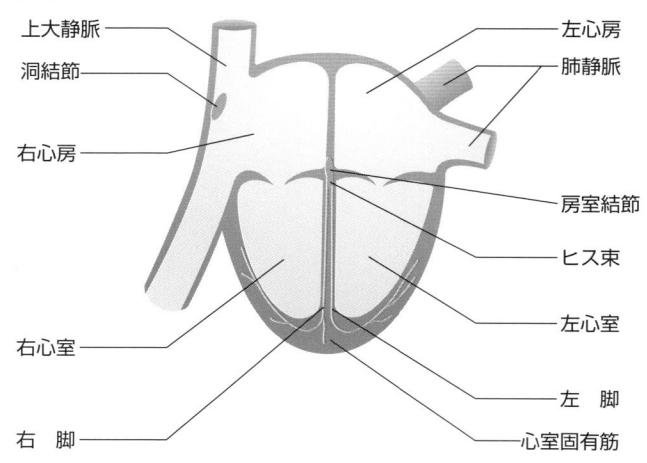

上大静脈／洞結節／右心房／右心室／右脚／左心房／肺静脈／房室結節／ヒス束／左心室／左脚／心室固有筋

不整脈

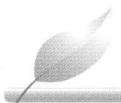

漢方薬と服薬上の注意

　炙甘草湯は不整脈の漢方薬で第1選択薬として用いられます．炙甘草湯の構成生薬は桂皮，甘草，生姜，人参，地黄，阿膠，麦門冬，麻子仁，大棗です．この中には桂皮と甘草の組み合わせがあり，これは動悸や不整脈によく用いられる桂枝甘草湯です．この桂皮と甘草が炙甘草湯の抗不整脈作用の重要な構成生薬であると考えられています．しかし甘草が多量に含まれているため，浮腫や低カリウム血症に注意が必要です．柴胡加竜骨牡蛎湯は柴胡剤であり，間質性肺炎を起こすことがあり，柴胡加竜骨牡蛎湯を服用中に，咳や息切れなどの症状の出現の有無に注意が必要です．

　非発作時で，体力があり（実証），季肋部に苦満感や精神不安があるときには，柴胡加竜骨牡蛎湯を用います．体力がふつうの場合（中間証）で，手足のほてり，口渇のあるときには，炙甘草湯を用います．体力がない場合（虚証）には，桂枝加竜骨牡蛎湯を用います．

　発作時には，桂枝甘草湯（桂枝末0.3 g，甘草末0.3 g）を服用します．

●非発作時

体力がある場合 実 証	柴胡加竜骨牡蛎湯	体力は中等度で季肋部に苦満感があり，精神不安などがあるときに用いられる
体力がふつうの場合 中間証	炙甘草湯	動悸や手足のほてり，口渇などがあるときに用いられる．第1選択薬である
体力がない場合 虚 証	桂枝加竜骨牡蛎湯	体質虚弱で神経過敏や精神不安などがあるときに用いられる

●発作時

桂枝甘草湯*	虚実に関係なく発作時に頓服として用いる

＊：桂枝甘草湯〈医療用漢方製剤・一般用漢方処方に未収載〉
　（構成生薬(g)：桂枝末0.3，甘草末0.3）

生活指導のポイント

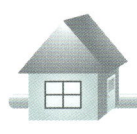

　不整脈を誘発したり，増悪させる要因であるストレスや自律神経の異常（交感神経の過緊張）を改善することが重要です．また，カリウムなどの電解質異常，薬剤誘発性不整脈（表参照），心不全，心臓の虚血などを治療することが大切です．

不整脈を誘発する薬剤

- 強心薬（ジゴキシン）
- 抗がん薬（アドリアマイシン）
- 向精神薬（クロルプロマジン，ハロペリドール，イミプラミン）
- 利尿薬（ラシックス，フルイトラン）
- 抗ヒスタミン薬（テルフェナジン）
- 抗菌薬（エリスロマイシン）
- 抗真菌薬（ミコナゾール）
- 種々の抗不整脈薬

Case　　　　68歳，女性

　胸痛と不整脈のため，近くの総合病院に入院しました．心臓カテーテル検査を受け，冠動脈は異常なく，24時間心電図で，心室性期外収縮の多発，3連発心室性期外収縮，発作性心房細動が認められ，治療を受けました．1年後，動悸を訴え，漢方治療を希望して当院に来院しました．

　心電図，24時間心電図などを施行し，前回と同じ所見でした．そこで炙甘草湯（煎薬）を処方しました．数日間服薬して，動悸は消失しました．2週間服薬して，自分の考えで中止しました．約2ヵ月半後，再び動悸を訴えて来院しました．炙甘草湯を再び処方し，その後の動悸は消失しました．

不整脈

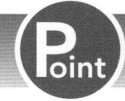

Point 炙甘草湯（しゃかんぞうとう）の服薬指導

炙甘草湯は，体力がふつうの場合（中間証）に用いて，動悸，不整脈（期外収縮）の第1選択薬です．炙甘草湯には，甘草が多く含まれているため浮腫の発現に注意します．

甘草に含まれるグリチルリチンは，アルドステロンと構造が似ており，偽アルドステロン症を呈する場合があります．アルドステロンは副腎皮質より分泌されるホルモンであり腎臓の尿細管に作用して，ナトリウムを吸収しカリウムを排出します．アルドステロンが過剰となると低カリウム血症，高血圧を引き起こすので，グリチルリチンによって偽アルドステロン症を呈する場合，アルドステロンの過剰状態と同様に低カリウム血症，高血圧となります．

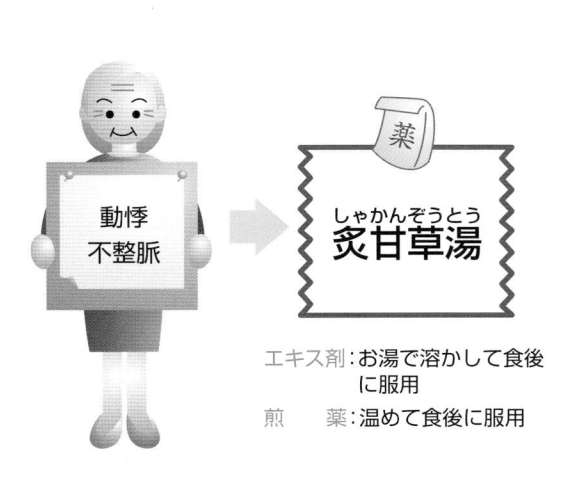

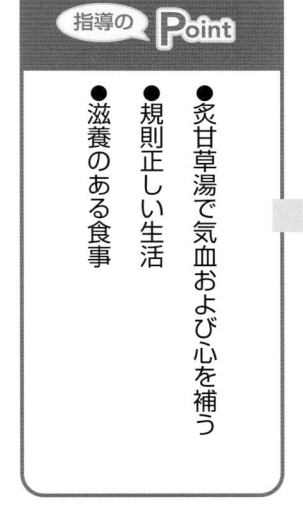

動悸・不整脈 → 炙甘草湯（しゃかんぞうとう）

エキス剤：お湯で溶かして食後に服用
煎　薬：温めて食後に服用

指導のPoint
- 炙甘草湯で気血および心を補う
- 規則正しい生活
- 滋養のある食事

→ 脈を回復させる

12 めまい

患者の主な訴え：立ちくらみ

めまいはよく相談される症状です．その発症機序は複雑で多岐にわたっていますが，主に耳の原因，中枢神経の原因，その他の原因に分けて分類されます．臨床の診断では，めまいのときに周囲が回転するか（回転性），回転しないか（非回転性）が重要です．また，胃腸が丈夫か，のぼせ，興奮，便秘があるか（実証），体力はふつうにあって，回転性や非回転性のめまいが起こるのか（中間証），体力がなく，胃腸が弱く下痢しやすいか（虚証）を診察で確認します．

西洋医学的治療

要点は生命の危険のあるめまい（小脳出血，小脳梗塞などの脳内病変）を除外した上で，次の治療を行います．

- **急性期の治療**：外来で炭酸水素ナトリウム注250 mLを点滴します．必要なら，制吐薬の注射（メトクロプラミド注）や坐薬（ドンペリドン坐薬30 mg）を投与します．
- **慢性期の治療**：抗めまい薬のメシル酸ベタヒスチン（12 mg）3錠/日，ジフェニドール（25 mg）3錠/日を投与します．

漢方療法

さまざまな検査や治療を受けたが，なかなか治らず漢方療法を受けたいと希望されるめまいの患者がよく来院します．その場合，実証，中間証，虚証，寒熱（冷え症であるか，暑がりであるか），瘀血（末梢血液の循環障害），水毒（水が体内に偏在した状態）などの確認が治療のポイントです．西洋医学のメニエール病は，内リンパ水腫が原因とされており，漢方医学でいう水毒の一種と考えられます．

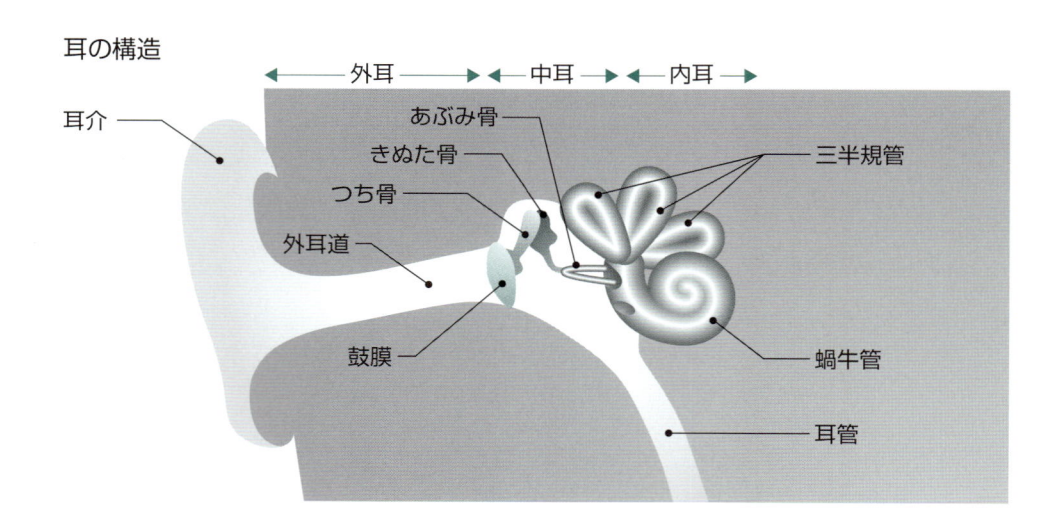

耳の構造

外耳｜中耳｜内耳

- 耳介
- 外耳道
- 鼓膜
- つち骨
- きぬた骨
- あぶみ骨
- 三半規管
- 蝸牛管
- 耳管

めまい

漢方薬と服薬上の注意

　普段から身体が丈夫であっても，仕事で無理を重ねたり，過労，ストレス，睡眠不足が続くと，めまいが起こりやすい状態になり，薬を服用する以前に養生の問題が考えられます．また，抑圧された精神状態が続くと，怒り，イライラ，興奮状態となり，黄連解毒湯の適応症となるめまいが起こるかもしれません．冷え症のあるめまいの場合，黄連解毒湯は適用しません．

　体力があり（実証），のぼせ，イライラ，興奮のあるときには黄連解毒湯を用います．

　体力がふつうで（中間証），回転性のめまいのときには沢瀉湯を用います．のぼせ，立ちくらみがあり，非回転性のめまいのときには苓桂朮甘湯を用います．

　体力がなく（虚証），冷え症，下痢があれば真武湯を用います．胃痛，冷え，下痢などがあれば人参湯を用います．全身倦怠，胃腸虚弱のときには補中益気湯を用います．頭重，貧血，冷え症や瘀血の症状があるときには当帰芍薬散を用います．

体力がある場合 実証	黄連解毒湯	のぼせ，イライラ，興奮のあるときに用いる
体力がふつうの場合 中間証	沢瀉湯*	回転性のめまいに用いる
	苓桂朮甘湯	のぼせ，立ちくらみがあり，非回転性のめまいに用いる
体力がない場合 虚証	真武湯	冷え症，下痢などがあり，非回転性のめまいに用いる
	人参湯	下痢，胃痛，冷えなどのときに用いる
	補中益気湯	全身倦怠，胃腸虚弱のときに用いる
	当帰芍薬散	頭重，貧血，冷え症や瘀血の症状があるときに用いる

＊：沢瀉湯〈医療用漢方製剤に未収載・新一般用漢方処方に収載予定〉

生活指導のポイント

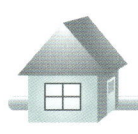

めまいの原因としては，睡眠不足，ストレス，過労などがあります．十分に睡眠をとり，規則正しい生活習慣が大切です．睡眠不足が続くと，頭がボーとして，めまいが起こりやすい状態になります．この状態が続く場合は身体と心を休めることが大切です．薬を服用しなくても，休養だけで改善する場合があります．また，ストレスが続くと，精神が不安定な状態となり，めまいの起こりやすい状態となります．過労も同様に，めまいを起こしやすい状態となります．

めまいの原因疾患として，脳腫瘍，聴神経腫瘍，脳血管障害など生命にかかわる重大な疾患の場合もあるため，内科，神経内科，脳神経外科，耳鼻咽喉科の専門医の診察を勧めるほうがよいでしょう．

Case

54歳，男性

睡眠不足であり，横になって寝返りをうつと頭が「ふー」と気が遠くなる感じになります．朝起きると，めまいのために立ち上がれません．ふらついて，非回転性のめまいです．2,3分で改善するといいます．このような症状が毎日続くので，来院しました．

血圧 140/70 mmHg，脈は弦（琴の弦に触れたような脈），腹部は力があります．苓桂朮甘湯（りょうけいじゅつかんとう）（煎薬）を3日間処方しましたが，症状は少しずつ悪化していて，1日中ふらつくといいます．

苓桂朮甘湯（りょうけいじゅつかんとう）を中止し，沢瀉湯（たくしゃとう）（沢瀉（たくしゃ）10 g，白朮（びゃくじゅつ）4 g）を煎薬で処方しました．翌日，午前中はふらつきがありましたが，沢瀉湯（たくしゃとう）を午前11時頃服用して，午後にはふらつきは消失しました．2日後，診察室にニコニコして入ってきました．9割くらいの症状が改善しました．

めまい

Point 沢瀉湯（たくしゃとう）の服薬指導

苓桂朮甘湯（りょうけいじゅつかんとう）は立ちくらみや非回転性のめまいに用い，沢瀉湯（たくしゃとう）は回転性のめまいに用います．しかし，非回転性のめまいにも沢瀉湯（たくしゃとう）を用いる場合があります．吐き気が強いときは，冷やして服用するとよいでしょう．沢瀉湯は煎じ薬として沢瀉（たくしゃ）10 g，白朮（びゃくじゅつ）6 g，また沢瀉末（たくしゃまつ）1 g，白朮末（びゃくじゅつまつ）0.6 g を1日3回に分けて服用します．

仕事上の過労，ストレス，睡眠不足などはめまいが起こりやすい状態になるため，心身の安静を図り，薬を服用するようにします．

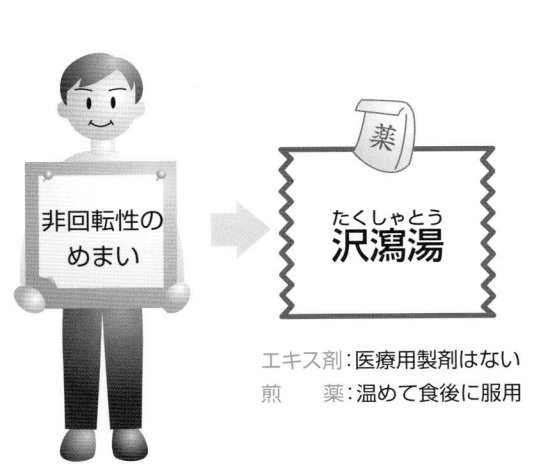

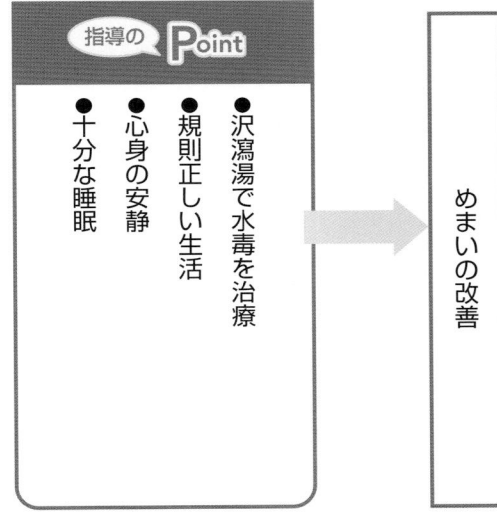

非回転性のめまい → 薬 沢瀉湯（たくしゃとう）

エキス剤：医療用製剤はない
煎　　薬：温めて食後に服用

指導のPoint
● 沢瀉湯で水毒を治療
● 規則正しい生活
● 心身の安静
● 十分な睡眠

→ めまいの改善

13 脳血管障害(脳卒中)後遺症

患者の主な訴え：しびれ，麻痺，言語障害

　脳卒中は脳血管障害のことで，脳の血管が閉塞したり，出血することで起こり，①脳梗塞，②脳出血，③クモ膜下出血，④一過性脳虚血発作などがあります．

① **脳梗塞**：動脈硬化症のために，脳の血管が狭窄したり閉塞することで，栄養が供給されずに脳の一部分が壊死します．心臓にできた血栓が血液中にはがれて，脳の血管に詰まることで起こることもあります．脳梗塞の予防には，動脈硬化症の原因となる高血圧，高脂血症，糖尿病，肥満などを治療することが大切です．また，心臓弁膜症や心房細動では心臓に血栓ができやすくなり，この心臓内の血栓は脳梗塞の原因となるので，これらの心臓病の治療も重要です．

② **脳出血**：脳の細い動脈が破れて，脳の中に出血が起こる病気です．高血圧により動脈硬化症が進展すると血管がもろくなって破れ，出血を起こすことにより発症します．

③ **クモ膜下出血**：脳は外側から，硬膜，クモ膜，軟膜の3つの膜で覆われています．クモ膜下出血とは，クモ膜と軟膜の間の空間に出血するもので，動脈の枝分かれする部分に動脈瘤ができて破裂するために発症します．高血圧が重要な原因と考えられています．これら脳血管障害は発症後，救命し得た場合でも，さまざまな後遺症を残すことになります．

④ **一過性脳虚血発作**：微小の脳血栓が生じることによって，10分前後（長くて24時間以内）の一時的な手足の麻痺や知覚障害が起こります．これは脳梗塞の前兆といわれ，一過性脳虚血発作の約30％以上は脳梗塞に移行します．一過性脳虚血発作が発症したら，できるだけ早期に病院を受診して抗血小板薬（アスピリン，チクロジピン）などを服用することによって，脳梗塞への移行を防ぐことができます．

　脳卒中の症状には，顔や手足に麻痺が起こったり，言葉が話しづらくなったり，意識を失ったり，頭痛，めまいなどがあります．重症な場合には致命的な状態になることがあります．家族が脳卒中と思われる状態になったら，まず救急車を呼び，検査と治療のできる病院へ入院させるのが最も重要です．

脳血管障害(脳卒中)後遺症

脳卒中とクモ膜下出血（脳動脈瘤）

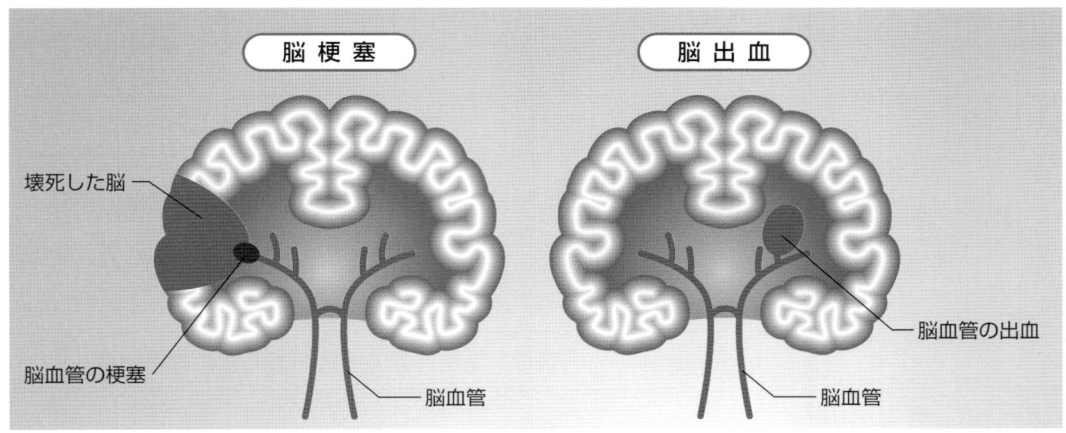

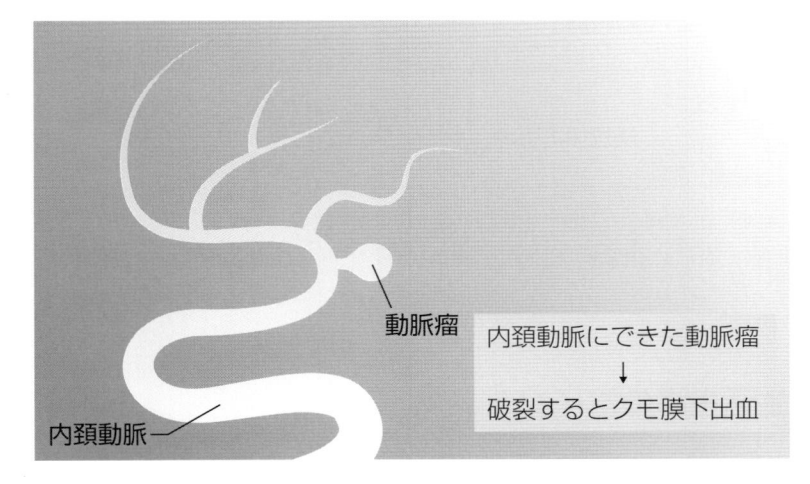

脳梗塞
- 壊死した脳
- 脳血管の梗塞
- 脳血管

脳出血
- 脳血管の出血
- 脳血管

- 動脈瘤
- 内頚動脈

内頚動脈にできた動脈瘤
↓
破裂するとクモ膜下出血

漢方薬と服薬上の注意

　患者の体力・体質に適切な処方が選択されているかが重要です．体力がなく，体質の虚弱な患者に，続命湯を与えると病状が悪化します．場合によっては重篤になることもあります．西洋医学的治療と併用して漢方治療を行うことが望ましいです．
　体力がある場合（実証）には，続命湯（人参湯＋麻杏甘石湯で代用）を第1選択薬として用います．季肋部苦満感や神経症状，動悸，不眠，便秘などの症状があるときは柴胡加竜骨牡蛎湯を用います．のぼせ・顔面紅潮の症状があるには黄連解毒湯を用います．

体力がふつうで（中間証），朝の頭痛，耳鳴りの症状があるときには釣藤散を用います．体力がない場合（虚証）には桂枝加朮附湯を用います．

体力がある場合 実証	柴胡加竜骨牡蛎湯	神経症状，動悸，不眠，便秘などがあるときに用いる
	大柴胡湯	季肋部苦満感，肩こり，耳鳴りなどがあるときに用いる
	続命湯*	脳卒中の第1選択薬である
	黄連解毒湯	のぼせ・顔面紅潮の症状があるときに用いる
体力がふつうの場合 中間証	釣藤散	朝の頭痛，耳鳴りの症状があるときに用いる
体力がない場合 虚証	桂枝加朮附湯	虚証の脳卒中による麻痺の治療に用いる

＊：続命湯（煎薬）〈医療用漢方製剤に未収載・新一般用漢方処方に収載予定〉
（構成生薬（g）：杏仁4，麻黄3，桂皮3，人参3，当帰3，川芎2，乾姜2，甘草2，石膏6）

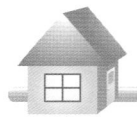

生活指導のポイント

　脳卒中の危険因子としては，高血圧，心疾患，糖尿病，高脂血症，多血症，血液粘度上昇，飲酒，喫煙，肥満，経口避妊薬，気候などが知られていますので，これらの危険因子を治療し，脳卒中の再発を予防することが大切です．

　高血圧は適切な減塩食の実施が大切です．心疾患，とくに心房細動では左心房内に血栓ができやすいため，ワルファリンなどの抗凝固療法を行いますが，ワルファリンの作用に影響を与える納豆などの食品の摂取に注意が必要です．糖尿病も脳卒中の発症に関与するため，適切な食事療法が大切です．

　血液粘度が上昇すると血栓ができやすくなるため，適切な水分摂取は血液粘度の上昇を抑えるため重要です．飲酒は脳出血を増加させるため，控えるほうがよいでしょう．喫煙は血液粘度を上昇させ，血管を収縮させるため禁煙が大切です．

脳血管障害（脳卒中）後遺症

Case

64歳，男性

高血圧で以前に治療したことがあり治療中断の後，約4年後に突然右半身の麻痺が出現しました．近くの総合病院に40日間入院し，リハビリを経て，漢方薬を求めて，家族に付き添われ来院しました．右半身の麻痺と言語障害がみられます．

体力はあり，胃腸が丈夫のため，続命湯（煎薬）を処方しました．3ヵ月後，半身麻痺で歩行する足どりが安定してきました．6ヵ月後，全般的に改善しています．約3年間，ほぼ同じ経過で増悪はなく，通院しています．

Point 続命湯の服薬指導

続命湯が処方されており，胃腸が丈夫で実証です．石膏が含まれているため，身体が冷えることがあります．虚証に続命湯を用いると病状が3～4週間で悪化することがあり，服用して1ヵ月程度は病状を確認します．そのために，薬を服用して疲れやだるさがひどくなっていないかを訊ね，体調が思わしくなければ，医師に相談するように説明します．

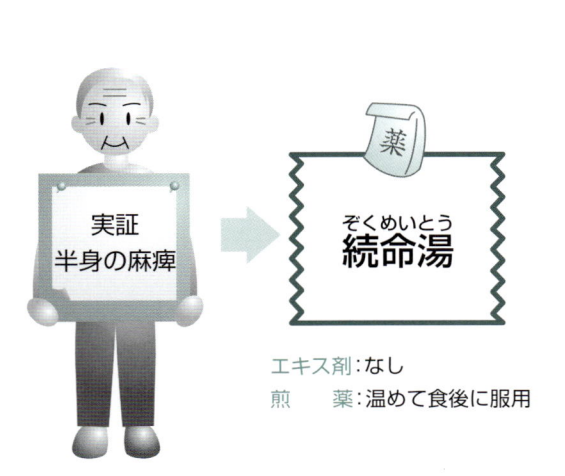

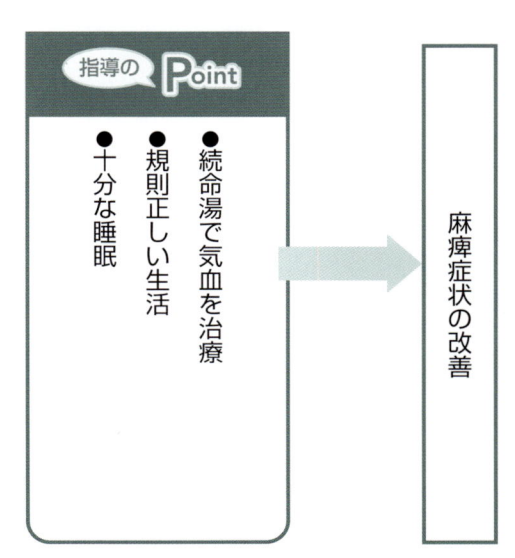

実証
半身の麻痺
→ 続命湯

エキス剤：なし
煎　薬：温めて食後に服用

指導のPoint
- 続命湯で気血を治療
- 規則正しい生活
- 十分な睡眠

→ 麻痺症状の改善

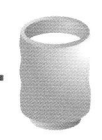

COLUMN

イチョウ葉エキス

　イチョウ葉エキスは，イチョウの葉から抽出したもので，痴呆や末梢循環を改善する効果があります．1968年，ドイツで医薬品として認可され，1974年にフランスでも認可されました．日本や米国では，医薬品として認可されておらず，健康食品としての扱いとなっています．1997年，米国医師会雑誌に309例の脳血管性痴呆症およびアルツハイマー型痴呆症を対象とした二重盲検試験で，52週間観察したところ，イチョウ葉エキスの有効性を確認した報告がなされました．2000年，SPECT（シングルフォトンECT）を用いて局所脳血流を測定した報告では，脳梗塞慢性期の患者にイチョウ葉エキスを服用してもらうと，平均7％の脳血流が増加することが判明しました．

　イチョウ葉エキスの作用機序には，①活性酸素の除去，②血小板活性因子拮抗作用，③脳血管拡張作用，④神経伝達物質促進作用などが報告されています．イチョウ葉エキスは現在100種類以上が販売されていますが，ドイツまたはフランスで医薬品として認可されているものを服用するのがよいでしょう．アスピリンなどと併用すると出血傾向が高まる可能性があるので注意が必要です．

（参考文献／植松大輔ほか：代替医療による脳神経疾患へのアプローチ・治療，84(1)：54-58，2002）

14 花粉症（アレルギー性結膜炎・鼻炎）

患者の主な訴え：鼻閉，くしゃみ

　花粉症は木や草の花粉が，風に乗って飛散するときに起こるアレルギーです．花粉症には季節性があり，1種類だけでなく多種類の花粉に感作されることもあります．1番重要なのは，スギ花粉症です．スギ花粉症の有病率は成人で10〜20％，小児で5〜10％と推定され，国民の10〜20％が罹患しているといわれ，まさに国民病であり患者数は1,000万人以上とされます．どの病院の外来も，2〜3月にかけては鼻水，鼻閉，くしゃみ，目の痒みなどを訴える患者であふれています．原因抗原として春は樹木の花粉，スギ以外には，シラカバ，コナラ，夏はイネ科の草の花粉，カモガヤ，スズメノテッポウなど，秋は雑草の花粉でブタクサ，ヨモギ，クワモドキ，カナムグラなどがあります．

　花粉症の症状は眼症状（涙，眼の痒み，充血）と鼻症状（鼻汁，鼻閉，くしゃみ，痒み）がみられます．重症になると，咳，全身倦怠感，熱感，頭重，抑うつ感などの症状が出現してきます．

　「鼻水，鼻閉，くしゃみ」などは「気，血，水」の考え方では「水毒（すいどく）」に相当すると考えて治療します．

病気のメカニズム

　スギなどの花粉が鼻の粘膜に接触すると，花粉は鼻の粘膜の肥満細胞と結合して，肥満細胞の中にある顆粒が細胞の外へ放出されます．この顆粒には，ヒスタミンという物質が含まれています．放出されたヒスタミンは鼻の粘膜に作用して，くしゃみ，水様性鼻汁，鼻の粘膜の腫れなどの花粉症の症状が出現してきます．

西洋医学的治療

　治療に用いる抗ヒスタミン薬は，ヒスタミンの鼻粘膜に対する作用を遮断し，抗アレルギー薬は肥満細胞の顆粒が細胞の外へ放出される過程を遮断します．

　内服薬としては d マレイン酸クロルフェニラミンなどの抗ヒスタミン薬やクロモグリク酸ナトリウム，トラニラストなどの抗アレルギー薬がよく使われます．副作用として眠気が知られていますが，眠気の少ない抗ヒスタミン薬としてフェキソフェナジンなどが開発され，臨床で使用されています．

　外用薬としては，クロモグリク酸ナトリウム点眼薬および点鼻薬，フマル酸ケトチフェン点鼻薬などが用いられています．

> 花粉症の原因となる植物

春：樹木の花粉のスギ，シラカバ，コナラなど．

夏：イネ科の草の花粉のカモガヤ，スズメノテッポウなど．

秋：雑草の花粉のブタクサ，ヨモギ，クワモドキ，カナムグラなど．

漢方薬と服薬上の注意

花粉症には，越婢加朮湯，小青竜湯，麻黄附子細辛湯などの麻黄剤が多く用いられます．麻黄は抗アレルギー作用を有し，肥満細胞からのヒスタミンの遊離を抑制する作用があります．さらにエフェドリンを含有し，解熱・鎮咳・抗炎症作用があります．麻黄には血圧上昇，頻脈，排尿障害などの副作用があるため，心筋梗塞や狭心症などの虚血性心疾患には使用禁忌であり，高齢者や高血圧の患者には慎重に使用すべきです．また，胃腸虚弱の患者に使用すると，食欲不振や腹痛を引き起こすことがあるため注意が必要です．

体力がある場合（実証）は越婢加朮湯を用います．

体力がふつうの場合（中間証）は小青竜湯を用います．局部に熱感や痛みがあって，鼻閉が強いときには辛夷清肺湯を用います．

体力がなく（虚証），胃腸が弱く，冷え症のときには苓甘姜味辛夏仁湯を用い，冷え症で鼻閉や水様鼻汁のあるときには麻黄附子細辛湯を用います．

体力がある場合 実証	越婢加朮湯	体力は中等度以上で鼻閉，口渇や発汗傾向があるときに用いる
体力がふつうの場合 中間証	小青竜湯	鼻水が多く，水様鼻汁や泡沫状や水様性の痰があるときに用いる
	辛夷清肺湯	局部の熱感や痛み，鼻閉が強いときに用いる
体力がない場合 虚証	苓甘姜味辛夏仁湯	胃腸が弱く，冷え症のときに用いる
	麻黄附子細辛湯	冷え症で鼻閉や水様鼻汁のあるときに用いる

花粉症（アレルギー性結膜炎・鼻炎）

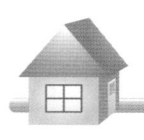

生活指導のポイント

　花粉症は花粉が鼻粘膜，眼粘膜に付着することによって発症します．花粉症の予防には花粉が鼻粘膜，眼粘膜に入らないこと（抗原の回避）と付着した花粉を洗い流すこと（抗原の除去）が大切です．

　花粉症の季節には，新聞，テレビなどでスギ花粉情報が得られるので，スギ花粉をできるだけ避けるために，花粉の飛散の多い日は窓や戸を閉めておき，寝具，洗濯物を外に干さないようにします．天気がよくて風のある日は，なるべく外出を控える方がよいでしょう．やむを得ず外出する場合や仕事上でどうしても花粉に接触する場合は，マスク，メガネ，帽子を着用し，帰宅して家に入るときには衣服をよく叩き，鼻をかみ，眼，顔や手を洗い，うがいをするようにします．

　マスクは非常に有効です．繊維の網の目を細かくして花粉が通らないマスク，静電気を帯びた繊維を使って花粉を捕捉するマスクがあります．目詰まりが起こるため，頻繁に取り替えるのがよいでしょう．

　メガネは眼の中に花粉が入るのを防ぐ効果があり，特別なメガネでなくても普通のメガネで効果があります．

　家の出入りや窓の開閉時に花粉が家の中に侵入するため，室内の掃除をよくすることが大切です．

　養生としては，規則正しい生活と胃腸を丈夫にすることが大切です．暴飲暴食は体の抵抗力や免疫力を弱めて，胃腸の働きにも悪い影響を与えます．胃腸の働きが悪化すると，体の中に「水毒」が蓄積されやすくなります．

Case

32歳，女性

最近数年間，3月頃から眼の痒み，鼻汁，鼻閉，くしゃみ，かゆみの症状がみられ，花粉症に苦しめられています．漢方治療を希望して当院に初診となりました．

やせて，色白の婦人，冷え症で胃腸が弱いです．虚証の水毒と考えて，苓甘姜味辛夏仁湯（煎薬）を処方しました．2週間後，鼻汁は少し改善しています．続けて服用して，点鼻薬の量も減って徐々に花粉症のくしゃみ，鼻汁は改善しました．

Point 苓甘姜味辛夏仁湯の服薬指導

苓甘姜味辛夏仁湯が処方されており，虚証です．冷え症で，胃腸が弱いことから，薬は温めて，食後に服用するよう説明します．

苓甘姜味辛夏仁湯は小青竜湯の裏の処方といわれ，小青竜湯証に似ています．小青竜湯を服用すると「気持ちが悪くなる，のめない」という患者によく用いられます．

指導のPoint

眼の痒み，鼻汁，鼻閉，くしゃみ，虚証，冷え症

→ 薬 苓甘姜味辛夏仁湯

エキス剤：お湯で溶かして食後に服用
煎　薬：温めて食後に服用

- 苓甘姜味辛夏仁湯で水毒を治療
- 冷え症の治療
- 規則正しい生活をする
- ストレスをためない
- 身体を冷やさない

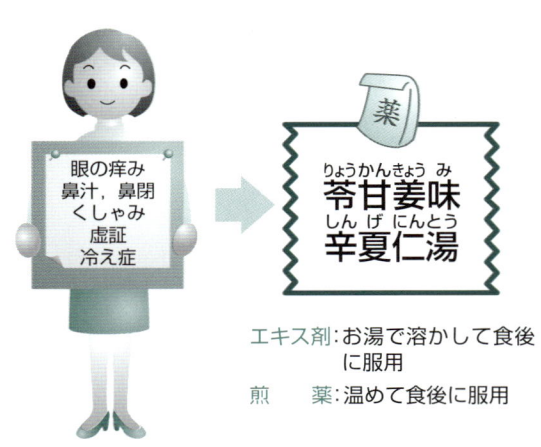

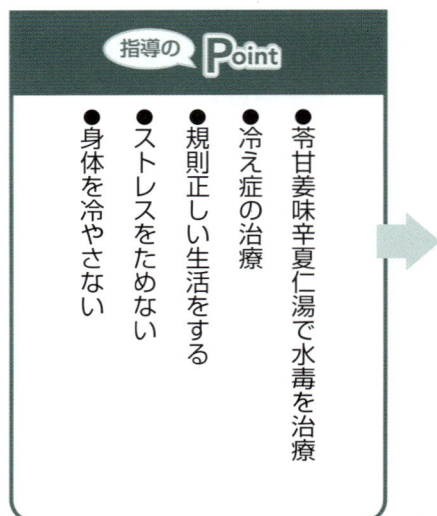

→ 花粉症症状の改善

15 糖尿病

患者の主な訴え：口渇，しびれ

　糖尿病は血液中のブドウ糖の濃度（血糖）が異常に高くなる（高血糖）疾患です．典型的な症状としては，口渇，多尿，多飲，体重減少などがあります．糖尿病は遺伝や環境，生活習慣などのさまざまな要因によって起こります．高血糖の起こる要因は，①膵臓から分泌されるインスリンの量が減少する，②血液中のブドウ糖が利用されない，③ブドウ糖産生の増加するなどがあります．

　糖尿病は1型，2型と分類されます．1型糖尿病は膵臓からのインスリンの分泌がないタイプで，インスリンの注射をしないと死に至ります．2型糖尿病は膵臓から分泌されるインスリンの量が少ないタイプで，食事や西洋薬で治療します．しかし，2型糖尿病でも重症な場合はインスリン注射が必要となります．

　糖尿病の治療は，食事療法，運動療法，薬物療法ですが，とくに食事療法（p.93参照）が重要です．

西洋医学的治療

　血糖をコントロールするために，内服薬とインスリン注射などがあります．

- α-グルコシダーゼ阻害薬（ボグリボース，アカルボースなど）：小腸で糖質の分解を遅らせ，食後高血糖を抑える作用があります．
- スルホニル尿素薬（グリベンクラミドなど）：膵臓のβ細胞を刺激して，インスリン分泌を高める作用があります．
- ビグアナイド薬（メトホルミンなど）：肝臓からのブドウ糖の放出を抑えたり，筋肉でインスリンの作用を助けます．
- インスリン注射：内服薬のみで血糖値をコントロールできない場合はインスリン療法に切り替えます．

血糖コントロールの目標	
空腹時血糖値	110 mg/dL 未満
食後2時間後の血糖値	140 mg/dL 未満
HbA1C	6％未満

とくにHbA1C（グリコヘモグロビン）が重要です．HbA1Cは最近1～2ヵ月の平均的な血糖値を表します．

血糖コントロールの指標：HbA1C	
5.8％未満	「優」
6.5％以下	「良」
8％未満	「可」
8％以上	「不可」

HbA1Cの数字が大きいほどコントロール不良を表します．

漢方療法

有効な場合があり，食事療法，運動療法，西洋医学の薬物療法と併用するとよいでしょう．麻黄や人参には血糖を下げる効果があることが知られています．

漢方薬と服薬上の注意

続命湯に含まれている麻黄や人参には血糖を下げる効果があります．しかし麻黄には血圧上昇，頻脈，排尿障害などの副作用があるため，心筋梗塞や狭心症などの虚血性心疾患には使用禁忌であり，高齢者や高血圧の患者には慎重に使用すべきです．また，胃腸虚弱の患者に使用すると，食欲不振や腹痛を引き起こすことがあるため注意が必要です．

体力がある場合（実証）は続命湯（麻杏甘石湯合人参湯）を用います．続命湯は，血糖値やHbA1cを改善する効果があることが，動物実験や臨床試験で証明されています．

体力がない場合（虚証）は人参湯や四君子湯などを用います．

体力がある場合 実証	続命湯*	麻杏甘石湯合人参湯は血糖やHbA1Cを改善する効果がある．動物実験や臨床試験でも有効性が証明されている
体力がない場合 虚証	人参湯	胃腸虚弱，冷え症のときに用いる
	四君子湯	全身倦怠感，胃腸虚弱のときに用いる

*：続命湯（煎薬）〈医療用漢方製剤に未収載・新一般用漢方処方に収載予定〉
　（構成生薬(g)：杏仁4，麻黄3，桂皮3，人参3，当帰3，川芎2，乾姜2，甘草2，石膏6）

糖尿病

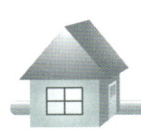

生活指導のポイント

食事療法

　乏しいインスリンを有効に活用するために，適正なエネルギー量を知ることが大切であり，下式で求めることができます．適正なエネルギー量がわかったら，糖尿病の食品交換表や糖尿病の食事療法の書物などを参考にして献立をつくります．コツはカロリーの低い野菜などの量を増やして，食事の満足感を得ます．食べるときには，よくかんでゆっくり食べ，いろいろな食品をバランスよく食べることが大切です．

　糖尿病の食事療法のコツは，①間食を止める，②御飯は一膳をよく噛んで（30回程度噛む）ゆっくり食べる，③油や甘いものはできるだけ避ける，④野菜を多く摂る，⑤晩酌はビール350 mL程度まで，ただし飲んだ場合は米飯は半膳にするなどがあります．

糖尿病の必要カロリー	身長(m)×身長(m)×22×ⓐ＝（　　　　）kcal ⓐは運動量に見合った指数 事務職で室内活動が主　　25 重労働でないが外出多い　30 重労働　　　　　　　　　40

　例　身長160 cmの人で，事務職で室内活動が主な場合の1日の適正なエネルギー量は
　　　1.6×1.6×22×25＝1,408 kcal　となる．

運動療法

　1回15分以上，1日2～3回行います．具体的には，少し早足のウォーキングが簡単にできます．ほかにはバスで通勤する場合は少し早起きして停留所1つ分を歩くこと，できるだけ階段を利用しエレベーターやエスカレーターを使わないことを心がけます．

Case

35歳，男性

職場の検診でHbA1c7.6％，血糖180 mg/dL，尿糖2+を示し，他院で糖尿病と診断されました．母親も糖尿病です．漢方薬による治療を希望して受診されました．

食事療法，運動療法を指導し，体力があり実証と判断して，続命湯（煎薬）を処方しました．
HbA1cは2ヵ月後：7％，3ヵ月後：6.4％，5ヵ月後：5.5％，6ヵ月後：5.4％でした．現在，HbA1cは5.3％前後であり，良好な状態です．

Point 続命湯の服薬指導

続命湯が処方されているため，実証です．続命湯には麻黄や石膏が含まれているため，服用を続けると身体が冷えたり，だるくなったり，疲れやすくなる場合があります．このような場合は薬が強すぎることが考えられるため，医師に相談するように説明します．

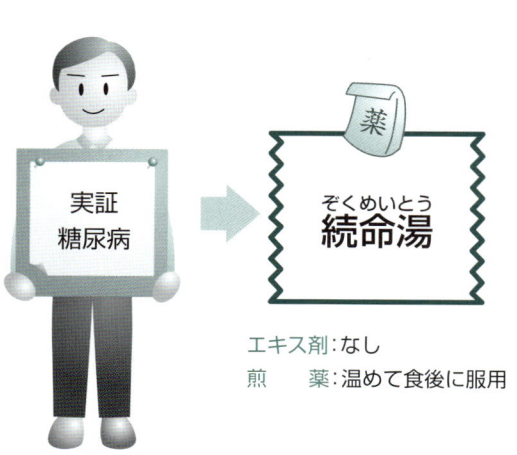

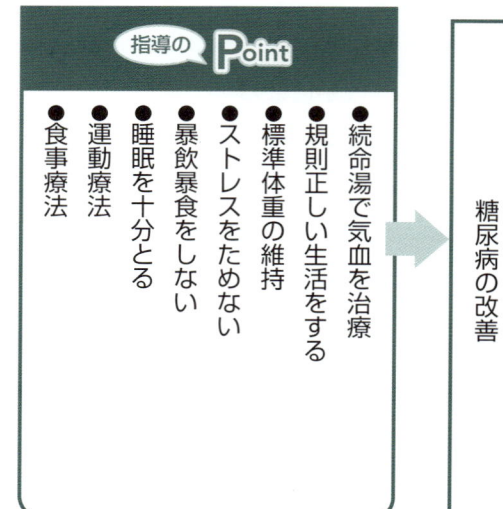

実証 糖尿病 → 続命湯

エキス剤：なし
煎　薬：温めて食後に服用

指導のPoint

- 続命湯で気血を治療
- 規則正しい生活をする
- 標準体重の維持
- ストレスをためない
- 暴飲暴食をしない
- 睡眠を十分とる
- 運動療法
- 食事療法

→ 糖尿病の改善

16 肥満症

患者の主な訴え：食欲亢進

　かつて，ヒトは食物を継続的に得られない環境で，生活していました．生きていくためには，摂取した食物を体内にエネルギーとして貯蔵する仕組みが必要でした．そこで，中性脂肪として，余ったエネルギーを蓄え，体が必要とするときに遊離脂肪酸としてエネルギーを放出し，飢餓の状態でも生き抜くように合理的な仕組みができ上がりました．ところが，現代社会では，このような人体の機能は栄養過多や運動不足により，脂肪が体内に溜まり過ぎて，かえって健康の悪化を招いています．

　肥満とは脂肪が体内に過剰に蓄積した状態で，国際的には，BMI（Body Mass Index）という肥満指数で厳密に定義されています．BMIは体重(kg)を身長(m)の二乗で除した値のことで，25以上を肥満とします．また，ウエスト周囲径が男性85 cm，女性90 cm以上になると内臓に脂肪が多量に蓄積されます．平成12年の国民栄養調査結果によると，BMIが25以上の肥満の人の頻度は，20歳以上では，男性は約27％，女性は約21％です．成人男性の1/4の人が肥満であるという結果でした．肥満を放置すると，糖尿病，高脂血症，高血圧，狭心症，心筋梗塞，脂肪肝，呼吸不全（睡眠時無呼吸症候群など）などを併発し，生命にとって重大な危険が発生する可能性が高まります．

　原因は過食，摂食パターンの異常，運動不足，遺伝などです．過食の理由は食べても食べても満腹感が得られなかったり，ストレス解消のための「気晴らし食い」や目の前の食物につい手が伸びてしまう「衝動食い」など，食行動の異常が背景にあると考えられます．摂食パターンの異常については，夜間に食事を摂取すると夜間は副交感神経系が優位になるため，消化管の機能が高まり，食物の消化吸収がよくなります．その結果，摂取した食物が脂肪として体内に貯蔵されやすくなります．そして，運動不足により，消費するエネルギーが減少して体内の脂肪が増加します．

　肥満症の治療には，①食事療法，②行動療法，③運動療法，④薬物療法，⑤漢方療法があります．

薬物療法

　食欲を抑制する薬剤として，マジンドール（サノレックス）があり，食事療法の補助として用いられます．マジンドールは，脳の食欲中枢へ直接作用して，食欲を抑制する機序と神経終末におけるモノアミンを介する機序により食欲を抑制します．注意すべき点は，アンフェタミン類似薬であり，依存性があり，安易に使用することはできません．重大な副作用としては，肺高血圧症があります．

漢方療法

体にとって有害なもの，余分なものを体外へ出すという治療が基本の考え方です．

漢方薬と服薬上の注意

　肥満の治療に用いられる大柴胡湯は，体力のある場合に服用しても下痢をすることがあります．また柴胡の副作用として，間質性肺炎がみられるので，咳や息切れの出現に注意します．防風通聖散も下痢に注意が必要です．
　体力があり（実証），季肋部の抵抗感と腹部の充実した人には大柴胡湯を用います．太鼓腹で便秘があり肥満の人には防風通聖散を用います．
　体力がふつうで（実証），月経不順，のぼせ，瘀血の症状のあるときには桂枝茯苓丸を用います．
　体力がなく（虚証），色白で，皮膚が水っぽいタイプの肥満症には防已黄耆湯を用います．

体力がある場合 実証	大柴胡湯	季肋部に抵抗感があり腹部の充実した人に用いる
	防風通聖散	太鼓腹で便秘があり肥満の人に用いる
体力がふつうの場合 中間証	桂枝茯苓丸	月経不順，のぼせ，瘀血の症状のあるときに用いる
体力がない場合 虚証	防已黄耆湯	色白で，皮膚が水っぽいタイプの肥満症に用いる

肥満症

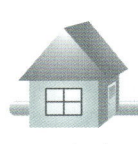

生活指導のポイント

養生としては，腹八分を守り，規則正しい生活と食事を感謝の念をもって摂るようにするとよいでしょう．また，ストレスをためないようにすることも大切です．

食事療法
摂取するエネルギーを少なくすることは，肥満症治療の基本です．摂取するエネルギーが少なく，消費するエネルギーが多くなれば，体内の脂肪が燃焼して，脂肪組織が減少します．1日約1,300 kcalの食事が基本となります．夕食の米飯の量を減らすこと，あまり遅い時間には食事を摂らないことが大切です．また，よく咀嚼することが大切で，肥満症患者の大多数は「早食い」です．「早食い」をすると満腹感が得られず，過食の原因になります．一口30回程度噛む食事をすると咀嚼時間が長くなり，食物本来の歯ごたえを感じられ，満腹感が得られるようになります．

行動療法
食事の記録や体重の記録をつけて，食事の摂取，運動などの規則的な習慣の獲得や，体重増加の原因を自ら知ることによって，治療の動機づけを行います．

運動療法
運動によりエネルギーを消費し，体重を減少させる治療です．運動だけでは，体重はあまり減少しませんが，適度な運動療法は狭心症や高血圧に対して，非常に有用で，明らかに改善効果があります．

$$\text{BMI (Body Mass Index)} = \frac{\text{体重（kg）}}{\text{身長（m）} \times \text{身長（m）}}$$

BMI：25以上は肥満

Case

44歳，女性

身長152 cm，体重69 kg．気管支喘息のステロイドホルモン療法を受けたためか，最近12年間で13 kg体重が増加しました．漢方薬のやせ薬を希望して受診されました．

検査の結果，肝機能障害や高脂血症があり，大柴胡湯（だいさいことう）と桂枝茯苓丸（けいしぶくりょうがん）の合方を煎薬で処方しました．体重は2ヵ月後で68 kg，3ヵ月後で66 kg，5ヵ月後で61 kgに減量し，BMIも30から26に改善しました．現在も治療中です．

Point 大柴胡湯の服薬指導

大柴胡湯と桂枝茯苓丸が処方されており，実証と考えられます．大柴胡湯は最も強い柴胡剤であり，柴胡剤の副作用の間質性肺炎を起こすことがあります．大柴胡湯を服用中は，咳や息切れなどの症状の出現の有無に注意が必要です．

大柴胡湯と桂枝茯苓丸の合方は，やせ薬としてよく用いる組み合わせですが，急激にやせたり，だるくなったりする場合は医師に相談するように説明します．

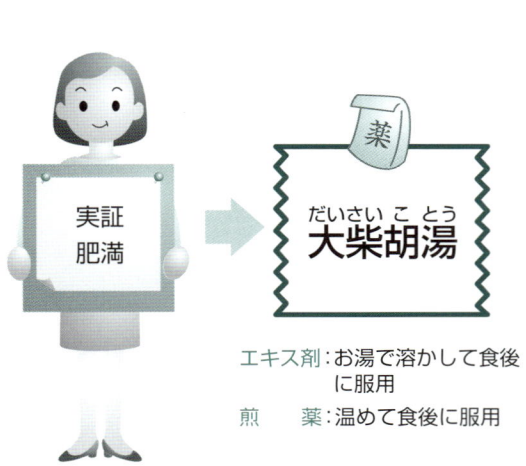

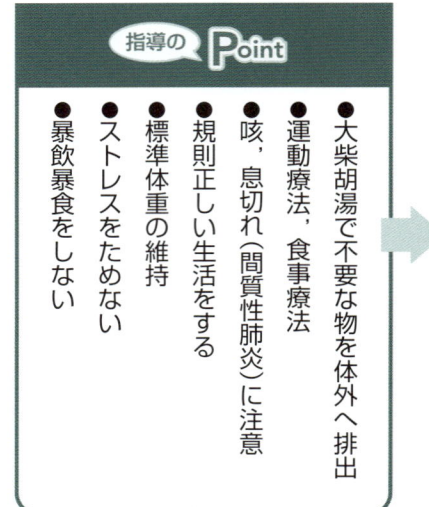

実証肥満 → 大柴胡湯

エキス剤：お湯で溶かして食後に服用
煎　薬：温めて食後に服用

指導のPoint

- 大柴胡湯で不要な物を体外へ排出
- 運動療法，食事療法
- 咳，息切れ（間質性肺炎）に注意
- 規則正しい生活をする
- 標準体重の維持
- ストレスをためない
- 暴飲暴食をしない

→ 肥満の改善

肥満症

COLUMN

ダイエットピルの副作用
－フェニルプロパノールアミン（PPA）－

　ダイエットに用いられる薬剤を米国ではダイエットピルと呼んでいます．どの先進国の女性にも共通しているのは，ダイエット願望です．多くの女性は，肥満とはいえない体型なのに，もっと痩せたいと願い，さまざまなダイエット法に挑戦します．結果として，ダイエットピルをのむことは米国でもよくあります．しかし，危険なダイエットピルも流通しているので注意が必要です．

　フェニルプロパノールアミン（PPA）という薬剤は，食欲を抑制する作用があり，咳や感冒の緩和に用いられています．PPAを服用すると脳出血が起こることがしばしば経験され，PPAをダイエットピルとして服用した10代後半～20代前半の女性に脳出血を起こした例が多く報告されました*．

　PPAはエフェドリンアルカロイドの1つであり，米国では1983年より食欲を抑制するOTC薬として大量に販売されていました．脳出血の危険性のために米国食品医薬品局はPPAを含む薬剤の全面回収を指示しました．

＊（Haller CA, Benowitw NL：Adverse cardiovascular and central nervous system events associated with dietary supplements containing Ephedra Alkaloids. N Engl J Med, 343：1833-1838, 2000）

17 慢性腎炎

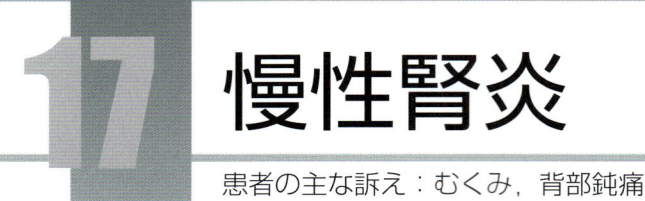

患者の主な訴え：むくみ，背部鈍痛

　腎臓は主に血管，糸球体，尿細管などからなり，1つの糸球体と尿細管をネフロンと呼びます．ネフロンは腎臓の機能と構造の最小単位です．1つの腎臓にはネフロンが100万個存在し，両側には200万個あります．糸球体に接した血管から，血液成分や電解質などが濾過され，濾過されたもののほとんどは尿細管で再吸収され，水，電解質のバランスをとっています．

　慢性腎炎とはタンパク尿，血尿，高血圧，むくみを示し，数年〜数十年にわたる慢性的持続的な炎症などにより，ネフロンが破壊されます．ネフロンが破壊されることによって，濾過と再吸収という仕組みが崩れ，タンパク尿，血尿などの尿の異常が出現します．また，糸球体病変により，体液量調節障害やレニン－アンジオテンシン－アルドステロン系などの障害により血圧が上昇してくるため，高血圧となります．

　ネフロンの破壊が進むと，腎臓の予備能力が低下し，尿毒症，慢性腎不全となります．慢性腎不全の最終段階では人工透析を開始することになります．

　人間ドックや健康診断において，尿検査は広く行われています．尿検査によって尿にタンパクが出ているとか，血尿があると指摘された場合，慢性腎炎と診断されることがあります．

薬物療法

　西洋医学的治療では決め手となる治療法はありません．利尿薬や降圧薬を使用するくらいです．ところが，漢方薬の中には慢性腎炎に有効なものがあります．漢方薬を使用

ネフロンの構造

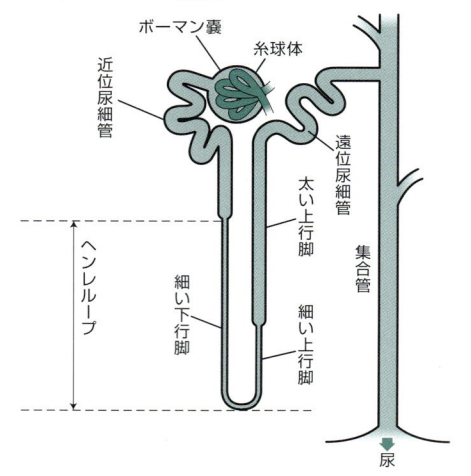

慢性腎炎（慢性糸球体腎炎）の分類

- メサンギウム増殖性糸球体腎炎
  IgA腎症，非IgA腎症
- 膜性増殖性糸球体腎炎
- dense deposit 糸球体腎炎
- 硬化性糸球体腎炎
- 膜性腎症

していると，尿所見（尿タンパク，尿潜血，尿沈渣など）が改善したり，クレアチニン（腎機能を表す検査値）が改善することをしばしば経験します．西洋医学的治療と漢方薬を併用することはたいへん有望な治療法と考えられます．

漢方薬と服薬上の注意

慢性腎炎において，甘草が含まれている小柴胡湯や柴苓湯がよく処方されます．甘草はマメ科の多年生草本で，根およびストロンが薬用部分です．薬理作用は鎮痙作用，鎮咳作用，抗炎症作用，抗アレルギー作用，中枢抑制作用，副腎皮質ホルモン様作用，解毒作用などです．慢性腎炎では抗炎症作用，副腎皮質ホルモン様作用，血中のカリウム値を下げる作用が期待されます．

しかし甘草は，浮腫や低カリウム血症を引き起こすことがあり注意が必要です．また，柴胡剤であり間質性肺炎を引き起こすことがあり，小柴胡湯や柴苓湯を服用中で咳や息切れなどの症状の出現には注意が必要です．しかし，著者が十数年の漢方の臨床の中で慢性腎炎に対して，小柴胡湯や柴苓湯を用いてきましたが，浮腫や低カリウム血症などの副作用の経験はありません．

体力があり（実証），口渇，尿が少なくて浮腫のあるときは五苓散を用います．季肋部に抵抗感があるときは小柴胡湯を用います．

体力がなく（虚証），虚証で瘀血があるときは当帰芍薬散を用います．腰痛，高血圧などの症状があれば八味地黄丸を用います．

体力がある場合 実証	五苓散	口渇，尿が少なくて浮腫のあるときに用いる
	小柴胡湯	季肋部に抵抗感があるときに用いる
	柴苓湯	季肋部に抵抗感があり，口渇，尿が少なく，浮腫のあるときに用いる
体力がない場合 虚証	当帰芍薬散	虚証で瘀血のあるときに用いる
	八味地黄丸	腰痛，高血圧などがあるときに用いる

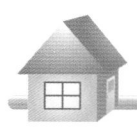

生活指導のポイント

慢性腎炎の治療の要点は，低タンパク食と高血圧の管理です．

日常の生活は，過剰な労働や運動を避けるようにし，睡眠を十分に取り，規則正しい生活が大切です．かぜは腎臓病を悪化させるため，引かないように注意する必要があります．

食事療法は，0.6 g/kg/日以下のタンパク質制限と，高エネルギー食が基本です．低タンパク食は，腎機能障害によるアシドーシスや高窒素血症，高カリウム血症などの異常を改善する効果があり，腎臓への負担も軽減し，腎疾患の進行を防ぐ効果があることが知られています．

高血圧や浮腫が出現したときには，5 g/日以下の食塩制限が必要です．高カリウム血症にはカリウム制限も必要です．

日本腎臓学会では，クレアチニンクリアランス（C_{cr}，腎臓の機能を表す指標）を用いて，腎臓の機能を，①腎機能正常（C_{cr}：91以上），②腎機能軽度低下（C_{cr}：71～90），③腎機能中等度低下（C_{cr}：51～70），④腎機能高度低下（C_{cr}：31～50），⑤腎不全期（C_{cr}：11～30），⑥尿毒症期（C_{cr}：10以下）の6段階に分け，日常生活の活動度を制限しています．C_{cr}は，血清のクレアチニンより推定式で算出可能です．

腎機能中等度低下（C_{cr}：70以下の腎機能障害）の場合，食事療法の原則は以下の通りです．

総エネルギー	35 kcal/kg/日
タンパク質	0.6～0.7 g/kg/日
食塩	5 g/日以下
カリウム	血清カリウム5.5 mEq/L以上のとき，カリウム制限をする
リン	尿中リン酸排泄量が500 mg/日以上のとき，リン制限を加える

慢性腎炎

Case
42歳，女性

某大学病院で慢性腎炎と診断されています．タンパク尿と血尿があり高血圧も合併し，降圧薬を服用中です．漢方治療を希望して来院しました．

⬇

虚証と実証の中間証と考えて，降圧薬はそのまま服用して，当帰芍薬散と五苓散を合方し煎じ薬として（実際には当帰芍薬散加桂皮2ｇ，猪苓3ｇ）投与しました．2，3ヵ月は変化がなく，8ヵ月後より，血尿，タンパク尿は減少しました．一時的な尿所見の悪化はありますが，徐々に改善してきました．1年後には，血尿は消失，タンパク尿は痕跡程度です．現在も降圧薬と漢方薬による治療中です．

Point 当帰芍薬散合五苓散の服薬指導

当帰芍薬散と五苓散が処方されており，中間証と考えられます．当帰芍薬散の当帰と川芎による胃腸障害（胃のもたれ，胃痛，むかつきの症状）に注意することを説明します．五苓散は，漢方の利尿薬として知られており，尿量が増加することがあると説明します．煎じ薬で処方を合方する場合，生薬が重複するときは，主要となる処方の分量を採用し調節して用います．当帰芍薬散と五苓散の合方では実際の処方は，当帰3，川芎3，芍薬4，茯苓4，蒼朮4，沢瀉4，桂皮2，猪苓3となります．

指導のPoint
- 当帰芍薬散合五苓散で腎を補う
- 食事療法
- 低タンパク質食
- 減塩食
- 規則正しい生活をする
- 正常血圧の維持
- 暴飲暴食をしない
- ストレスをためない

→ 腎炎の改善

タンパク尿／血尿／高血圧 → 当帰芍薬散合五苓散

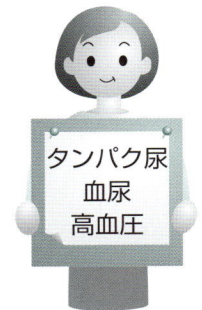

エキス剤：当帰芍薬散と五苓散をお湯で溶かして食後に服用
煎　薬：温めて食後に服用

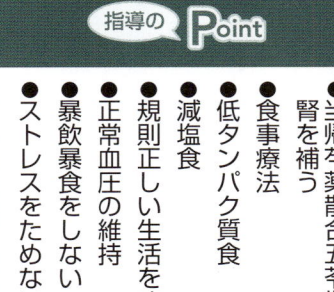

18 全身性エリテマトーデス

患者の主な訴え：皮膚紅斑，レイノー症状，紫外線過敏

　全身性エリテマトーデス（SLE）は顔面の蝶形紅斑，手指の紅斑，光線過敏症，禿頭，レイノー現象，口腔・鼻咽頭潰瘍などを特徴とする疾患です．発熱，全身倦怠感，体重減少，関節痛，浮腫などを初発症状として発症します．10〜40歳代の女性に多く発症し，人口10万人に対して2〜3人の頻度でみられます．

発症のメカニズム

　疾患の原因は不明ですが，免疫異常，遺伝的異常などが関与していると考えられています．自己の組織に反応するT細胞と自己の組織に反応する抗体（自己抗体）による免疫複合体の形成による臓器障害がみられます．免疫異常としては，さまざまな自己抗体（抗核抗体，抗DNA抗体，抗Sm抗体，LE因子）が検出され，自己免疫疾患の代表となる疾患です．

　腎臓や心臓に重篤な合併症を引き起こすことがあり，予後に大きな影響を及ぼします．腎臓病変はループス腎炎と呼ばれ，タンパク尿や高血圧を呈し，最後には尿毒症へ移行することがあります．心臓血管病変としては，心膜炎，心筋炎，レイノー症状があります．検査では抗DNA抗体や，LE細胞が陽性になります．

西洋医学的治療

　SLEの活動性や重要臓器の障害の程度などを考慮して，副腎皮質ステロイドや免疫抑制薬（シクロホスファミド，アザチオプリン，シクロスポリン，タクロリムス）などを使用します．

　しかし，副腎皮質ステロイドや免疫抑制薬には多くの副作用がみられます．そのためSLEに対して，漢方薬を併用することはよい治療効果を示すことがあります．

全身性エリテマトーデスの症状

- 蝶形紅斑
- 光線過敏症
- 口腔潰瘍
- 鼻咽頭潰瘍
- 関節炎
- 漿膜炎
- 腎臓障害
- 神経障害
- 血液異常

全身性エリテマトーデス

漢方薬と服薬上の注意

　SLEの炎症を抑える目的のために，柴胡剤が多く用いられます．柴胡剤には間質性肺炎を引き起こすことがあり，大柴胡湯，小柴胡湯や柴苓湯を服用中に，咳や息切れなどの症状が出現した場合には注意が必要です．

　体力があり（実証），のぼせ，精神興奮，皮膚の熱感のあるときに温清飲を用います．季肋部に抵抗感と瘀血のあるときには大柴胡湯合桂枝茯苓丸を用います．

　体力がふつうで（中間証），発熱や炎症の強いときには小柴胡湯を用います．関節痛などの症状があるときには薏苡仁湯を用います．浮腫などの腎臓症状を合併しているときには，柴苓湯を用います．

　体力がなく（虚証），季肋部に抵抗感があるときには柴胡桂枝乾姜湯を用います．

体力がある場合 実証	温清飲	のぼせ，精神興奮，皮膚の熱感のあるときに用いる
	大柴胡湯合桂枝茯苓丸	胸から脇にかけて重苦しく張っていて，瘀血のあるときに用いる
体力がふつうの場合 中間証	小柴胡湯	発熱や炎症の強いときに用いる
	薏苡仁湯	関節痛などの症状があるときに用いる
	小柴胡湯合五苓散（柴苓湯）	浮腫などのSLEの腎臓症状を合併しているときに用いる
体力がない場合 虚証	柴胡桂枝乾姜湯	虚証で胸から脇にかけて重苦しく張っているときに用いる

105

Case

22歳，女性

1年前に四肢の関節痛が出現し，大学病院でSLEと診断されました．副腎皮質ステロイド（プレドニン5 mg）と鎮痛薬の投与を受けています．関節痛，脱毛を主訴として，漢方治療を求めて当院を受診しました．

腹力は中等度以上であり，薏苡仁湯加牡蛎（煎薬）を処方ました．3週間後，関節痛と脱毛は徐々に改善し，6ヵ月後，症状は著明に改善しました．

Point 薏苡仁湯加牡蛎の服薬指導

薏苡仁湯は関節痛に用いる処方です．牡蛎は食用の「かき」の貝殻です．牡蛎は経験的に脱毛に対して用いられることがあります．牡蛎はやや長く煎じたほうが薬用成分がより多く抽出されるため，やや長めに煎じます．薏苡仁湯には麻黄が含まれており，麻黄の副作用の血圧上昇，頻脈，胃腸障害などに注意します．

「～加牡蛎」などの加味は，薬剤師が一般用医薬品として処方する場合は行うことはできません．

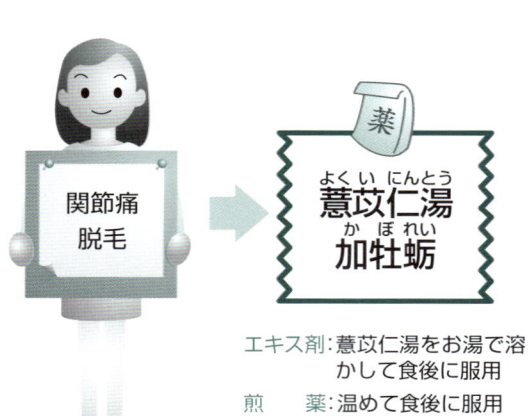

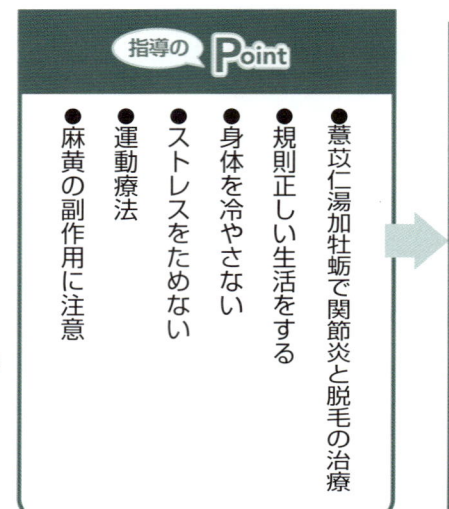

関節痛 脱毛 → 薏苡仁湯加牡蛎

エキス剤：薏苡仁湯をお湯で溶かして食後に服用
煎　薬：温めて食後に服用

指導のPoint

- 薏苡仁湯加牡蛎で関節炎と脱毛の治療
- 規則正しい生活をする
- 身体を冷やさない
- ストレスをためない
- 運動療法
- 麻黄の副作用に注意

→ 症状の改善・病状の安定

19 全身性進行性強皮症

患者の主な訴え：皮膚潰瘍，ソーセージ様手指

　全身性進行性強皮症（PSS）は全身の結合組織が進行性に変性を生じ，広範な皮膚の硬化とともに，各臓器に機能障害をきたす疾患です．女性に多く，症状は四肢末端のレイノー症状，手指の浮腫性硬化，発熱，関節痛，嚥下困難，咳嗽，呼吸困難（肺線維症）などがあります．

発症のメカニズム

　原因は不明ですが，①免疫の異常，②結合組織の異常，③末梢循環障害が組み合わさって形成されていくと考えられています．①免疫の異常としては核蛋白に対する自己抗体が出現するのが特徴で，抗Scl-70抗体，抗セントロメア抗体，リウマトイド因子などの自己抗体が検出されます．②結合組織の異常としては病変部には，間質の繊維化，皮膚の硬化などがみられます．③末梢循環障害としては小血管の内腔の狭窄がみられ，レイノー症状などが出現します．

西洋医学的治療

　PSSに対する確実に有効な薬剤はありません．強皮症に対する治療は，臓器病変を治療し，症状を改善することが重要です．非対照試験においてD-ペニシラミンは，皮膚硬化症の改善と内臓病変の進行を抑制することが報告されています．D-ペニシラミンの副作用は，ネフローゼ症候群，再生不良性貧血，重症筋無力症などがあります．副腎皮質ステロイドは筋肉病変や皮膚の浮腫病変に有効であると報告されています．副腎皮質ステロイドの副作用は体重増加，骨折，糖尿病，感染症などがあります．

漢方治療

　慢性に経過するため気と血が虚している状態が多いです．そのために十全大補湯を基本処方として用い，肺線維症などがあれば滋陰至宝湯，レイノー症状があれば当帰四逆加呉茱萸生姜湯を併用します．

全身性進行性強皮症の症状（所見）

- レイノー症状
- 皮膚硬化
- 色素沈着
- 皮膚潰瘍
- 皮下石灰化
- 毛細血管拡張
- 関節痛・関節炎
- 筋炎
- 食道運動機能低下
- 肺線維症
- 肺高血圧症
- 急性腎不全

漢方薬と服薬上の注意

　十全大補湯は，全身の「気」と「血」を補いますが，地黄が含まれており，胃腸障害を引き起こすことがあります．また，レイノー症状に用いる当帰四逆加呉茱萸生姜湯には，最も苦い漢方薬といわれる呉茱萸が含まれており，患者によく説明することが大切です．

　体力があり（実証），関節痛などの症状があるときには薏苡仁湯を用います．浮腫などの腎臓症状を合併しているときには柴苓湯を用います．

　体力がなく（虚証），全身倦怠がひどいときには十全大補湯を用います．レイノー症状があれば当帰四逆加呉茱萸生姜湯を用います．咳嗽，呼吸困難があれば滋陰至宝湯を用います．

　滋陰至宝湯は，体力の衰えた人の慢性の咳や呼吸困難に用い，肺線維症，肺気腫，慢性気管支炎などに用いて効果があります．

　柴苓湯や滋陰至宝湯には，柴胡が含まれており，副作用として間質性肺炎があり，咳や息切れが出現または増悪したときには注意が必要です．

体力がある場合 実証	薏苡仁湯	関節痛などの症状があるときに用いる
	小柴胡湯合五苓散（柴苓湯）	浮腫などの腎臓症状を合併しているときに用いる
体力がない場合 虚証	十全大補湯	気と血の虚しているときに用いる
	当帰四逆加呉茱萸生姜湯	レイノー症状，手指の浮腫性硬化のあるときに用いる
	滋陰至宝湯	咳嗽，呼吸困難（肺線維症）のあるときに用いる

全身性進行性強皮症

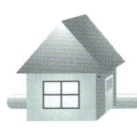

🏠 生活指導のポイント

　PSSは血管病変（レイノー症状と小血管障害）と皮膚の硬化が特徴です．血管病変，とくにレイノー症状の予防には，寒さ，冷えをいかに避けるかが大切です．寒さを感じたら，手袋などで早めに保温の工夫をするとよいでしょう．

　タバコは，肺病変にも悪いだけでなく，血管を収縮させる作用があり，強皮症の血管病変を悪化させるため禁煙を勧めます．皮膚の保護のために，皮膚を常に清潔に保ち，ハンドクリームをつけるようにします．関節の拘縮の予防として，入浴時に関節を常に動かし，マッサージすることなども有効です．規則正しい生活と十分な睡眠が大切です．

Case　50歳，女性

　最近，咳と息切れが出現しだんだんとひどくなると訴える全身性進行性強皮症の患者です．顔面は浮腫性で，テカテカ光っていて，両手の指の第1関節より遠位部が白くなっておりレイノー症状の所見があります．胸部の聴診で両背部に「バリバリ」というベルクロ・ラ音が認められ，肺線維症を合併していました．

⬇

　慢性の虚証の咳嗽に効果のある滋陰至宝湯（煎薬）と体質を強化するために十全大補湯を1日交互に投与し，身体を温める附子を加味しました．1ヵ月後，咳と息切れは著明に改善しました．以後4年間，漢方薬の治療を続けていて，悪化することなく経過しています．

Point 滋陰至宝湯合十全大補湯の服薬指導

　滋陰至宝湯と十全大補湯が処方されているため，虚証です．膠原病など長期間にわたる慢性病の患者は大部分，虚証に陥っていると考えられます．煎薬は食後温めて服用するよう指導します．

　滋陰至宝湯には，柴胡が含まれており，柴胡剤の副作用として間質性肺炎が起こり得るので，滋陰至宝湯を服用中に，咳や息切れなどの症状の増悪に注意が必要です．ただ，滋陰至宝湯は，肺線維症などの慢性の虚証の咳嗽に効果のあることが知られています．

　十全大補湯には，地黄，当帰が含まれており，胃腸障害を起こすことがあります．胃腸症状が出現したら医師に相談するように説明します．

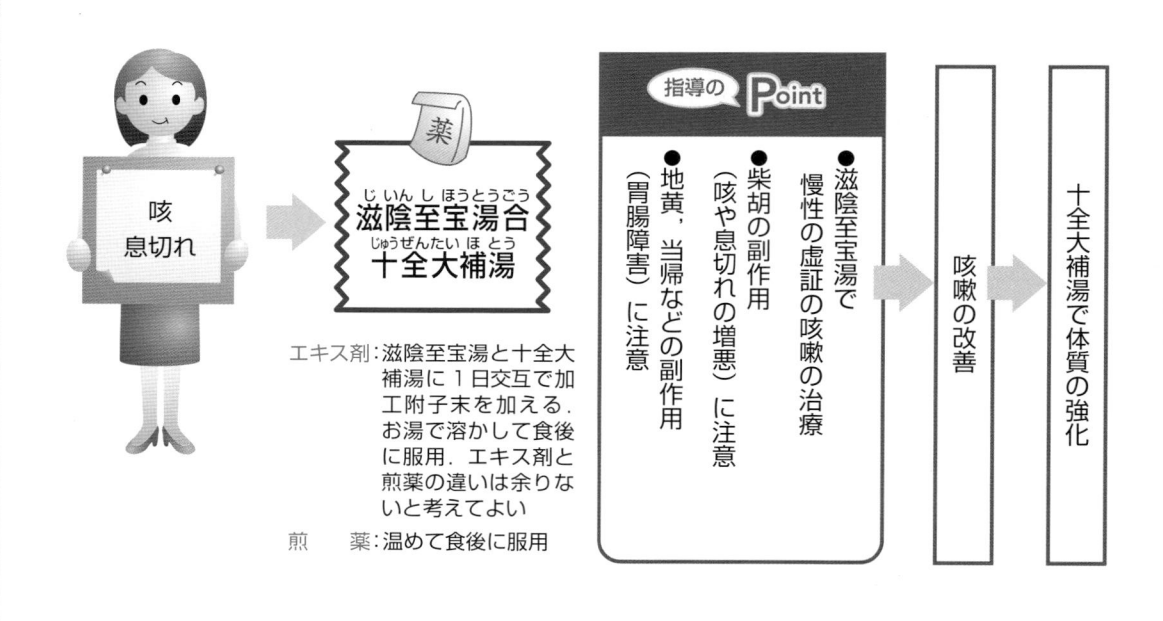

咳
息切れ

→ 滋陰至宝湯合十全大補湯

エキス剤：滋陰至宝湯と十全大補湯に1日交互で加工附子末を加える．お湯で溶かして食後に服用．エキス剤と煎薬の違いは余りないと考えてよい

煎　薬：温めて食後に服用

指導のPoint
●滋陰至宝湯で慢性の虚証の咳嗽の治療
●柴胡の副作用（咳や息切れの増悪）に注意
●地黄，当帰などの副作用（胃腸障害）に注意

→ 咳嗽の改善

→ 十全大補湯で体質の強化

全身性進行性強皮症

COLUMN

アリストロキア酸を含有する生薬（関木通（かんもくつう））の腎臓障害

　1993年ベルギーの美容クリニックで肥満治療のため漢方薬が投与された患者（女性）に腎機能障害が多発し，中国ハーブ腎症（Chinese herbs nephropathy）であるとする報告がなされました[*1]．

　原因物質として漢方薬中のアリストロキア酸が，その原因でした．わが国では1997年にカーヤ社製の漢方薬「当帰四逆加呉茱萸生姜湯（とうきしぎゃくかごしゅゆしょうきょうとう）」を服用した患者から多数の腎臓障害が発生し[*2]，その原因として，この当帰四逆加呉茱萸生姜湯（とうきしぎゃくかごしゅゆしょうきょうとう）からアリストロキア酸が同定されました．この当帰四逆加呉茱萸生姜湯（とうきしぎゃくかごしゅゆしょうきょうとう）は中国で製造されたものですが，この構成生薬には木通（もくつう）が入るべきところを，中国での製造過程で誤って関木通（かんもくつう）が用いられ，関木通の中のアリストロキア酸が腎臓障害を引き起こしたものです．

　同時期，1997年，アトピー性皮膚炎に悩む患者が種々の生薬で構成された健康食品を摂取し，腎機能低下をきたした症例を報告[*3]し，この健康食品に「関木通」が含まれ，分析の結果同じくアリストロキア酸が検出されました．同様に漢方薬とうたって，アリストロキア酸を含有する広防已（こうぼうい）が配合された中国製の漢方薬（中成薬）にも注意が必要です．なお，現在までに，日本国内で製造された当帰四逆加呉茱萸生姜湯（とうきしぎゃくかごしゅゆしょうきょうとう）などの漢方薬にアリストロキア酸は検出されていません．

引用文献
* 1　Vanherweghem JL et al：Rapidly progressive interstitial renal fibrosis in young women：association with slimming regimen including Chinese herbs. Lancet, 341：387-391, 1993
* 2　田中敬雄ほか：関西地方におけるChinese herbs nephropathyの多発状況について．日腎誌，39：438-440，1997
* 3　田中敬雄ほか：急速な腎機能低下をきたした民間療法によるChinese herbs nephropathy．日腎誌，39：794-797，1997

111

20 ベーチェット病

患者の主な訴え：口内炎，外陰部潰瘍

　ベーチェット病とは，1937年トルコの皮膚科医ベーチェットによって報告された疾患です．口腔粘膜のアフタ性潰瘍，皮膚症状，眼症状，外陰部潰瘍が主要な症状です．

　口腔粘膜のアフタ性潰瘍は，ベーチェット病にほぼ必発の症状で，初発症状である場合が多く，個々の潰瘍は，瘢痕を残さずに10日以内に治癒しますが，再発をくり返します．ベーチェット病の皮膚症状には，下腿部に好発する結節性紅斑，皮下の血栓性静脈炎，毛炎様皮疹などがあります．眼症状は，ぶどう膜炎が主体で，虹彩毛様体炎や網膜ぶどう膜炎などがあります．外陰部潰瘍は有痛性の境界鮮明なアフタ性潰瘍で，男性では陰嚢に，女性では陰唇に出現します．

副症状

　関節炎（四肢の大関節），副睾丸炎（一過性，再発性の睾丸部の腫張，圧痛），消化器病変（小腸大腸の潰瘍性病変），血管病変（大中血管の炎症性，血栓性閉塞，動脈瘤など），神経病変（中枢性運動麻痺，精神症状）などがあります．また，出現する症状を基にして，神経ベーチェット症候群，腸型ベーチェット症候群，血管ベーチェット症候群などと呼ばれることもあります．

病気のメカニズム

　ベーチェット病の原因は不明です．主要な病理所見は，静脈の血栓形成傾向を伴う血管炎です．遺伝的に，HLA-B5，HLA-B51の陽性率が高いことが知られています．免疫異常としては，口腔粘膜に対する自己抗体が，約50％の患者に検出されます．

西洋医学的治療

　皮膚・粘膜病変の軽症には局所ステロイド外用薬（ケナログ）が有効です．重症には副腎皮質ステロイドの全身投与（プレドニゾロン）を行います．また，サリドマイド100 mg/日の投与も有効です．眼病変は局所ステロイド点眼薬，副腎皮質ステロイドの全身投与，シクロスポリンの投与が有効です．消化器病変や血管病変，神経病変には中等～高用量の副腎皮質ステロイドの全身投与が行われます．

ベーチェット病

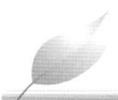

漢方薬と服薬上の注意

　ベーチェット病によく用いられる温清飲や十全大補湯には，地黄が含まれます．地黄は，ゴマノハグサ科のアカヤジオウの根が薬用部分です．薬理作用は，免疫抑制作用，利尿作用，緩和な瀉下作用があります．古典（本草備要）における薬能は，補血，涼血，強壮，肝腎を補う効能などが記載されており，ベーチェット病の治療に効果を期待しています．

　地黄の注意点として胃腸障害を引き起こすことがあります．胃腸の弱い人には注意して用います．

　体力があり（実証），口腔粘膜，外陰部の潰瘍や心窩部に痞えがあるときには甘草瀉心湯を用います．外陰部の潰瘍やのぼせがあるときには，温清飲を用います．

　体力がなく（虚証），全身倦怠がひどいときには十全大補湯を用います．瘀血のあるときには当帰芍薬散を用います．小柴胡湯を用いるときは間質性肺炎の発生に留意し，咳や息苦しさの症状に注意します．

体力がある場合　実証	甘草瀉心湯*	口腔粘膜，外陰部の潰瘍や心窩部に痞えがあるときに用いる
	温清飲	口腔粘膜，外陰部の潰瘍やのぼせがあるときに用いる
	小柴胡湯	季肋部の苦満感があるときに用いる
体力がない場合　虚証	十全大補湯	気と血の虚しているときに用いる
	当帰芍薬散	虚証で瘀血のあるときに用いる

＊：甘草瀉心湯（煎薬）〈医療用漢方製剤に未収載・一般用漢方処方に収載〉
　（構成生薬(g)：半夏5，黄芩2.5，乾姜2.5，人参2.5，大棗2.5，黄連1，甘草3.5）

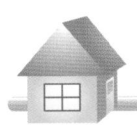

生活指導のポイント

　身体を冷やしたり，過労により，症状が悪化することがあるため，冬季には身体の保温に注意します．夏でも冷房には細心の注意が必要です．

Case

22歳，女性

2年前に某国立病院でベーチェット病と診断されました．冷え症と口内炎，外陰部の潰瘍，足の腫脹の症状があります．漢方治療を希望されて来院しました．

⬇

当帰芍薬散料加附子（煎薬）を処方したところ，2ヵ月後には足の腫脹が改善しました．7ヵ月後，口内炎，外陰部の潰瘍もほとんど出なくなりました．約8年間経過観察中ですが，悪化はありません．

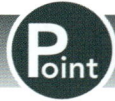

Point 当帰芍薬散料加附子の服薬指導

　当帰芍薬散料とは当帰芍薬散を煎じ薬にしたもので，当帰芍薬散料加附子は当帰芍薬散料に附子を加えた処方です．冷えを改善し血を温める処方です．当帰芍薬散には当帰，川芎が含まれており，胃腸障害が起こることがあり，出現したら医師に相談するように説明します．

　附子には毒性を有するアコニチンが含まれ，加熱によって毒性が低下します．そのため，煎じる時間が短いと，アコニチン中毒になることがあるため注意します．アコニチン中毒は，薬物を摂取後10～15分で発症します．初期症状は，口の中や咽の灼熱感，しびれ，四肢末端のしびれ，酩酊状態，動悸，めまいなどです．これらの症状がみられたらすぐ，医師に連絡をとるように説明します．

　「〜加附子」などの加味は，薬剤師が一般用医薬品として処方する場合は行うことができません．

ベーチェット病

冷え性
口内炎
外陰部の潰瘍
足の腫張

→ 当帰芍薬散料加附子

エキス剤：当帰芍薬散と加工附子末をお湯で溶かして食後に服用
煎　薬：温めて食後に服用

指導のPoint
- 当帰芍薬散料加附子で血を温め，冷えを治療
- 附子中毒に注意
- 川芎，当帰などの副作用（胃腸障害）に注意

→ 症状の改善

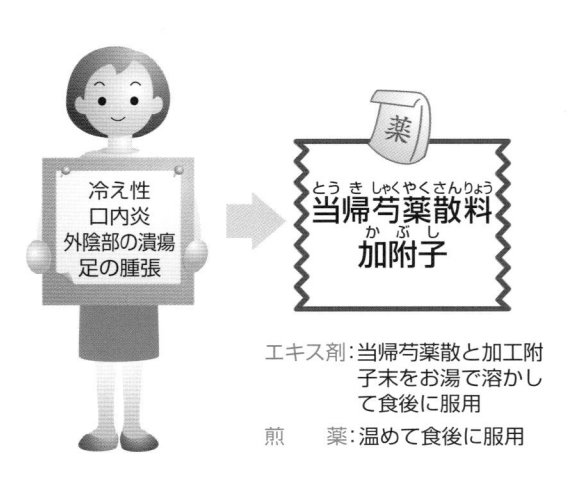

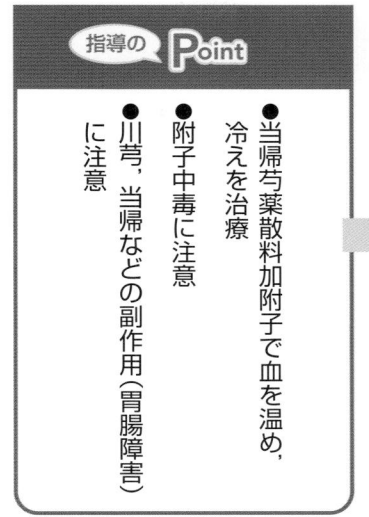

COLUMN

トリカブト中毒

トリカブトはキンポウゲ科のアコニチウム属の多年草植物で，世界各国に分布し，日本でも広く自生しています．秋には烏帽子状の紫色の花を咲かせ，主根を烏頭，側根を附子といい，烏頭，附子ともに薬用に用いられています．

効能は，冷えを治し，関節や四肢の疼痛を改善します．神経痛や関節リウマチの治療に用いられます．薬用に用いるものは，加熱して減毒したものが用いられますが，用い方を誤ると中毒を起こすことがあります．漢方の専門家が用いれば，通常，中毒を起こすことはありません．しかし，誤って服用するとトリカブト中毒が起こります．

トリカブトは体内への吸収が速く，摂取後10～15分で発症し，初期症状は，口の中や咽の灼熱感，しびれ，四肢末端のしびれ，酩酊状態，動悸，めまいなどがあります．中期症状は，嘔吐，よだれ，嚥下困難，脱力感，起立不能などの症状があります．末期症状は，血圧低下，呼吸停止，心停止などです．解毒薬，拮抗薬はありません．対症療法で治療します．何年か前に，トリカブトの毒を悪用したトリカブト殺人事件がありました．事件に用いられる可能性があるので，管理には十分注意をしたいものです．

21 関節リウマチ

患者の主な訴え：関節痛，朝のこわばり

　関節リウマチ（RA）は全身の多くの関節に慢性的な炎症が起こり，関節が破壊され変形する自己免疫疾患と考えられています．ヒトの体内に外からの細菌やウイルスなどが侵入すると，細菌やウイルスなどを破壊し，生体を守る「免疫」という仕組みがあります．自己免疫とは，自分の関節の組織を外敵と認識して，自分自身を攻撃してしまうことをいいます．女性に多く（男性の約4倍以上），発症は40歳代に多いです．

　RAでは，関節の滑膜が増殖して厚くなり，関節液が増加し，軟骨や骨を破壊して，関節が変形します．症状は朝のこわばりや痛み，関節の腫脹，関節の痛み，リウマチ結節などが出現し，全身的には易疲労感，全身倦怠感，食欲不振，体重減少，微熱などの症状が出現します．

　検査所見ではリウマチ因子が陽性になり，炎症反応であるCRPの陽性，血沈（赤沈）が亢進します．

　RAの治療の目標は，①痛みの軽減，②炎症の軽減，③関節構造の保護，④関節の機能の維持です．治療には，基礎療法（p.118参照），薬物療法，理学療法，手術療法があります．

薬物療法

- 非ステロイド系抗炎症薬：炎症を鎮めて，痛みを和らげる作用があります．胃潰瘍などの副作用に注意します．
- 抗リウマチ薬：異常な免疫反応を抑え，関節の破壊を防ぐ作用があります．最近の研究では，RAと確定診断されたら，早期に抗リウマチ薬を積極的に用います．
- ステロイド薬：即効的に症状を改善し，異常な免疫反応を抑える作用があります．副作用として，感染しやすくなったり，骨がもろくなったりします．
- 免疫抑制薬：過剰な免疫反応を抑制する作用があります．

理学療法

　RAで侵された関節の変形や固定を防ぎ，筋肉の強化が目的で，マッサージや理学療法を行います．

手術療法

　増殖した滑膜を切除したり，破壊された関節を人工関節に置換する手術をします．

関節リウマチ

関節の構造と関節炎

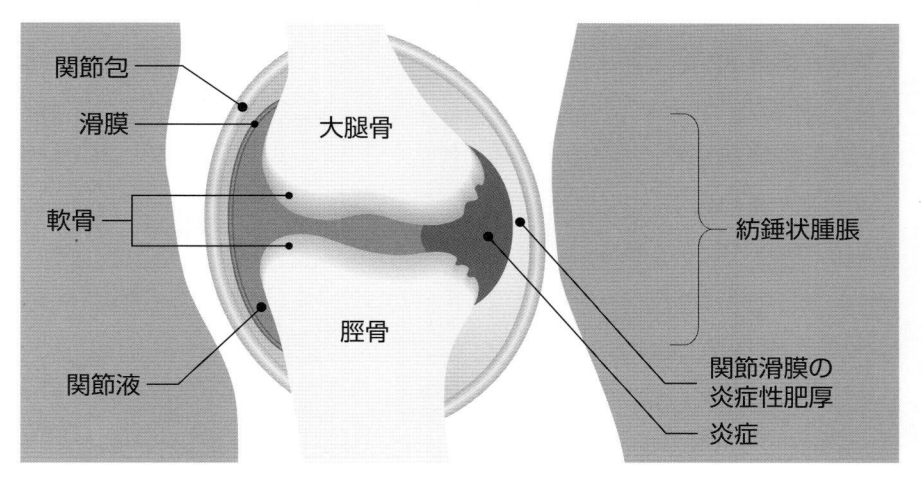

- 関節包
- 滑膜
- 大腿骨
- 軟骨
- 脛骨
- 関節液
- 紡錘状腫脹
- 関節滑膜の炎症性肥厚
- 炎症

漢方薬と服薬上の注意

　RAには麻黄剤と附子剤が多く使用されます．麻黄には血圧上昇，頻脈，排尿障害などの副作用があるため，心筋梗塞や狭心症などの虚血性心疾患には使用禁忌であり，高齢者や高血圧の患者には慎重に使用すべきです．また，胃腸虚弱の患者に使用すると，食欲不振や腹痛を引き起こすことがあり注意が必要です．附子にはアコニチンが含まれ中毒に注意が必要です．エキス剤の中の附子は減毒処理されているため，通常の使用量では中毒を起こしません．生薬として用いるときは十分な加熱処理が必要です．附子中毒の症状は，口唇周囲のしびれ，動悸，身体動揺感，頭痛，悪心・嘔吐などがあります．附子の量については十分な注意が必要です．

　体力がある場合（実証）で，口渇と関節の腫脹と疼痛があり発汗傾向のあるときには越婢加朮湯を用います．

　体力がふつう（中間証）で，慢性に経過して関節の腫脹，疼痛が軽度〜中等度のものには薏苡仁湯を用います．

　体力がなく（虚証），慢性に経過して身体が衰弱して，関節の変形，腫張が著明なときには桂枝芍薬知母湯を用います．冷えや悪寒，寝汗などがあり胃腸の弱いときには桂枝加朮附湯を用います．

体力がある場合 実証	越婢加朮湯（えっぴかじゅつとう）	口渇と関節の腫脹と疼痛があり，発汗傾向のあるときに用いる
体力がふつうの場合 中間証	薏苡仁湯（よくいにんとう）	亜急性期（急性期を過ぎた時期）で関節の腫脹，疼痛が軽度〜中等度のものに第1選択として用いる
	麻杏薏甘湯（まきょうよくかんとう）	関節の腫脹と疼痛があるときに用いる
体力がない場合 虚証	桂枝芍薬知母湯（けいししゃくやくちもとう）	慢性に経過して身体が衰弱して，関節の変形，腫張が著明なときに用いる
	桂枝加朮附湯（けいしかじゅつぶとう）	冷えや悪寒，寝汗などがあり胃腸の弱いときに用いる．自然と身体から汗が出てくる傾向のあるときに用いる

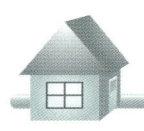

生活指導のポイント

　身体を冷やさないことが大切です．気温が下がるとRAの患者は体調が悪化します．クーラーのない時代は，寒い冬に悪化し，夏には楽になることが多かったです．しかし，最近では，クーラーのために，夏に悪化することも多くなりました．電車，バス，会社の中など，どこに行っても冷房が効いているためです．また，ストレスをためないことが重要です．規則正しい生活をして，食事は腹八分を守り，肥満にならないようにします．肥満は関節に悪影響を与えます．

基礎療法

　関節の負担を除き，病気の悪化を予防する治療です．かぜにかからない，身体を冷やさない，過労や睡眠不足，精神的ストレスを避けます．局所の関節を保護し，全身の安静と栄養を十分に摂るようにします．

関節リウマチ

Case

52歳，主婦

約17年前に関節リウマチと診断されて，某大学病院で加療を受けています．抗リウマチ薬，非ステロイド系抗炎症薬，ステロイド薬を服用していますが，薬剤の副作用が心配で，少しでも薬の量を減らしたいという訴えで来院しました．現在，軽度の関節の痛みがあり，自分の判断で，痛み止めの非ステロイド系抗炎症薬の量を減らしています．

体力はふつう（中間証）であると考えて，薏苡仁湯を煎じ薬で与えたところ，疼痛は著明に改善して，少量の非ステロイド系抗炎症薬で痛みをコントロールできる状態となりました．現在も良好な症状となっています．抗リウマチ薬，ステロイド薬の量は変化はありません．

Point 薏苡仁湯の服薬指導

薏苡仁湯は，中間証の亜急性期の陽証で関節の腫脹，疼痛が中等度の場合に用いる処方であり，冷えを訴える人には用いません．麻黄が含まれており，麻黄の副作用の動悸，頻脈，血圧上昇，胃腸障害に注意します．食後温めて服用するのがよいでしょう．

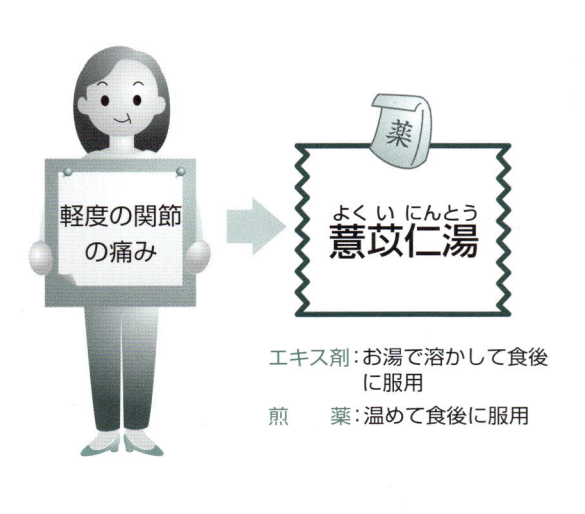

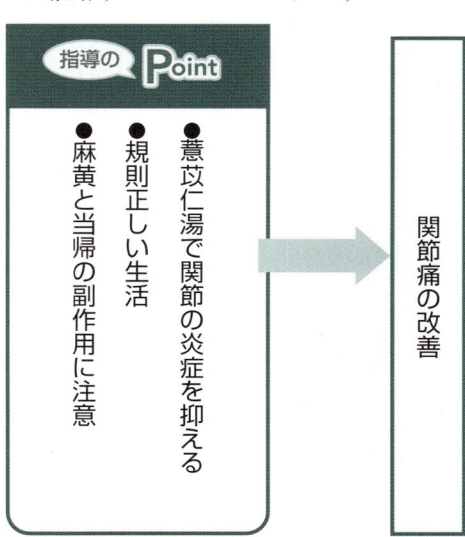

軽度の関節の痛み → 薏苡仁湯

エキス剤：お湯で溶かして食後に服用
煎　薬：温めて食後に服用

指導のPoint

- 薏苡仁湯で関節の炎症を抑える
- 規則正しい生活
- 麻黄と当帰の副作用に注意

→ 関節痛の改善

Case

55歳，主婦

関節の腫脹と疼痛，変形がある関節リウマチの患者です．プレドニン 10 mg を服用中で，漢方薬の治療を希望されて来院しました．

胃腸が弱く，鎮痛薬（プレドニン）による胃痛が時々あります．虚証と考え桂枝加朮附湯（煎薬）を処方しました．

2ヵ月後には，関節の疼痛が徐々に改善して，鎮痛薬を服用する回数が減りました．その結果，胃痛もよくなり，6ヵ月後よりプレドニン 5 mg に減量することができました．症状が悪化すると一時的にプレドニンを増量しますが，良好な状態です．

Point 桂枝加朮附湯の服薬指導

桂枝加朮附湯は虚証で陰証の疼痛性疾患に用いられる処方です．桂枝加朮附湯が処方されているため虚証と思われます．

薬は食後温めて服用します．身体を冷やさないようにし，食事は胃腸に負担のないもの，温かいものを食べるようにします．

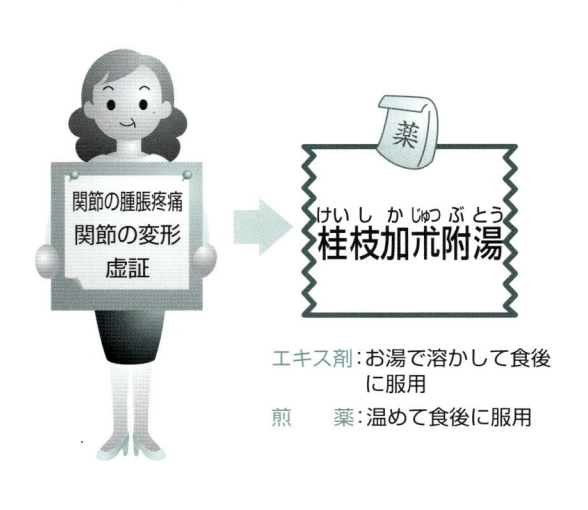

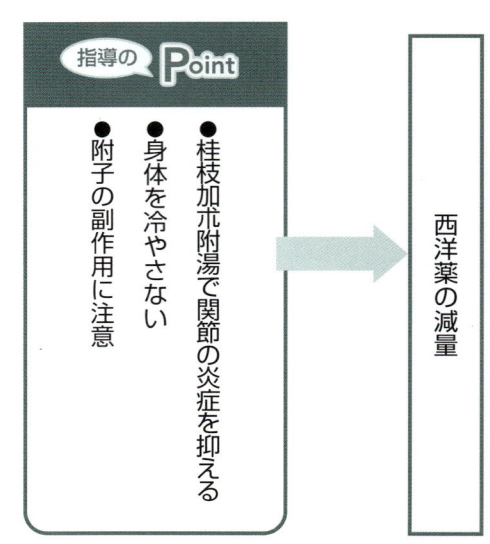

関節の腫脹疼痛
関節の変形
虚証

→ 桂枝加朮附湯

エキス剤：お湯で溶かして食後に服用
煎　薬：温めて食後に服用

指導の Point
- 桂枝加朮附湯で関節の炎症を抑える
- 身体を冷やさない
- 附子の副作用に注意

→ 西洋薬の減量

22 五十肩（肩関節周囲炎）

患者の主な訴え：肩痛，頚痛

　五十肩は老化現象によって肩関節に痛みと関節の運動制限が起こる病気です．肩関節は上腕骨，肩甲骨，鎖骨の3つの骨からなり，骨の周囲は筋肉によって支えられ，骨と筋肉は腱によって結合されています．肩の腱は平たい板のようになっているため腱板と呼ばれています．また，肩関節の周囲には滑液包という袋があり，関節の動きをスムースにする働きをしています．

　腱板が傷んで，変性と炎症を起こし，滑液包にも炎症が起こり，腕を上げるときに痛みが起こります．このように肩関節周囲に炎症が進行すると関節の癒着が起こり，動きにくくなります．これが，五十肩の病態です．五十肩は50歳代で発症することが多い病気ですが，40歳代や60歳代でも発症します．初期症状は肩を動かすときに痛みが起こり，しだいに動かさなくても肩にうずくような痛みが出現してきます．腕を上げて髪をとかしたり，背中の後ろでひもを結ぶ動作ができなくなります．長時間，腕を上げたままにしていると五十肩を発症することがあり，注意が必要です．

西洋医学的治療

・急性期：局所の安静と消炎鎮痛薬を服用します．
・慢性期：理学療法・拘縮改善のための運動療法（他動運動，自動運動），温熱療法を行います．

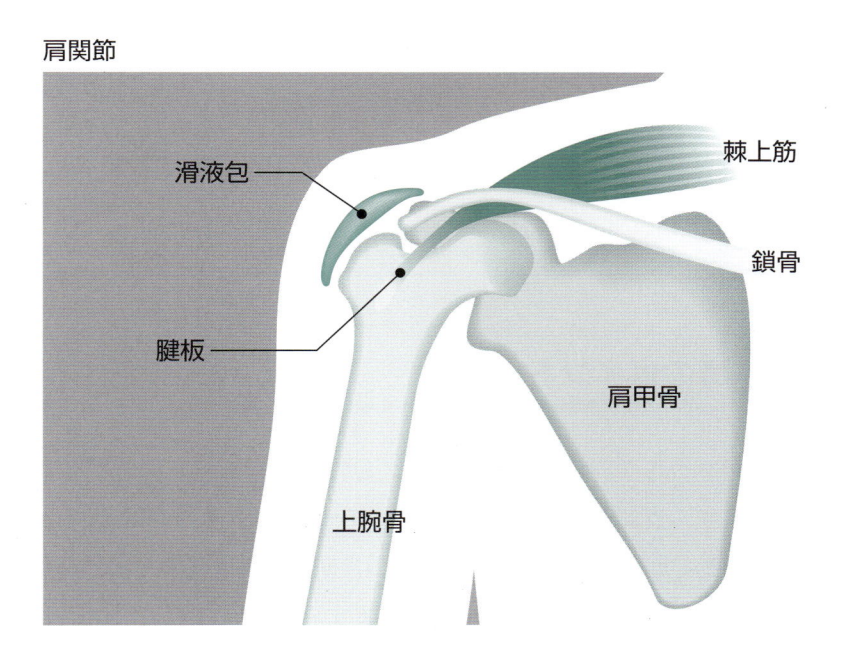

肩関節
棘上筋
滑液包
鎖骨
腱板
肩甲骨
上腕骨

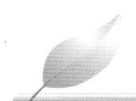

漢方薬と服薬上の注意

　五十肩の第1選択薬は，二朮湯です．実証には二朮湯に麻黄を加味（エキス剤では越婢加朮湯を合方），陰証では二朮湯に附子を加味（エキス剤では加工附子末を加味）します．
　麻黄や附子の副作用や禁忌を説明します．麻黄には，血圧上昇，頻脈，排尿障害などの副作用があるため，心筋梗塞や狭心症などの虚血性心疾患には使用禁忌であり，高齢者や高血圧の患者には慎重に使用すべきです．また，胃腸虚弱の患者に使用すると，食欲不振や腹痛を引き起こすことがあるため，注意が必要です．
　附子にはアコニチンが含まれ，口唇周囲のしびれ，動悸，身体動揺感，頭痛，悪心・嘔吐などの中毒症状に注意が必要です．そのため附子の量については十分な注意が必要です．
　体力があり（実証），小便が少なく口渇があるときには越婢加朮湯を用います．体力がふつうの場合（中間証）は二朮湯を用います．体力がなく（虚証），胃腸虚弱のときには桂枝加朮附湯を用います．

体力がある場合　実証	越婢加朮湯	小便が少なく口渇があるときに用いる
体力がふつうの場合　中間証	二朮湯	肩関節周囲炎の第1選択薬である
体力がない場合　虚証	桂枝加朮附湯	胃腸虚弱のときに用いる

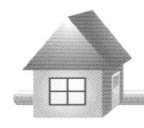

生活指導のポイント

　身体，とくに肩を冷やさないことが大切です．急性期は患部の安静を保ち，痛みを起こす動作は禁止します．夜間の痛みには肩用のサポータで保温します．眠るときは，タオルや毛布で肩や腕を支えて楽な姿勢にします．慢性期は拘縮改善のための運動療法（上肢を前後左右に動かしたり，ストレッチなど）をします．規則正しい生活を心がけます．

五十肩（肩関節周囲炎）

Case

49歳，女性

五十肩の治療を希望して来院しました．2年前より右肩が上がらなくなり，肩を冷やすと痛むと訴えます．

二朮湯加附子（附子0.5 g）を煎じ薬として与え，3ヵ月間服用したところ，症状は著明に改善しました．

Point 二朮湯加附子の服薬指導

二朮湯加附子が処方されているため，五十肩の疼痛が冷えで増悪するタイプと思われます．附子を服用するときは，十分な加熱処理が必要です．口唇周囲のしびれ，動悸，身体動揺感，頭痛，悪心・嘔吐などは附子中毒の症状であり，注意が必要です．

「～加附子」などの加味は，薬剤師が一般用医薬品として処方する場合は行うことができません．

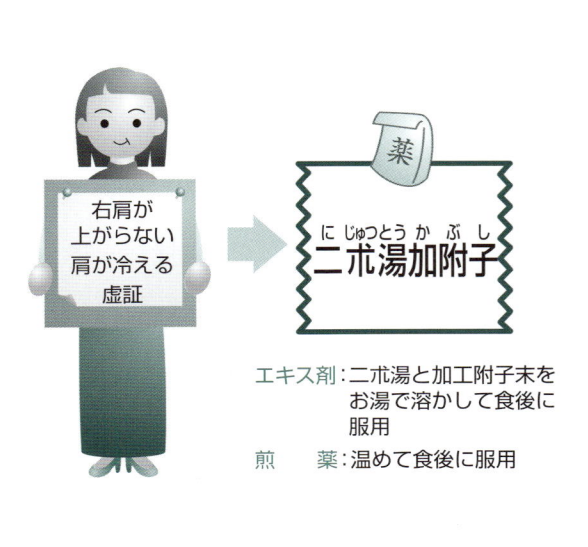

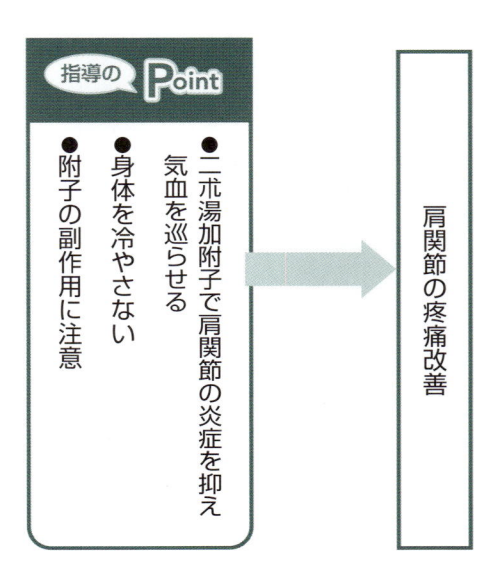

右肩が上がらない 肩が冷える 虚証 → 二朮湯加附子

エキス剤：二朮湯と加工附子末をお湯で溶かして食後に服用
煎　薬：温めて食後に服用

指導のPoint
● 二朮湯加附子で肩関節の炎症を抑え気血を巡らせる
● 身体を冷やさない
● 附子の副作用に注意

→ 肩関節の疼痛改善

23 変形性膝関節症

患者の主な訴え：O脚，膝関節痛

　変形性膝関節症は50歳代以上の中高年者で肥満した女性に多くみられます．初期の症状は，正座のときや階段昇降のときに痛みを訴え，病状が進行すると，痛みがひどくなり正座は不可能となります．

　関節とは2つの骨と骨をつなぐ，つなぎ目です．2つの骨の先端は2～4 mmの軟骨があり，関節を曲げるときのクッションの役割をしています．関節の内側には滑膜という薄い膜があり，滑膜は関節液を分泌したり，吸収したりする働きがあります．変形性膝関節症とは，簡単にいえば関節の老化現象によって起こるものです．年をとるにつれて，関節の軟骨が衰え，徐々にすり減っていき，軟骨がはがれて，滑膜を刺激して，滑膜に炎症が起こり，痛みが起こります．滑膜の炎症により，関節内に過剰な水がたまり，変形性膝関節症になります．日常生活の注意点としては，膝に負担をかける姿勢は避けるようにします．

西洋医学的治療

　湿布薬で痛みを軽減する，鎮痛薬で痛みを抑える，サポータで関節を固定するなどの治療法があります．しかし，湿布薬で皮膚炎を起こしたり，鎮痛薬の副作用で胃腸障害や吐血を引き起こすこともあります．一方，変形性膝関節症に対して漢方薬はよい効果を示す場合が多いです．

関節の構造と膝関節痛

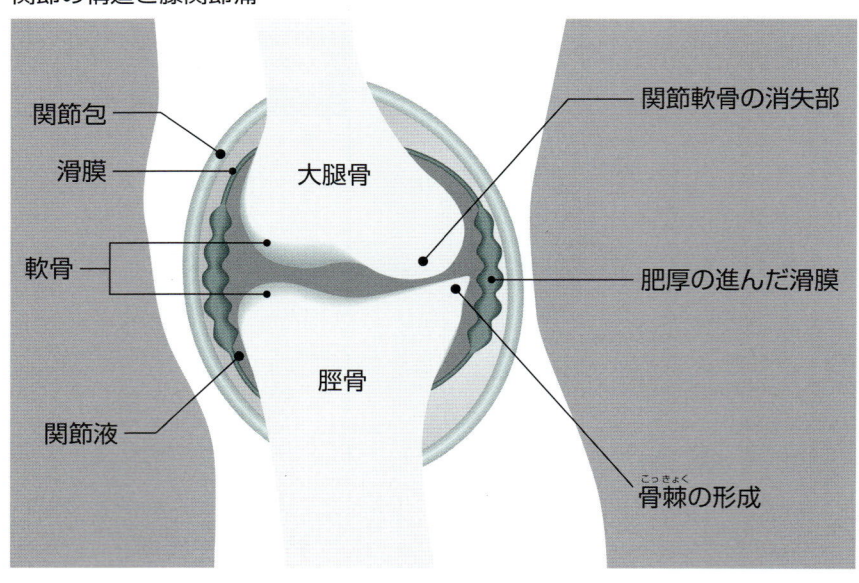

関節包
滑膜
軟骨
関節液
大腿骨
脛骨
関節軟骨の消失部
肥厚の進んだ滑膜
骨棘（こっきょく）の形成

変形性膝関節症

漢方薬と服薬上の注意

　変形性膝関節症に対する基本となる漢方薬は，防已黄耆湯です．実証の場合には，麻黄を加味するか，越婢加朮湯と合方します．虚証の場合には，附子を加味するか，桂枝加朮附湯を合方するのが治療の基本です．

　麻黄と附子の生薬の副作用や扱い方は重要です．麻黄には，血圧上昇，頻脈，排尿障害などの副作用があり，心筋梗塞や狭心症には使用禁忌です．高齢者や高血圧の患者には慎重に使用すべきです．また，胃腸虚弱の患者には用いるべきではありません．附子は，冷えや疼痛を改善する効果がありますが，アコニチンが含まれ中毒に注意が必要です．陽証に用いてはいけません．冷え症などの陰証に用います．附子を生薬として用いるときは，十分な加熱処理が必要です．附子中毒の症状は，口唇周囲のしびれ，動悸，身体動揺感，頭痛，悪心・嘔吐などです．

　体力がある場合（実証）は越婢加朮湯合防已黄耆湯を用います．体力がふつうの場合（中間証）は防已黄耆湯を用います．体力がない場合（虚証）は桂枝加朮附湯合防已黄耆湯を用います．

体力がある場合 実証	越婢加朮湯合防已黄耆湯*	小便が少なく口渇があるときに用いる
体力がふつうの場合 中間証	防已黄耆湯	色白で水太り気味の人の第1選択薬である
体力がない場合 虚証	桂枝加朮附湯合防已黄耆湯*	胃腸虚弱のときに用いる

＊エキス剤で合方可能です．エキス剤と煎薬の違いはあまりありません．

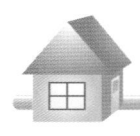

生活指導のポイント

1. 膝関節を温める温熱療法は疼痛緩和に有効である．温熱療法には，代謝を亢進する作用や血管拡張，また軟部組織が伸びやすくなり，筋拘縮の予防の効果がある．実際には入浴が優れた効果を示す．
2. 炎症所見の強いときには冷却療法が有効である．冷却療法には血管収縮と二次的拡張，疼痛の軽減などの効果がある．実際には，氷嚢やアイスパックを膝関節に乗せて行う．
3. 歩行（ウォーキング）は筋力増強，平衡機能の向上，体重減少などとともに，心理的によい効果がある．上等なウォーキング用の運動靴を履いて，平地を自分のペースで歩くのがよく，坂道や階段は控るようにする．
4. 膝関節をストレッチすることが大切である．入浴時などを利用して行う．ストレッチすることで疼痛も改善する．
5. 体重を減らすことは，膝関節の負担を軽減するのによい効果がある．
6. 歩行のときに杖の使用も有効である．
7. 健康食品のグルコサミン，コンドロイチン硫酸は，膝関節痛の症状を緩和する効果があるとの報告もみられる．

SIDE MEMO

防已黄耆湯について

　防已黄耆湯は通常，体表に水毒があることにより，関節の腫張や疼痛，浮腫のある場合に用いるとよい効果があります．防已黄耆湯の適応症は虚証の体質で色白で水ぶとり，汗が多く尿は少ない傾向にあります．以上が一般的な漢方の教科書の記載ですが，防已黄耆湯は，加齢によって骨の変形が起こる病気に効果があります．手の指の加齢による関節症であるヘベルデン結節や加齢変性による頚椎症などの疼痛に著明な効果を認める場合があります．

変形性膝関節症

Case

68歳，女性

腰痛と両膝の疼痛のために当院を受診しました．診断は変形性膝関節症．汗かきで肥満であり，水っぽい皮膚をしていました．

防已黄耆湯（エキス剤）を4週間服用したところ，腰と膝の疼痛は著明に改善しました．

Point 防已黄耆湯の服薬指導

防已黄耆湯は体力がふつうの場合（中間証）の変形性膝関節症に，第1選択薬として用いる処方です．食後にお湯で溶かして温かくして服用します．防已黄耆湯を服用して尿が多く出ることがあります．

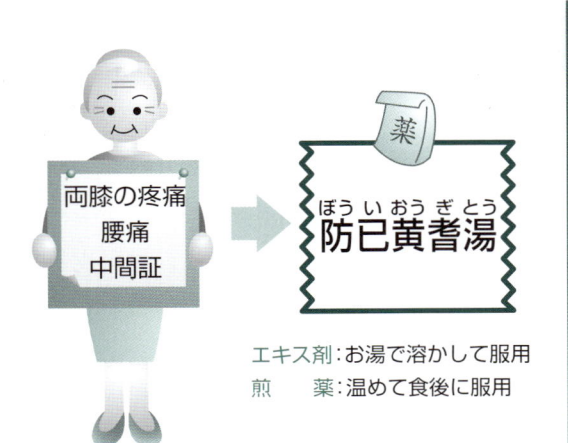

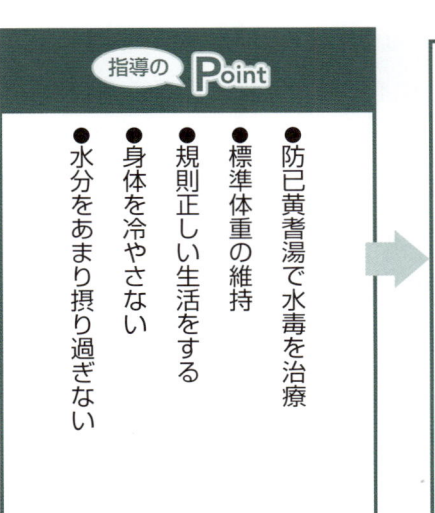

両膝の疼痛
腰痛
中間証

→ 防已黄耆湯

エキス剤：お湯で溶かして服用
煎　薬：温めて食後に服用

指導のPoint

- 防已黄耆湯で水毒を治療
- 標準体重の維持
- 規則正しい生活をする
- 身体を冷やさない
- 水分をあまり摂り過ぎない

→ 両膝の疼痛改善

24 アトピー性皮膚炎

患者の主な訴え：左右対称の湿疹，痒み，赤味

　アトピー性皮膚炎は，強い痒みのある湿疹で，慢性に経過して，増悪・軽快をくり返す疾患です．多くは本人や家族がアトピー素因，つまりアレルギー性の疾患（例えば，気管支喘息，アレルギー性鼻炎，アレルギー性結膜炎，アトピー性皮膚炎など）になりやすい体質を持っています．アトピー性皮膚炎に罹患しやすい体質を持っていても，すべての人がアトピー性皮膚炎を発症するわけではありません．体内の要因（体質）に加えて，外の要因（外因），すなわちダニ，ほこりなどの環境因子や，ストレス，食物などが加わってアトピー性皮膚炎は発症します．

　患者の皮膚は乾燥し，ざらざらしていて，皮膚の水分や角質内脂質であるセラミドが低下して，皮膚のバリア機能が低下します．少しの刺激で痒くなり，皮膚に傷害を与え，炎症を悪化させて，さらにアトピー性皮膚炎を増悪させてしまうといった悪循環を引き起こします．

　湿疹のできやすい部位に特徴があり，乳児期には，頭，顔，胴体にできます．幼小児期には首，ひじ，ひざの裏にできやすい傾向にあり，大人では顔や胸などの上半身によくみられます．

薬物療法の注意点

　治療の原則は，スキンケア（皮膚の手入れ）です．

　ステロイド外用薬は，効果の強さにより，strongest, very strong, strong, mild, weak の5段階に分類されます．ステロイド外用薬の吸収率は，身体の部位によって異なり，部位ごとに使い分けをします．顔が最も吸収率は高く，次いで頭部，体幹，四肢，手掌，足底となっています．顔にはmildかweakが用いられます．

　副作用は，酒皶様皮膚炎，毛細血管拡張，皮膚萎縮，痤瘡，皮膚感染症，副腎皮質抑制などがみられます．

アトピー性皮膚炎の治療方法

- スキンケア（皮膚の手入れ）
- 日常生活，環境の改善：室内の掃除，爪や髪を手入れ
- 食養生：ファーストフードや添加物の含まれた食品を控える
- 外用薬
- 内服薬
- 漢方薬

アトピー性皮膚炎

アトピー性皮膚炎の治療薬

外用薬	
●ステロイド外用薬	
strongest	プロピオン酸クロベタゾール，酢酸ジフロラゾン
very strong	フランカルボン酸モメタゾン，酪酸プロピオン酸ベタメタゾン，フルオシノニド，ジプロピオン酸ベタメタゾン，ジフルプレドナート，アムシノニド，吉草酸ジフルコルトロン，酪酸プロピオン酸ヒドロコルチゾン
strong	プロピオン酸デプロドン，プロピオン酸デキサメタゾン，吉草酸デキサメタゾン，ハルシノニド，吉草酸ベタメタゾン，プロピオン酸ベクロメタゾン，フルオシノロンアセトニド
mild	吉草酸酢酸プレドニゾロン，トリアムシノロンアセトニド，プロピオン酸アルクロメタゾン，酪酸クロベタゾン，酪酸ヒドロコルチゾン，デキサメタゾン
weak	プレドニゾロン，酢酸ヒドロコルチゾン
●ステロイドを含まない外用薬	
・尿素軟膏（パスタロンソフトなど），ワセリン ・抗ヒスタミン軟膏（レスタミン，オイラックスなど） ・抗炎症性軟膏，アズノール軟膏，アンダーム軟膏，亜鉛華軟膏 ・タクロリムス軟膏（免疫抑制薬）	
内服薬	
●抗ヒスタミン薬（痒みをとる薬）	
●ケミカルメディエーター遊離抑制薬 （皮膚の肥満細胞からヒスタミンが遊離するのを遮断する薬）	
●漢方薬（体質改善と症状改善とを合わせて治療する）	

漢方薬と服薬上の注意

　アトピー性皮膚炎の治療は，スキンケア，日常生活や環境の改善，食養生や外用薬，内服薬などを総合的に組み合わせて行う必要があります．アトピー性皮膚炎の基本的な病態は，陽証で体力が弱いことが多いことから，桂枝加黄耆湯がアトピー性皮膚炎の基本処方です．

アトピー性皮膚炎で漢方治療を希望する患者は，ステロイドに対して過剰に悪いイメージを持っており，逆に漢方薬に過大な期待を持つ場合が少なくありません．今まで，ステロイド外用薬で安定した状態の患者が，漢方治療を開始すると同時に，ステロイド外用薬を自己判断で中止すると，増悪します．まずは，西洋医学的治療と漢方治療を併用して，状態がよくなれば，自然に西洋医学的治療の比重が減ることをよく患者に説明することが大切です．

　白虎湯は，熱を冷ます薬として重要であり，アトピー性皮膚炎に多く用いられています．しかし，長期に漫然と使用し続けると，身体を冷し過ぎることがあるので注意が必要です．

　体力があり（実証），口渇があるときには越婢加朮湯合白虎湯を用います．陰と陽の症状が混在している病状を陰陽錯雑の証といいますが，実証で陰陽錯雑の証のときには温清飲を用います．体力がふつうの場合（中間証）は桂枝二越婢一湯を用います．

　体力がなく（虚証），陽証で虚証のときには桂枝加黄耆湯を用います．陰と陽の症状が混在している病状で虚証のときには十全大補湯を用います．

　十全大補湯には地黄が含まれていて，胃腸障害を引き起こす可能性があり，胃腸症状の有無を確認する必要があります．

体力がある場合 実証	越婢加朮湯合白虎加人参湯	実証で口渇があるときに用いる
	温清飲	陰陽錯雑の証の実証に用いる
体力がふつうの場合 中間証	桂枝二越婢一湯	体力がふつうのときの第1選択薬である．エキス剤では越婢加朮湯2.5 g＋桂枝加黄耆湯4 g
体力がない場合 虚証	桂枝加黄耆湯	陽証で虚証のときに用いる
	十全大補湯	陰陽錯雑の証の虚証に用いる

アトピー性皮膚炎

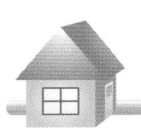

生活指導のポイント

　皮膚に汗や唾液などの体液がつくと皮膚を刺激し痒みが増すため，シャワーや入浴で，皮膚の体液を洗い流します．皮膚の表面には，適度の「あぶら」と「水分」が必要です．「あぶら」と「水分」が不足すると，皮膚は乾燥してかさつき，ダニやほこりなどのアレルゲンや細菌が侵入しやすくなり，尿素軟膏や白色ワセリンなどの保湿剤で，皮膚に潤いを与えることが大切です．

　毛羽立った化学繊維やウールの衣服は，肌を刺激して，痒みを引き起こす原因になるので好ましくありません．下着などは，木綿が好ましいでしょう．

　入浴については，指がふやけるほどの長時間の入浴は，皮膚のあぶらが溶けだして，皮膚の乾燥を悪化させるので，好ましくありません．熱いお風呂は，皮膚の痒みを悪化させます．体はゴシゴシと強くこすらないようにします．

1. 食事では，砂糖，乳製品，チョコレート，ファーストフード，エビ，カニ，アイスクリームは少なめにする．
2. 香辛料，味の濃いものは好ましくない．スナック菓子もアトピー性皮膚炎を悪化させる．伝統的な日本食（ご飯，みそ汁，つけ物，煮物など）を摂る．
3. 発汗するとは湿疹が悪化するので，汗をかいたらまめにシャワーや入浴（ぬるい湯）をする．
4. 室内を清潔にし，よく掃除する．ダニの除去の目的でカーペット，ベッド，畳などをよく掃除したり，日光に当てたりする．
5. 長い髪で顔や首を刺激しないようにする．
6. 直射日光にあたらないようにする．発汗や紫外線は湿疹を悪化させる．
7. 爪を短く切り，なるべくかかないようにする．
8. ストレスで湿疹が悪化することがあるためストレスをためない．
9. 急激に症状が悪化すること（リバウンド）があるため，今まで使っていたステロイド外用薬は自己判断で中止しない．
10. 衣服はナイロンなどの化学繊維よりは，木綿の洗いざらしたものがよい．
11. 過度の日光浴や冷水浴は避ける．

Case

17歳，男性

6歳のときにアトピー性皮膚炎と診断されました．漢方治療を希望して，当院を受診しました．顔面，上半身，腕の曲がる部分にアトピー性皮膚炎特有の皮疹があります．

体力がなく虚証のアトピー性皮膚炎と診断して，桂枝加黄耆湯（エキス剤）を処方し，スキンケアの指導をしました．8ヵ月間服用して，ほぼ完治しました．その2年後，家族の人がかぜで来院したとき，患者の経過を聞いたところ，完全に治癒しているとのことでした．

Point 桂枝加黄耆湯の服薬指導

桂枝加黄耆湯が処方されているため，陽証で虚証と考えられます．服薬は食後温めて服用します．スキンケア（皮膚の手入れ）の説明をします．

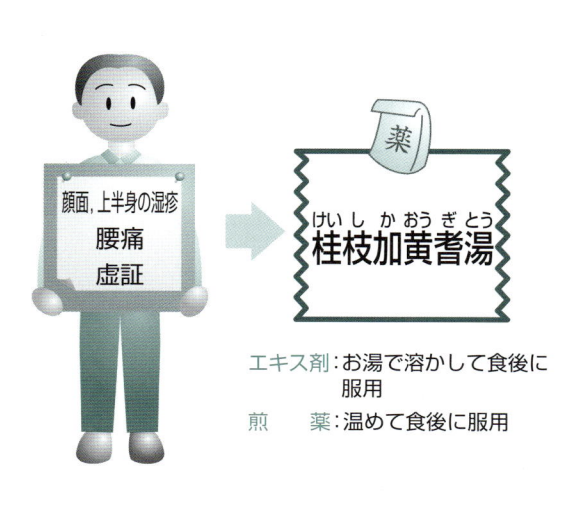

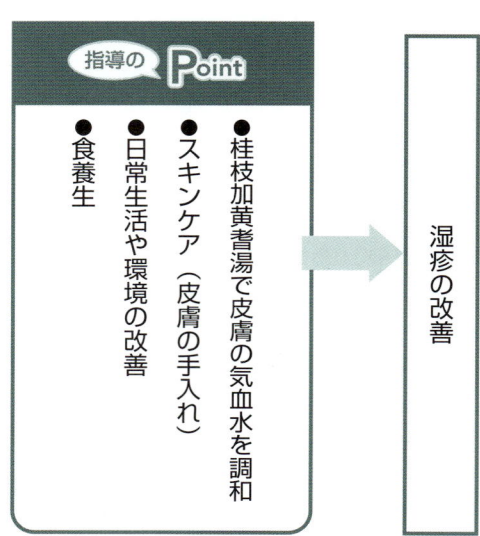

顔面，上半身の湿疹
腰痛
虚証

→ 桂枝加黄耆湯

エキス剤：お湯で溶かして食後に服用
煎　薬：温めて食後に服用

指導のPoint

- 桂枝加黄耆湯で皮膚の気血水を調和
- スキンケア（皮膚の手入れ）
- 日常生活や環境の改善
- 食養生

→ 湿疹の改善

25 にきび（尋常性痤瘡）

　にきびは毛孔に皮膚の脂がたまり，毛孔の細菌（プロピオニバクテリウム・アクネ，表皮ブドウ球菌）から出る脂肪分解酵素により，中性脂肪から遊離脂肪酸が産生され，遊離脂肪酸が毛包の壁を刺激して炎症が起こり，にきびが形成されます．思春期には，男性ホルモン（アンドロゲン）が増加し，皮膚の脂腺の機能が亢進して，毛孔に脂がたまり，毛孔を塞ぐために起こります．また，月経や便秘，精神的ストレスにより悪化します．ステロイドや抗てんかん薬で，にきびが起こることがあります．

西洋医学的治療

・局所治療
　軽症例では，面皰圧出器によって面皰内容物を圧出します．

・外用療法
　クンメルフェルド液は硫黄を含有し角栓除去効果があります．就寝前に振盪混和液を塗ります．アクアチムクリーム（軟膏，ローション）は，ナジフロキサシン含有の製剤でプロピオニバクテリウム・アクネ菌や表皮ブドウ球菌に効果があります．ダラシンTゲルは，アクアチムと同様の効果があります．

・内服薬
　テトラサイクリン系抗菌薬（ミノマイシンなど）は，毛包脂腺系への移行は良好です．プロピオニバクテリウム・アクネ菌に対して効果があり，抗炎症作用もあります．マクロライド系抗菌薬（ロキシスロマイシンなど）も同様の効果があります．

にきびの形成

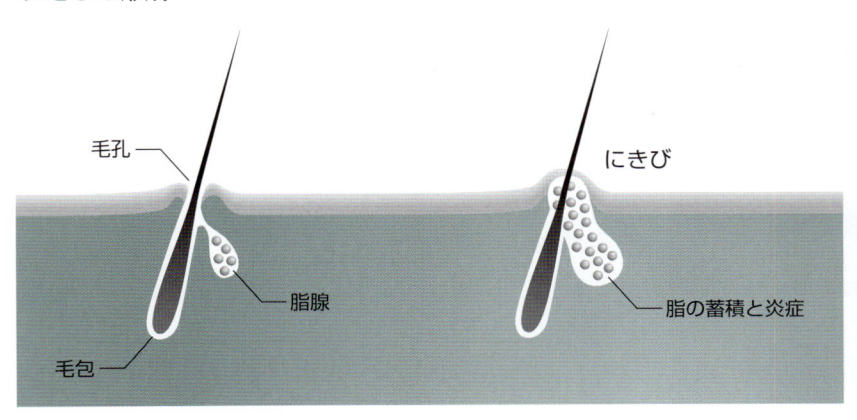

漢方薬と服薬上の注意

にきびの基本処方は清上防風湯です．清上防風湯は，顔面の熱を冷やす効果があり炎症を抑える効能があります．中間証（一部実証）に用います．虚証の患者には用いることはできません．虚証の患者に清上防風湯を用いると効果はなく，悪化することがあります．清上防風湯には山梔子，桃核承気湯には大黄，芒硝が含まれており，下痢に注意します．桃核承気湯は瘀血や便秘のひどい人のにきびの薬であり，実証に用います．体力がある場合（実証）で瘀血があり，便秘がないときには桂枝茯苓丸加薏苡仁（エキス剤もある）を用います．

体力がない場合（虚証）には当帰芍薬散加薏苡仁（エキス剤では当帰芍薬散＋薏苡仁エキス）を用います．当帰芍薬散は虚証に用いますが，当帰が含まれるので軟便になることがあり，川芎が含まれているため胃腸障害が起こることがあります．煎薬を用いて胃腸の弱い患者を治療するときには当帰と川芎の量を減らすことが大切で，場合によっては人参3gを加味するとよいでしょう．人参には，経験的に胃腸を保護する作用があります．エキス剤では当帰芍薬散の量を減量して用いて，人参湯を少量加えるとよいでしょう．エキス剤では，単独の人参を加えることができないため，人参湯で代用しています．

体力がある場合 実証	桂枝茯苓丸加薏苡仁	実証のにきびに用いられる
	桃核承気湯	便秘のひどい人のにきびの薬である
体力がふつうの場合 中間証	清上防風湯	にきびの第1選択薬である
体力がない場合 虚証	当帰芍薬散	虚証のにきびの薬である

にきび（尋常性痤瘡）

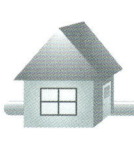

生活指導のポイント

1. 規則正しい生活をする（十分な睡眠をとり，ストレスを避ける）．
2. 顔面の皮膚への物理的刺激を避ける（髪の毛が顔にかからないようにする，頬づえはやめる）．
3. 化粧品については，油脂性のクリームやファンデーションは使わない方がよい．
4. 食事に注意する（チョコレート，ピーナッツ，クリーム，コーヒー，ココア，豚肉，もち，くるみなどは避ける）．
5. 定期的に洗顔，洗髪をする．
6. 便秘にならないように注意する．

Case　32歳，女性

知人より紹介され，にきびの漢方治療を目的に来院しました．甘いもの，チョコレートが大好物です．

⬇

顔面ににきびが多数あり，やや小太りの体格です．下腹部に瘀血（おけつ）の軽い圧痛があります（中間証）．検査では，中性脂肪が軽度上昇しています．
　治療は，食事の注意をし，甘いものやチョコレートなどカロリーの高い物をできるだけ食べないこと，伝統的な和食をイメージして腹八分として食べることを指導しました．
　にきびの第1選択薬である清上防風湯（せいじょうぼうふうとう）（エキス剤）を投与したところ，2週間毎に，徐々ににきびが改善していきました．

Point 清上防風湯の服薬指導

　清上防風湯は，にきびの第1選択薬で，中間証タイプに用いられます．山梔子が含まれていて，胃腸虚弱の方が服用すると下痢を起こす場合があります．規則正しい生活や食事（甘い物，油物を控える）に注意するよう指導します．

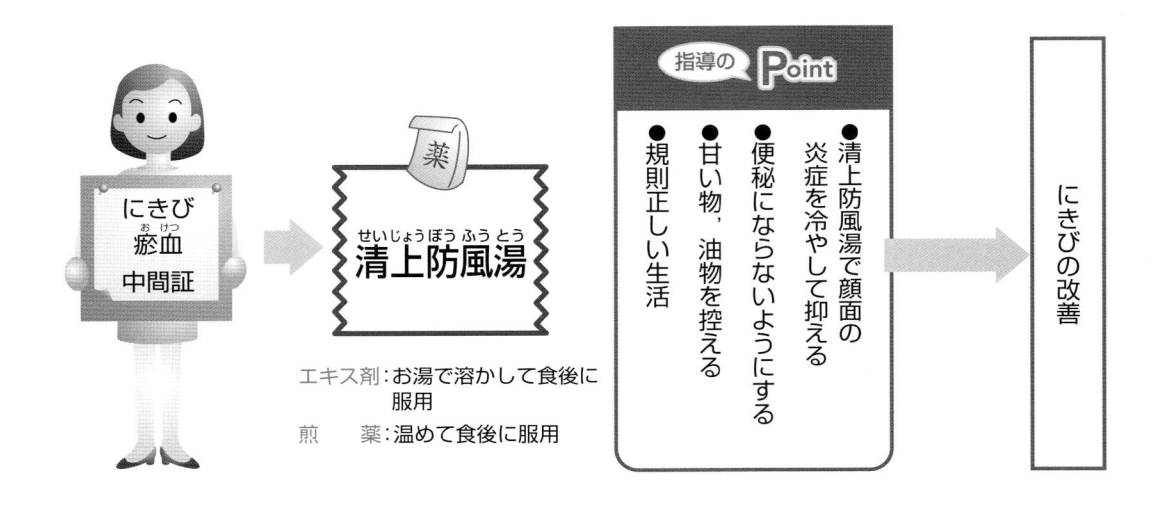

にきび
瘀血
中間証

→ 清上防風湯

エキス剤：お湯で溶かして食後に服用
煎　　薬：温めて食後に服用

指導のPoint
- 清上防風湯で顔面の炎症を冷やして抑える
- 便秘にならないようにする
- 甘い物，油物を控える
- 規則正しい生活

→ にきびの改善

26 じんま疹

患者の主な訴え：痒み，皮膚の赤味と浮腫

　じんま疹は搔痒を伴って突然に出現し，境界明瞭な円形から地図状の隆起した膨疹を特徴とする疾患です．通常は一過性であり数時間以内に消失します．しかし，慢性的に反復して出現するじんま疹もあり，1ヵ月以上続くものは治療困難な場合が多いです．

　じんま疹の原因としては，①食事性（魚介類，卵，牛乳，肉類，酒など），②薬剤性（抗菌薬，ワクチン，各種血清など），③生活環境因子（ハウスダスト，ダニ，カンジダなど），④物理的原因（機械的刺激，温熱，寒冷，光線刺激など），⑤病巣感染性（扁桃炎，副鼻腔炎，う歯（虫歯）など），⑥心因性（精神神経的な障害による）などがあります．しかし，原因がわからない場合もあります．

　下図に示すように，種々の刺激によって肥満細胞が活性化され，肥満細胞内の顆粒（ヒスタミン，ロイコトリエンC_4など）が遊離されます．遊離されたヒスタミンは，皮膚の血管に作用して，血漿を血管外に漏出されます．その結果，皮膚（真皮）に浮腫が生じ，膨疹となりじんま疹が形成されます．

西洋医学的治療

　原因の除去が大切です．内服薬としては，抗ヒスタミン薬（ケミカルメディエーター遊離抑制作用を有する，フマル酸ケトチフェン，オキサトミドなど）が主要な治療薬です．眠気の副作用があります．

じんま疹のメカニズム

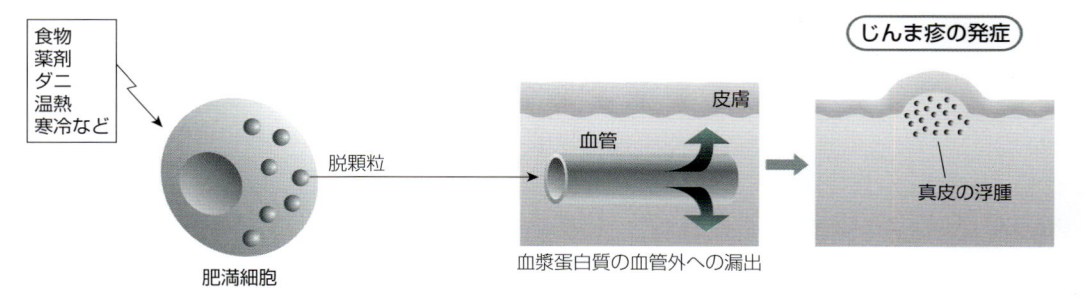

食物
薬剤
ダニ
温熱
寒冷など

脱顆粒

肥満細胞

血管
皮膚

血漿蛋白質の血管外への漏出

じんま疹の発症

真皮の浮腫

漢方薬と服薬上の注意

実証に用いる大柴胡湯,茵蔯蒿湯,黄連解毒湯などは,大黄,山梔子を含むため,下痢に注意します.

大柴胡湯は体力の充実した実証に用い,虚証に用いることはできません.

柴胡剤として,大柴胡湯や十味敗毒湯を用いる場合は,間質性肺炎の発生に留意し,咳や息苦しさの症状に注意します.

体力があり(実証),便秘や季肋部に苦満感があるときには大柴胡湯を用います.口渇と尿が少ないときと便秘があるときには茵蔯蒿湯を用います.肩こりや腹部の筋肉の緊張が良好なものには葛根湯を用います.のぼせ気味で興奮傾向や血色のよい皮膚のときは黄連解毒湯を用います.

体力がふつうの場合(中間証)で,季肋部に苦満感があるときには十味敗毒湯を用います.口渇,尿減少,浮腫に黄疸があるときは茵蔯五苓散を用います.

体力がなく(虚証),体質虚弱で汗をかきやすいときには桂枝加黄耆湯を用います.食餌性のじんま疹には香蘇散を用います.冷え症で体質虚弱のときは真武湯を用います.

体力がある場合 実証	大柴胡湯	便秘や季肋部に苦満感があるときに用いる
	茵蔯蒿湯	口渇と尿が少ないときと便秘があるときに用いる
	葛根湯	肩こりや腹部の筋肉の緊張が良好なものに用いる
	黄連解毒湯	のぼせ気味で興奮傾向や血色のよい皮膚のときに用いる
体力がふつうの場合 中間証	十味敗毒湯	季肋部に苦満感があるときに用いる
	茵蔯五苓散	口渇,尿減少,浮腫に黄疸があるときに用いる
体力がない場合 虚証	桂枝加黄耆湯	体質虚弱で汗をかきやすいときに用いる
	真武湯	冷え症で体質虚弱のときに用いる
	香蘇散	食餌性のじんま疹によく用いる

じんま疹

Case

35歳，女性

寒冷時のじんま疹を主訴として受診しました．プールに入ったり，クーラーの効いた寒い部屋に入ると手足にじんま疹が生じるようになり，体が温まると1時間前後で消失します．

脈は触れにくく，弱い脈です．真武湯を煎薬で与えたところ翌日の午後からは，寒い場所に行ってもじんま疹は出現しなくなりました．

Point 真武湯の服薬指導

真武湯は冷え症で虚証に用います．真武湯は温めて，食後に服用するよう説明します．衣服に注意して身体を冷やさずに温めること，食事は温かい食べ物を摂ることを指導します．

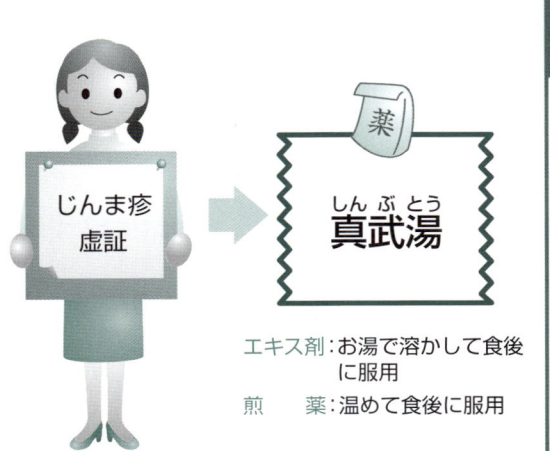

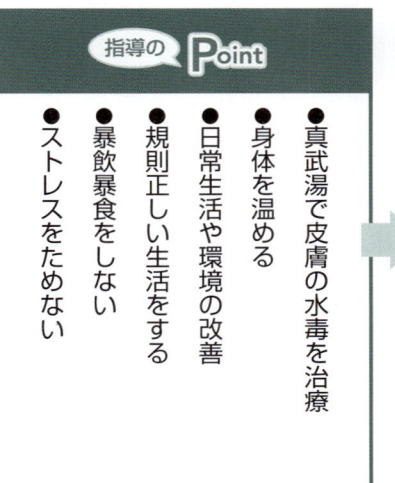

じんま疹 虚証 → 真武湯

エキス剤：お湯で溶かして食後に服用
煎　薬：温めて食後に服用

指導のPoint
- 真武湯で皮膚の水毒を治療
- 身体を温める
- 日常生活や環境の改善
- 規則正しい生活をする
- 暴飲暴食をしない
- ストレスをためない

→ じんま疹の改善

27 脱 毛

患者の主な訴え：細毛と禿頭

　毛は多くの動物で自分の身体を守るためのもので，害虫からの防御，紫外線からの防御，保温などのために重要です．ヒトでは，これらの身体を守るための機能は失われています．毛には身体を守る機能よりも，社会的に大きな意味があります．脱毛症で漢方治療を希望する患者の精神的苦悩は非常に大きなもので，心に深い傷を負っていることが多いです．

　毛の根元の部分を毛包といいます．毛包の数は生まれたときから決まっており，10万～15万本といわれています．毛の成長は男性ホルモンや環境の影響を受けますが，頭髪の伸びる速度は1日に約0.4 mmです．毛は2～6年間の成長期に毛が生え，太く長くなり，その後，2週間の移行期を経て，約3ヵ月間の休止期になり毛の発育は止まり，毛が抜けます．そしてまた新たな毛が作られ，生えて成長していきます．このように，発毛と脱毛をくり返しながら，頭髪全体としては，一定の毛髪の量を保っています．健常人では，洗髪のときに毛は抜けますが，1日に約100本以内が自然な抜け毛の量です．

　病的な抜け毛である「脱毛症」として①男性型脱毛症，②円形性脱毛症について解説します．

① 男性型脱毛症：いわゆる「わかはげ」のことで，遺伝的要因によって毛組織に男性ホルモンが作用することで起こります．休止期の毛包が増加します．男性は前頭部や頭頂部より，年齢とともに徐々に髪の毛が薄くなっていきます．進行すると，後頭部から側頭部を除いて脱毛します．欧米の研究ではミノキシジルがある程度有効という報告があります．

② 円形性脱毛症：前ぶれなく，ある日突然，脱毛が起こり，円形ないし楕円形の脱毛巣が生じます．脱毛の程度がひどいと頭部全体に脱毛が広がることがあります．これを悪性円形脱毛症といいます．俗に「10円ハゲ」ともいわれ，単発もしくは2～3個の脱毛が多くあります．原因は精神的ストレス説，自己免疫説などがいわれています．現在，有力なのはTリンパ球が，自己の毛根を異物として認識するために，毛根を攻撃し，その結果として脱毛が起こる自己免疫疾患であるという説です．

漢方療法

　古代中国では，円形性脱毛症は「油風（ゆふう）」という病名で文献にあります．油風（ゆふう）の原因は，「気，血，水」の中の「血」が虚しているために，「気」とともに皮膚に栄養を与えることができず，毛根は空になって脱毛すると記載されています．漢方治療では，四物湯（しもつとう）で血を補ったり，自己免疫疾患であるということに対して抗炎症作用を期待して柴胡剤（さいこざい）を用います．

脱 毛

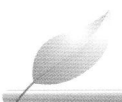

漢方薬と服薬上の注意

　脱毛症の基本処方は柴胡剤です．柴胡剤を長期間使用すると，間質性肺炎を発症することがあり，咳，息切れなどの症状に注意します．

　体力がある場合（実証）で，胸脇部の苦しく張る感じがあり，精神神経症状があるときには柴胡加竜骨牡蛎湯を用います．柴胡加竜骨牡蛎湯には大黄1gが含まれており，虚弱者には用いることができません．下痢をすることがあり注意が必要です．

　体力がふつう（中間証）で，胸脇部の苦しく張る感じがあるときには小柴胡湯を用います．

　体力がない場合（虚証）は，四物湯（当帰，芍薬，川芎，地黄）を用います．四物湯には地黄や川芎が含まれており，胃腸障害を引き起こすことがあるため注意します．

体力がある場合 実証	柴胡加竜骨牡蛎湯	体力が充実していて，胸脇部の苦しく張る感じがあるときによく用いられる
体力がふつうの場合 中間証	小柴胡湯	体力がふつうで，胸脇部の苦しく張る感じがあるときによく用いられる．牡蛎を加味するとより効果がある
体力がない場合 虚証	四物湯	貧血気味の場合に用いられる

Case

24歳，主婦

　子供の病気がなかなかよくならず，悩むことが多く，夜は眠れません．美容院で頭頂部に直径約4cmの円形脱毛症があるといわれ，漢方治療を希望して来院しました．

　脈は触れにくく弱い脈で，腹部の筋肉の緊張と胸脇部の苦しく張る感じがあるので，柴胡加竜骨牡蛎湯を煎じ薬として投与しました．8週間後，毛が生えてきて，10ヵ月後には円形脱毛症は目立たなくなりました．

Point 柴胡加竜骨牡蛎湯の服薬指導

　柴胡加竜骨牡蛎湯は実証に用いる処方です．食間に服用します．柴胡加竜骨牡蛎湯は精神的な原因によって起こる病気に用いられます．ストレスや心労などが大きな原因となる場合があるので，温かい態度で患者の悩みなどを聞いてあげるとよいでしょう．

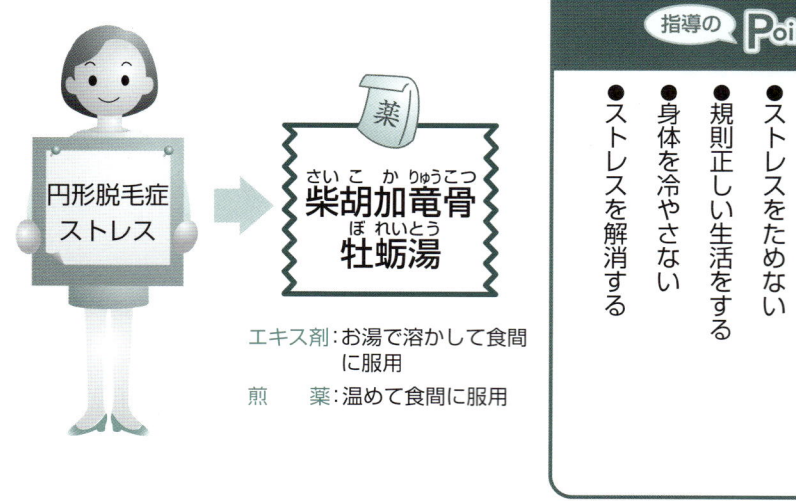

円形脱毛症 ストレス → 柴胡加竜骨牡蛎湯

エキス剤：お湯で溶かして食間に服用
煎　薬：温めて食間に服用

指導のPoint

- 柴胡加竜骨牡蛎湯で毛根の炎症および全身の治療
- ストレスをためない
- 規則正しい生活をする
- 身体を冷やさない
- ストレスを解消する

→ 脱毛の改善

脱 毛

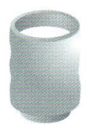

COLUMN

育毛薬

　1980年代に，中国の漢方医が考案した「101」という脱毛症の治療薬が，一時大変なブームになったことがあります．また，現在，育毛薬として，大正製薬から発売されているミノキシジル（商品名リアップ）も，大変な注目を集めています．ミノキシジルは当初，高血圧の治療薬として開発されましたが，臨床試験のときに，この薬剤を服用した人の中で，体毛が増えてくるという副作用が相次ぎ，脱毛症の治療薬として使えるのではないかということで商品化されたものです．

　最近，男性型脱毛症について，大きな治療の進展がありました．男性型脱毛症は，頭頂部を中心とした脱毛症ですが，1960年代，男性ホルモンのジヒドロテストステロン（DHT）が関与していることが示されました．代表的な男性ホルモンであるテストステロンは，Ⅱ型5αリダクターゼという酵素によって，DHTに変換されます．DHTは毛根の細胞活性を抑制し，毛根を萎縮させる作用があります．遺伝的にⅡ型5αリダクターゼの欠損した男性には，男性型脱毛症は発症しません．1997年，このⅡ型5αリダクターゼを選択的に抑制するフィナステリドの経口投与により，DHTの産生が抑制され，脱毛症状を軽減する効果があることが示されました．1998年，米国で男性型脱毛症の治療薬として発売され（商品名プロペシア），2005年には日本でも発売されました．健康保険の適用外の薬剤として，用いることができます．

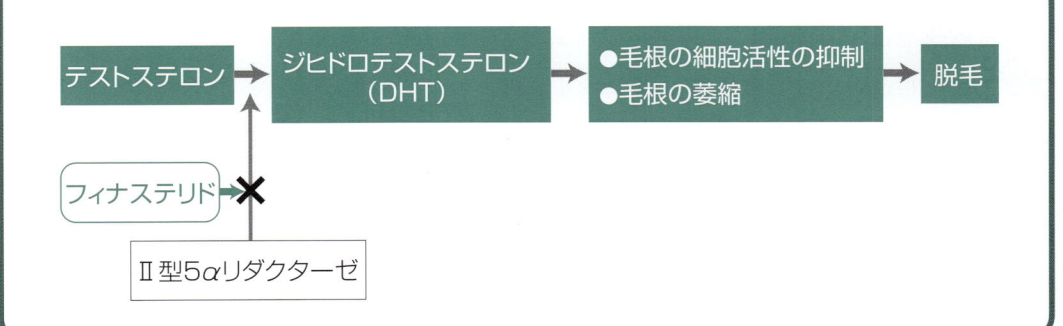

テストステロン → ジヒドロテストステロン（DHT） → ●毛根の細胞活性の抑制 ●毛根の萎縮 → 脱毛

フィナステリド ✗ Ⅱ型5αリダクターゼ

28 子宮内膜症

患者の主な訴え：月経痛，月経障害

　子宮内膜症とは子宮内膜の組織が，子宮腔以外の場所，例えば子宮筋層や腹膜，卵巣などで発育増殖する疾患です．子宮内膜症は生殖可能な年齢の女性の約5〜10％に発生するといわれ，平成9年度の厚生科学研究によれば，約12万人の女性が子宮内膜症の診断にて治療を受けており，100万人の患者がいると推定されています．

　月経痛と不妊症が主要な症状であり，月経困難症，過多月経，不正子宮出血などをきたし，下腹部痛，貧血，腰痛，性交痛，排便痛などを訴える場合があります．月経困難症とは月経および月経前にさまざまな障害が出現し，日常生活に支障をきたす疾患です．下腹部痛，腰痛，下腹部膨満感や重圧感などが主要な症状で，起き上がることができず鎮痛薬，鎮静薬を必要とする場合は病的と考えられます．子宮内膜症の下腹部痛，腰痛の症状は，内膜症の病変の部位と大きく関係します．また，子宮内膜症の20〜70％で不妊症を合併するといわれています．

西洋医学的治療

　ホルモン療法や手術療法などが行われます．

- **ホルモン療法**：正常なホルモン分泌を抑制して月経を止める目的で行われます．GnRHアゴニスト（脳に作用して女性ホルモンの分泌を抑制する効果がある），ダナゾール（子宮内膜を萎縮させる効果がある），ピル（女性ホルモンの分泌を抑制し，妊娠と同じような状態にする）などが用いられます．
- **手術療法**：子宮内膜症の病巣だけを切除する方法，子宮や卵巣と子宮内膜症の病巣全部を摘出する方法があります．手術後に妊娠を希望するかどうかなど，患者の希望に応じて術式を決定します．

漢方療法

　子宮内膜症は，基本的には「血」の病気として考え治療します．「血」の滞った異常状態を「瘀血（おけつ）」といい，月経困難症はこの「瘀血（おけつ）」のために起こると考えています．漢方治療では瘀血の治療薬を駆瘀血薬（くおけつやく）といいますが，月経困難症に限らず，婦人の病気には駆瘀血薬（くおけつやく）が数多く用いられます．漢方薬による治療は副作用がほとんどなく，優れた治療法と考えられます．

子宮内膜症

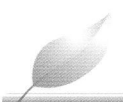

漢方薬と服薬上の注意

　体力があり（実証），のぼせ，肩こり，瘀血のあるときには桂枝茯苓丸を用います．桂枝茯苓丸は実証に用いますが，虚証に用いると下痢や腹痛を起こすことがあります．患者の外見では一見体力が充実しているようにみえますが，実際に診察すると腹力は軟弱で虚証のため注意する必要があります．実証では，「疲れやすい」「下痢しやすい」という症状を訴えることは少ないため，実証と思われても，これらの質問をして虚実を確認するとよいでしょう．

　体力がふつうの場合（中間証）で，冷え，肩こり，めまいや瘀血のあるときには当帰芍薬散を用います．桂枝茯苓丸を与えるべきか，当帰芍薬散を与えるべきか実際には迷うことが多いです．虚実を迷ったならば，より虚証に与える漢方薬から選択します．あたかも虚証にみえて実証のこともあるため，証の見きわめは紙一重のことがあります．

　体力がなく（虚証）胃腸が弱くて，冷え，腹痛，瘀血のあるときには当帰建中湯を用います．月経痛の第1選択薬は当帰建中湯です．当帰建中湯は小建中湯に当帰が加わった処方で，胃腸を丈夫にすると同時に，当帰によって「血」を温める作用があり，貧血気味で冷え症の婦人の腹痛，月経痛にも用います．

体力がある場合 実証	桂枝茯苓丸	のぼせ，肩こり，瘀血のあるときに用いる
体力がふつうの場合 中間証	当帰芍薬散	冷え，肩こり，めまいや瘀血のあるときに用いる
体力がない場合 虚証	当帰建中湯	胃腸が弱くて，冷え，腹痛，瘀血のあるときに用いる

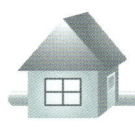

生活指導のポイント

平静なこころと適度な運動が大切です．ストレスを溜めないようにして，「気」をめぐらせるようにします．「気」が病むと「血」も病気となり，「瘀血（おけつ）」が生じて，子宮内膜症を悪化させることになります．

Case　　　　　　　　　　　　　　　　　　　　　　　　　　　38歳，主婦

月経痛がひどく，某産婦人科で腹腔鏡検査を受けた結果，子宮内膜症と診断されました．子宮内膜症に対してホルモン治療を勧められましたが，副作用が心配なため，漢方薬による治療を希望して，当院を受診されました．

がっちりした体格の女性で，桂枝茯苓丸（けいしぶくりょうがん）（煎薬）を投与しました．3週間服用して，月経のとき，凝血塊があり，2ヵ月間服用して，月経痛は改善し鎮痛薬を服用しなくてもよい状態となりました．

Point　桂枝茯苓丸（けいしぶくりょうがん）の服薬指導

桂枝茯苓丸（けいしぶくりょうがん）は，体力がある場合（実証）の瘀血（おけつ）に用いる処方です．

女性の瘀血（おけつ）の治療に桂枝茯苓丸（けいしぶくりょうがん）を用いた場合，薬を服用すると月経のときに凝血塊がみられることがあります．「凝血塊がみられても驚かないでください．悪い物が身体の外へ出たものですので，改善する兆候にあります」と説明します．また，服用し始めて1〜2ヵ月は月経が一時的に悪化したようにみえることもありますが，通常，その後は改善します．もし，出血などが持続する場合は，薬を中止して，芎帰膠艾湯（きゅうききょうがいとう）を服用するとよいでしょう．

子宮内膜症

フロー図

子宮内膜症による月経痛 → 桂枝茯苓丸（けいしぶくりょうがん）

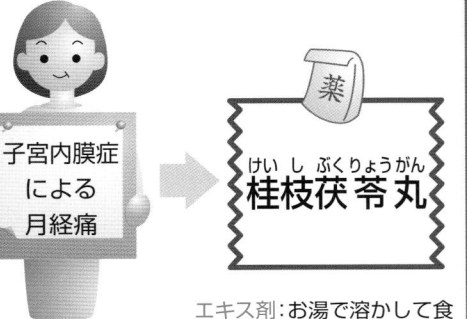

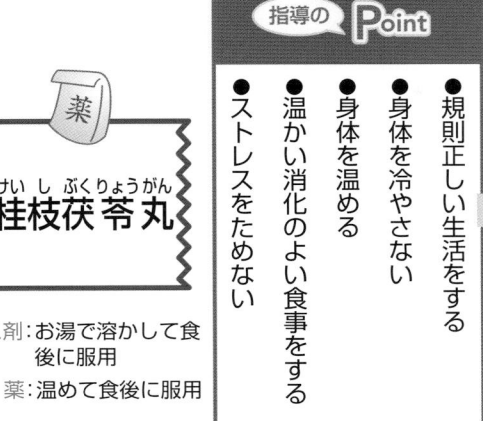

エキス剤：お湯で溶かして食後に服用
煎　薬：温めて食後に服用

指導のPoint
- 規則正しい生活をする
- 身体を冷やさない
- 身体を温める
- 温かい消化のよい食事をする
- ストレスをためない

桂枝茯苓丸で瘀血を治療
→ 月経時に凝血塊 → 瘀血が改善
→ 出血持続 → 芎帰膠艾湯で治療

COLUMN

子宮内膜症は増えている

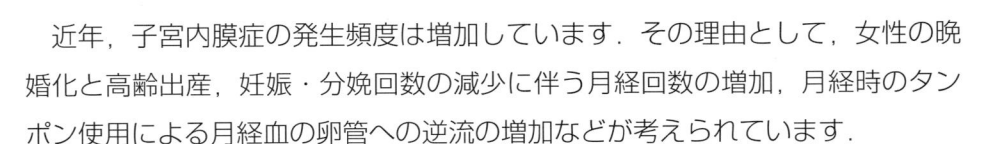

　近年，子宮内膜症の発生頻度は増加しています．その理由として，女性の晩婚化と高齢出産，妊娠・分娩回数の減少に伴う月経回数の増加，月経時のタンポン使用による月経血の卵管への逆流の増加などが考えられています．

　子宮内膜は月経終了後から排卵までの期間では，女性ホルモンのエストロゲンの作用により増殖，肥大します．排卵から月経発来直前まで，エストロゲンの作用に加えて，黄体ホルモンのプロゲステロンの作用が加わり，子宮内膜はさらに肥厚します．エストロゲンとプロゲステロンが少なくなると子宮内膜は剥がれて出血し月経が起こります．これが，子宮腔で起これば，正常な月経ですが，子宮腔以外の場所の腹膜で起こると，腹膜に子宮内膜が剥がれて出血して，大きな月経血の塊となります．また，卵巣で起これば，大きな月経血の塊からなる卵巣腫瘍が発生します．

29 更年期障害

患者の主な訴え：のぼせ，発汗，月経不順

　更年期とは女性の45〜55歳までの期間をいいます．この時期は，妊娠出産可能な性成熟期から老年期へ移行する期間で，卵巣の機能が衰えて女性ホルモンが減少して月経が次第になくなってきます．女性ホルモンの減少によって，自律神経や身体のバランスが崩れて，加齢による影響も伴って多彩で不愉快な症状が出現します．これを更年期障害といいます．

　具体的には，顔のほてり，発汗しやすい，腰や手足の冷え，動悸（主に自律神経系の異常による症状），不眠，イライラ，怒りやすい，憂うつ，頭痛，めまい（主に精神・神経系の異常による症状），肩こり，腰痛，疲れやすい（主に運動・神経系の異常による症状）などの症状が起こります．更年期障害は個人差が大きく，日常生活に支障をきたすほど重い症状の場合からほとんど気にならないくらいの軽い症状までさまざまです．

西洋医学的治療

　主に女性ホルモンを補う治療や精神安定剤の投与です．のぼせ，ほてり，不眠などの症状は改善され，生活の質の向上を図ることができます．しかし女性ホルモンを投与すると，子宮頸がん，子宮体がん，乳がんなどの女性ホルモンが関与する悪性腫瘍の発育を促進するため，これらのがんの有無を確認する必要があります．また，女性ホルモン補充療法には，血栓症，塞栓症，肝障害などの副作用や子宮内膜症，子宮筋腫のある人は症状が悪化することがあります．主治医の先生とよく相談して，十分に納得された上で治療をするのがよいでしょう．

漢方療法

　日本では古くから「血の道」という言葉があり，月経に関連する一切の病態を指しています．更年期障害も「血の道」の1つで，昔から漢方薬による治療が広く行われてきました．漢方薬は副作用がほとんどないため，更年期障害には適した治療といえます．

　漢方医学では，「気」と「血」と「水」という3つの要素が，全身を絶えずめぐっていることによって健康が保たれていると考えています．「気」とは形がなくて働きのあるもの，生きる活力，エネルギーと考えられます．「血」とは西洋医学的な意味の血液とほぼ同じです．「水」とは漢方では血液以外の体液のことです．漢方医学では，更年期障害は「気，血，水」の異常ととらえて治療を行います．多彩な更年期障害の症状の中で，のぼせ，手足のほてり，肩こり，イライラなどの症状は「気」の異常，月経不順などは「血」の異常，めまい，むくみは「水」の異常と考えられます．

更年期障害

漢方薬と服薬上の注意

　更年期障害に用いる漢方薬は，女神散，桂枝茯苓丸，加味逍遙散，当帰芍薬散です．女神散には大黄，加味逍遙散には山梔子が含まれており下痢に注意します．当帰芍薬散には，当帰と川芎が含まれているため，胃腸障害や下痢に注意します．

　更年期障害の基本処方は，加味逍遙散です．加味逍遙散は当帰，芍薬，牡丹皮，山梔子，柴胡，薄荷，茯苓，蒼朮，生姜，甘草から構成されています．当帰，芍薬，牡丹皮，山梔子は「血」の異常を治療し，柴胡，薄荷は「気」の異常を治療し，茯苓，蒼朮，生姜，甘草は「水」の異常を治療する生薬です．「気，血，水」に作用する生薬がバランスよく配合された処方です．

　体力があり（実証），のぼせ，頭重感，不眠，不安などの症状があるときには女神散を用います．体力がふつうで，のぼせがあり，下腹部が堅くて圧痛があるときには桂枝茯苓丸を用います．体力がない場合（虚証）は，第1選択薬として加味逍遙散を用います．めまいや瘀血のあるときには当帰芍薬散を用います．

体力がある場合 実証	女神散	体力が中等度以上でのぼせ，頭重感，不眠，不安などの症状があるときに用いる
体力がふつうの場合 中間証	桂枝茯苓丸	のぼせがあり，下腹部が堅くて圧痛があるときに用いる
体力がない場合 虚証	加味逍遙散	体質は中間～虚弱で，幅広く用いられ，更年期障害の第1選択薬である
	当帰芍薬散	体質は虚弱で，めまいや瘀血のあるときに用いる

Case

52歳，主婦

半年前から，月経がなくなり，イライラ，のぼせの症状が出現してきました．漢方治療を求めて来院されました．体格は普通で，便秘しやすい体質です．

↓

加味逍遙散（煎薬）を処方したところ，イライラやのぼせなどの症状が徐々に改善して，便通もよくなりました．現在も服用中で，良好な経過です．

Point 加味逍遙散の服薬指導

加味逍遙散は，体力がない場合（虚証）の更年期障害に用いる処方です．虚証ですので，食後に服用するように説明します．柴胡を含んでおり，間質性肺炎の症状である持続する咳や息切れの有無について説明します．

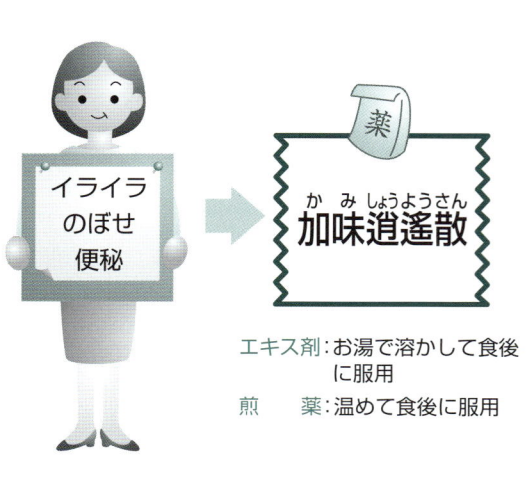

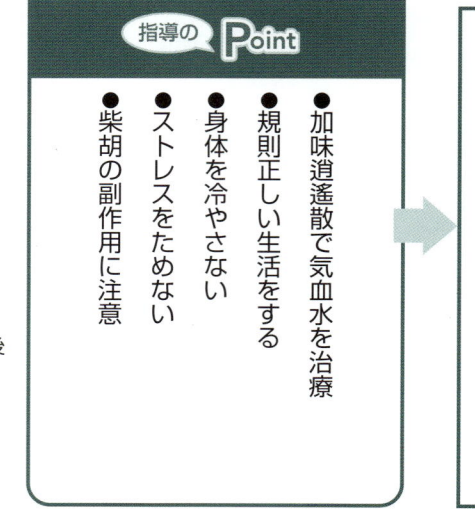

イライラ
のぼせ
便秘

→ 加味逍遙散

エキス剤：お湯で溶かして食後に服用
煎　薬：温めて食後に服用

指導のPoint
- 加味逍遙散で気血水を治療
- 規則正しい生活をする
- 身体を冷やさない
- ストレスをためない
- 柴胡の副作用に注意

→ のぼせ，イライラの改善

30 月経困難症

患者の主な訴え：月経痛，下腹部痛

　月経困難症とは月経および月経前にさまざまな障害が出現し，日常生活に支障をきたすことをいいます．下腹部痛，腰痛，下腹部膨満感や重圧感などが主要な症状で，起き上がることができず鎮痛薬，鎮静薬を必要とする場合は病的です．月経困難症は，子宮筋腫，子宮内膜症，骨盤内臓器炎症などの器質的原因と女性ホルモン・黄体ホルモンのバランス異常（女性ホルモンの過剰や不足した場合）などの機能的原因に分けられます．

西洋医学的治療
　原因に応じたホルモン療法や手術療法などが行われます．基本的には，対症療法であり，鎮痛薬や抗不安薬が投与されます．

漢方療法　には「血」の病気として考え治療します．「血」の滞った異常状態を「瘀血」といい，月経困難症は，主に「瘀血」のために起こると考えています．漢方治療では，月経困難症に限らず，婦人の病気には駆瘀血薬（瘀血を治療する薬）が数多く用いられます．

🍃 漢方薬と服薬上の注意

　桂枝茯苓丸は実証の瘀血を治療する薬です．虚実を誤り虚証に与えると，下痢を引き起こすことがあります．当帰芍薬散には当帰や川芎が含まれており，下痢や胃腸障害に注意が必要です．

　体力があり（実証），体格がよく瘀血のあるときには桂枝茯苓丸を用います．体力がふつうで（中間証），めまいや瘀血のあるときには当帰芍薬散を用います．体力がない場合（虚証）は当帰建中湯を用います．

体力がある場合　実証	桂枝茯苓丸	体格がよく瘀血のあるときに用いる
体力がふつうの場合　中間証	当帰芍薬散	めまいや瘀血のあるときに用いる
体力がない場合　虚証	当帰建中湯	胃腸が弱くて，瘀血のあるときに用いる

Case

22歳，女性

ひどい月経痛と月経不順を訴えています．冷え症で胃腸が弱く，脈は触れにくく弱い．腹診では腹部の弾力は弱く，心窩部の抵抗と左下腹部に圧痛があります．

↓

当帰芍薬散料加附子人参（附子0.4g，人参3g）を煎じ薬として処方しました．1ヵ月後に附子0.8g，2ヵ月後には附子2gとしました．3ヵ月後の月経では併用していた鎮痛薬は服用しませんでした．以後，漢方薬のみで良好な経過です．

Point 当帰芍薬散料加附子人参の服薬指導

当帰芍薬散料加附子人参の意味は，冷え症で中間〜虚証の月経困難症に対して用いる当帰芍薬散に，冷え症の効能を強める意味で附子を加え，さらに胃腸虚弱に対して人参を加味したものです．薬は食後に温かくして服用します．附子が含まれているため，十分な時間をかけて，煎じ加熱します．十分な加熱がされないと，附子中毒になる可能性があります．しかしエキス剤の附子は減毒処理されているため，通常の使用量では中毒を起こすことはありません．

「〜加附子人参」などの加味は，薬剤師が一般用医薬品として処方する場合は行うことはできません．

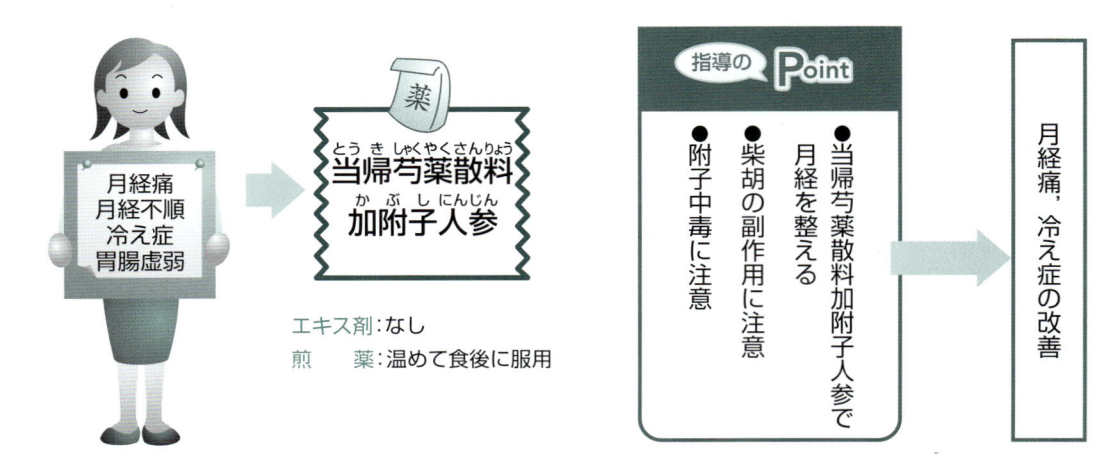

月経痛
月経不順
冷え症
胃腸虚弱
→
薬
当帰芍薬散料
加附子人参

エキス剤：なし
煎　薬：温めて食後に服用

指導のPoint

- 当帰芍薬散料加附子人参で月経を整える
- 柴胡の副作用に注意
- 附子中毒に注意

→ 月経痛，冷え症の改善

月経困難症

Case

16歳，女性

月経の出血が1ヵ月以上続いていると訴えて来院しました．初潮は13歳で，以来，月経不順でした．

脈は触れにくく弱い．腹壁の弾力は正常で，下腹部全体に圧痛があり，芎帰膠艾湯（煎薬）を処方しました．1週間後，出血は減少しましたが立ちくらみがあるという訴えがあり，当帰芍薬散料（煎薬）に変更しました．2週間後には出血は完全に止まりました．その後は，良好な経過です．

Point 芎帰膠艾湯・当帰芍薬散料の服薬指導

芎帰膠艾湯は虚証の出血に対して用いる処方です．虚証のため，食後に薬を温めて服用するとよいでしょう．当帰芍薬散料は，当帰芍薬散を煎じ薬として処方したものです．「料」は，薬の効果を早めたり，服用しやすくする意味があります．当然，食後に薬を温めて服用するとよいでしょう．

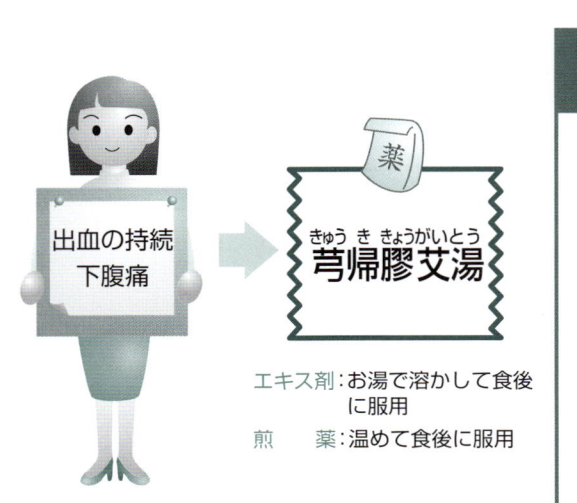

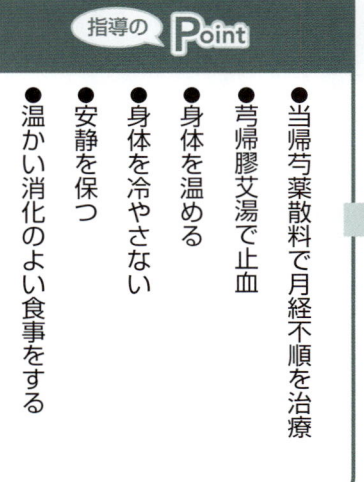

出血の持続
下腹痛
→ 芎帰膠艾湯

エキス剤：お湯で溶かして食後に服用
煎　薬：温めて食後に服用

指導のPoint

- 当帰芍薬散料で月経不順を治療
- 芎帰膠艾湯で止血
- 身体を温める
- 身体を冷やさない
- 安静を保つ
- 温かい消化のよい食事をする

→ 止血，良好な経過

31 冷え症

患者の主な訴え：のぼせ，腰や四肢の冷え

　冷え症は，ありふれた症状です．1年中の季節を通して，大勢の人は冷えのために日常生活に支障をきたしています．とくに，夏の季節は，会社，お店，電車の中でほとんど冷房が効いているため，「冷え症」の人には憂うつな時期となります．

　一方で，冷えは多くの病気の原因になります．不妊症，月経困難症，慢性胃腸炎，しもやけ，レイノー病などの原因として，冷えが関与しています．ところが，西洋医学には「冷え症」という疾患は存在しません．「冷え症」を何とか治療してほしいということで内科や婦人科を受診しても，「冷え症という疾患はない」といわれ有効な治療を受けられません．西洋医学では疾患を治療する場合，「冷え症」か「暑がり」かは，ほとんど考慮されません．ところが，「冷え症」は漢方医学の得意とする病気です．

漢方療法

　漢方医学では「冷え症」を①全身の新陳代謝の低下のために起こる場合，②胃腸機能が低下することによって冷え症になり，水毒（すいどく）が関与する場合，③瘀血（おけつ）という血液循環不全による場合，④「気」の流れが乱れるために起こる場合に分類しています．

①全身の新陳代謝の低下のために起こる場合

　高齢者や甲状腺機能低下症などの病気の人にみられ，脈が触れにくく弱い脈になります．桂枝加朮附湯（けいしかじゅつぶとう），真武湯（しんぶとう），当帰四逆加呉茱萸生姜湯（とうきしぎゃくかごしゅゆしょうきょうとう）などの処方が用いられます．

②胃腸機能が低下することによって冷え症になり，水毒（すいどく）が関与する場合

　冷えると腹痛などを訴え，温かいものを食べたり，お腹を温めるとよくなります．漢方薬では，附子理中湯（ぶしりちゅうとう）などの処方が用いられます．

③瘀血（おけつ）という血液循環不全による場合

　全身または局所の血液循環不全と考えられます．下腹部に抵抗感と圧痛がみられ，当帰芍薬散（とうきしゃくやくさん）などが用いられます．

④「気」の流れが乱れるために起こる場合

　のぼせが混在することが多く，漢方薬では加味逍遙散（かみしょうようさん）などが用いられます．

冷え症

漢方薬と服薬上の注意

　冷え症の治療には，桂枝加朮附湯，真武湯，附子理中湯などの附子の含まれた処方が多く用いられます．陰証であれば，附子はまったく危険なく用いることができます．白虎湯証のように陽証で冷えを訴える場合もあり，「冷え症＝附子剤」ではありません．陰証の症状は，自覚的に冷えを感じ，下痢や尿の色が透明であり，顔色が青白いとか，舌に薄い白苔などです．陽証の場合，自覚的に熱感があり，便秘や，尿の色が黄色や濃い色であり，顔色が赤いとか，舌に黄色の苔などの症状があり，附子剤は原則として用いません．

　体力があり（実証），瘀血のあるときには桂枝茯苓丸を用います．

　体力がふつうで（中間証），めまいや瘀血のあるときには当帰芍薬散を用います．

　体力がなく（虚証），四肢の冷えや疼痛のあるときには桂枝加朮附湯を用います．腰痛，下痢，尿減少のときには真武湯を用います．しもやけやひどい冷え，腰痛，腹痛のあるときには当帰四逆加呉茱萸生姜湯を用います．冷えによる下痢，腹痛のときには附子理中湯を用います．冷え，のぼせ，肩こり，精神不安，憂うつなどのあるときには加味逍遙散を用います．

体力がある場合 実証	桂枝茯苓丸	瘀血のあるときに用いる
体力がふつうの場合 中間証	当帰芍薬散	めまいや瘀血のあるときに用いる
体力がない場合 虚証	桂枝加朮附湯	四肢の冷えと疼痛のあるときに用いる
	真武湯	腰痛，下痢，尿減少のあるときに用いる
	当帰四逆加呉茱萸生姜湯	しもやけやひどい冷え，腰痛，腹痛のあるときに用いる
	附子理中湯	冷えによる下痢，腹痛のあるときに用いる
	加味逍遙散	冷え，のぼせ，肩こり，精神不安，憂うつなどのあるときに用いる

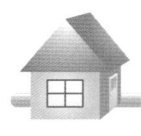

生活指導のポイント

「冷え症」は女性に多くみられる症状です．「冷え症」を治療してほしいと訴えて来院する若い女性を診察すると，驚くほど薄着をしている方が多いです．肌寒い日にスタイルを気にして，薄手のセーターにミニスカートを着ています．「冷え症」を訴える患者には「温かい毛糸の下着をはいてください．腰をひやさないようにしてください」「ミニスカートなどを着ないで，毛織物の温かいズボンをはいてください」とよく話をします．「冷え症」を訴える方は，生野菜や果物，アイスクリームを好んでよく食べる方が多く，養生に反した生活をしています．『養生訓』の中に「養生で大切なことは病気を引き起こすもの，病気を悪化させるものを避けることである」と記載されています．

養生法として，衣服などを工夫して，身体を温め，保温に十分注意することが大切です．冬はミニスカートなどはやめて，ゆったりした温かいズボンや下着，厚手のタイツなどを身につけるようにするとよいでしょう．格好はよくありませんが，健康の方が大切です．冷房の入る時期では，冷房から自分の身体を守るために，必ず外出のときなどには上着を用意するようにします．

食事は果物や生野菜などの身体を冷やす食物を摂取することを避け，必ず火を通した温野菜などを食べるようにします．もちろん，アイスクリームや氷菓子などは少量でやめた方が望ましいでしょう．

SIDE MEMO

養生訓の中の食養生

『養生訓』は，江戸時代の学者，貝原益軒によって著された養生の書物です．83歳の時に執筆し84歳で出版した本です．その内容は8巻からなり，飲食が重要視され，全体の4分の1を占めています．食事の注意として次のような記載があります．「温かいものを食べるのがよく，生ものや冷たいものは食べてはいけない．胃にもたれやすく，下痢を起こしやすい．冷水を多く飲んではいけない．夏期に瓜類や生野菜を多く食べ，冷たい麺類をしばしば口にし，冷水を多く飲むと，秋になって必ず発熱を伴う下痢になる」

(参考文献／貝原益軒著，伊藤友信訳：養生訓，p.110～111，講談社学術文庫，1982)

冷え症

Case

56歳，主婦

　冷え症で，夏でも厚手の靴下や長袖の下着を離せません．胃腸が悪く，胃下垂であまり食事がすすみません．デパートの地下の食料品売り場のような冷えたところに行くと，お腹が痛くなります．漢方薬による改善を期待して，当院を受診しました．

　色白で，やせた体格，脈は触れにくい．真武湯と人参湯を投与しました．2週間ごとに附子の量を増量し，附子5gで徐々に冷えは改善しました．

Point 真武湯合人参湯の服薬指導

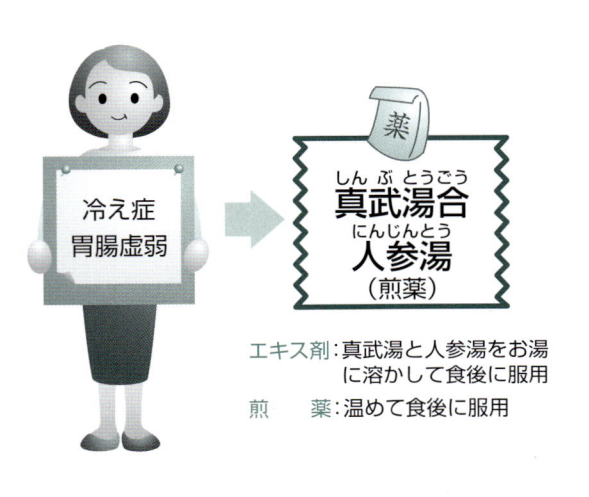

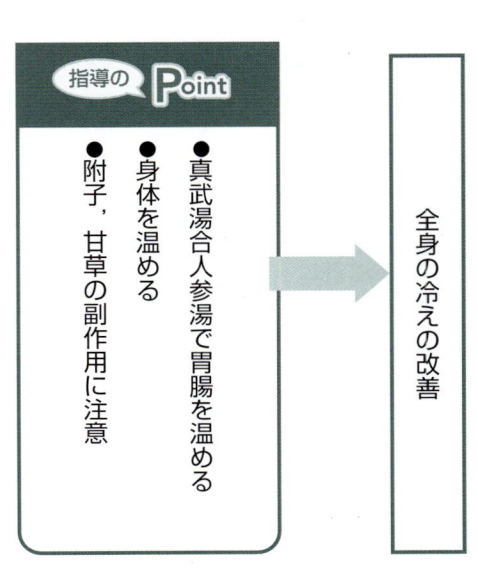

　真武湯合人参湯には，附子と多量の甘草が含まれています．附子は冷え症に用いる生薬で，トリカブトの根です．煎じる時間が短かったり，附子の量が過剰になると附子中毒を起こすことがあります．しかしエキス剤の附子は減毒処理されているため，通常の使用量では中毒を起こすことはありません．甘草には，グリチルリチンが有効成分として含まれているため，偽アルドステロン症に注意します．

冷え症
胃腸虚弱
→ 薬 真武湯合人参湯（煎薬）

エキス剤：真武湯と人参湯をお湯に溶かして食後に服用
煎　薬：温めて食後に服用

指導のPoint

- 真武湯合人参湯で胃腸を温める
- 身体を温める
- 附子，甘草の副作用に注意

→ 全身の冷えの改善

32 不妊症

　生殖可能な年齢において，結婚後2年以上経過しても子供ができない人を不妊症とします．全夫婦の約10％が不妊症であるといわれています．妊娠の過程は夫婦生活の際，女性の排卵日に，男性の精子が子宮卵管の中で卵子と出会い，精子が卵子の中に入り込み，受精が行われ，子宮内膜に着床します．着床した受精卵は，胎盤を形成して発育し約10ヵ月後に出産となります．妊娠のどの過程においても障害が発生すれば順調な妊娠とはならないで，不妊症の原因となります．妊娠が成立するためには，女性の正常な排卵，正常な精子の数や運動能力，卵管が通い着床する子宮内膜が正常であることが大切です．

西洋医学的治療

　ホルモン療法や配偶者間人工受精（AIH），非配偶者間人工受精（AID），体外受精などが行われます（p.159 SIDE MEMO参照）．

漢方療法

　不妊症の漢方治療は西洋医学的治療とはまったく異なる方法です．検査結果は異常がないものの，妊娠できない，すぐ流産してしまうなどの不妊症に漢方治療が効果をあげる場合が多いです．原則は女性についていえば，妊娠しやすい母体を作ることです．漢方的に女性の不妊症の原因としては，次のタイプがあります．

- 冷え症の人：不妊症の重要な原因で，当帰や芍薬で血を温めると妊娠しやすい母体になります．
- 瘀血体質の人：「血」の病理的産物である瘀血が身体に溜まっているので妊娠しにくい状態です．駆瘀血薬の桃仁や牡丹皮などで瘀血を除き，妊娠しやすい母体にします．
- 胃腸虚弱の人：妊娠を維持する力が低下しており，胃腸を丈夫にして妊娠に耐えられる母体にします．
- 実証で肥満型の人：身体に余分なものがついていて妊娠を妨害していると考えます．瀉剤という身体から余分なものを排出する漢方薬で治療します．大黄や枳実などの生薬が用いられます．

　男性不妊症の漢方治療の目的は，よい精子を作りだすための身体を作ることで精子の数や運動能力を増強させることです．主に胃腸や腎を補う漢方薬を用います．よく用いられる漢方薬としては補中益気湯，桂枝加竜骨牡蛎湯，八味地黄丸などがあります．

不妊症

漢方薬と服薬上の注意

　不妊症の治療で用いる処方は，桂枝茯苓丸，当帰芍薬散，当帰建中湯，六君子湯などが主に用いられます．婦人科の疾患に用いる処方とほぼ同じです．桂枝茯苓丸は，虚証に用いると下痢や腹痛を引き起こすことがあります．当帰芍薬散，当帰建中湯などの当帰を含む処方には，当帰による便を柔らかくする作用があり下痢や軟便に注意が必要です．

　体力があり（実証），瘀血のあるときには桂枝茯苓丸を用います．

　体力がなく（虚証），冷え症でめまいや下腹部に圧痛などのあるときには当帰芍薬散料を用います．胃腸が弱く，月経痛などの強いときには当帰建中湯を用います．胃腸虚弱のときには六君子湯を用います．

体力がある場合 実証	桂枝茯苓丸	瘀血のあるときに用いる
体力がない場合 虚証	当帰芍薬散料	冷え症でめまいや下腹部に圧痛などのあるときに用いる
	当帰建中湯	胃腸が弱く，月経痛などの強いときに用いる
	六君子湯	脾胃の虚証のときに用いる

SIDE MEMO

人工授精と体外受精

　配偶者間人工受精（AIH）とは，配偶者の間で，夫から取り出した精子を経腟的に妻に挿入し受精させる治療です．

　非配偶者間人工受精（AID）とは，非配偶者の間（夫婦でない場合）で，男性から取り出した精子を経腟的に女性に挿入し受精させる治療です．

　体外受精は，原則的には配偶者間で行われ，夫から取り出した精子と経腹腔鏡的に取り出した卵子を試験管の中で受精させ，受精卵を妻の子宮へ戻す治療です．

Case

32歳，主婦

結婚して2年になりますが，妊娠できず挙児希望で当院を受診しました．月経不順と月経痛があり，月経血中に血塊があります．

下腹部に瘀血の圧痛もあります．桂枝茯苓丸（煎薬）を約4週間服薬したところ，妊娠しました．出産予定日の3日後には，3,700gの男児を出産しました．

Point 桂枝茯苓丸の服薬指導

桂枝茯苓丸は実証に用いる漢方薬です．瘀血を出す作用があり，月経のときに一時的に血塊が多く出るかもしれませんが，血塊は瘀血が改善されよい傾向であると説明します．もし下痢したり，だるくなったりするときは医師に相談するようにと話します．

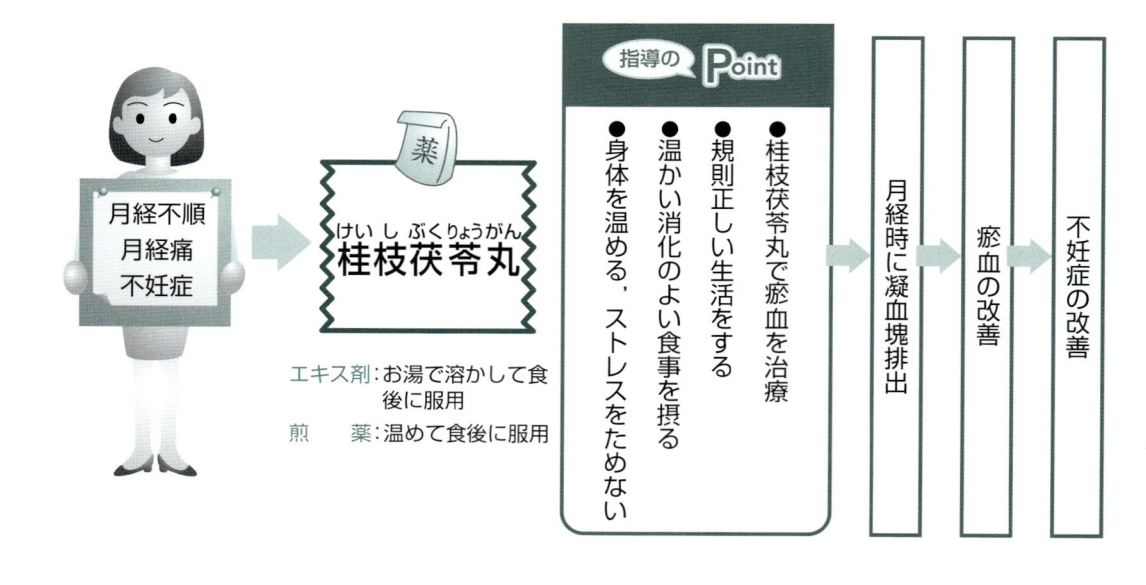

月経不順・月経痛・不妊症 → 桂枝茯苓丸

エキス剤：お湯で溶かして食後に服用
煎　薬：温めて食後に服用

指導のPoint
- 桂枝茯苓丸で瘀血を治療
- 規則正しい生活をする
- 温かい消化のよい食事を摂る
- 身体を温める，ストレスをためない

月経時に凝血塊排出 → 瘀血の改善 → 不妊症の改善

COLUMN

マカと不妊症

アンデス産マカはペルーの民間薬として男女ともに，性機能の改善に使用され，最近不妊に効くということで用いられています．「アンデスのバイアグラ」などと呼ばれています．動物実験ではラット，マウスの動物で雌雄ともに性ホルモンの上昇，性行動の促進，交尾回数の増加，射精回数の増加が確認されています．マカはダイコンやカブと同じアブラナ科の植物です．日本では「アンデスの人参」とも呼ばれています．食用とされるのは地下の塊茎の部分で，南米のアンデス山脈の標高3,000～4,000ｍの高地で栽培されています．富士山と同じレベルかそれ以上の標高になるので，環境は厳しく，収穫には７～９ヵ月を要します．マカには炭水化物，タンパク質，ビタミン，カルシウム，鉄などの各種ミネラル，アミノ酸などの栄養分が豊富に含まれています．

マカは古代よりアンデス住民の健康や戦士の活力の源として使われてきました．アンデスに住む人々によれば，マカを食べると頑健で，長寿で，理性に富むといわれています．アンデス山脈の高地に近づくにつれ，非常に栄養状態のよい子どもと体格のよい大人に出会う理由もマカにあるといわれています．ペルーの民間療法では，マカは不妊症の治療に用いられてきました．即効性はなく，数ヵ月間服用することが必要といわれています．

副作用についての情報は公表されていないため，注意が必要です．マカの服用を希望される方は，主治医または，中国製の薬剤に詳しい医療関係者に相談してから服用することを勧めます．

33 不眠症

　1997年，国立公衆衛生院（現在の国立保健医療科学院）の土井由利子らにより，睡眠と健康に関する全国調査が行われ，不眠の有症率は男性17.3％，女性21.5％（年齢調整済み）でした*．現代社会では，人工光により自然光による明暗のメリハリがきわめて弱くなり，かつ，明暗のタイミングにも狂いを発生させています．また，不夜城化した社会では，疲れて体内に催眠物質が放出され眠りたくなっても，仕事や勉強や家事など抱え込んでしまった活動量の増加により，睡眠時間を削って眠りを犠牲にしてしまっている，と土井は指摘しています．

　人は夜に眠り，日中は起きてさまざまな社会活動をします．このリズムは24時間ごとにくり返される基本的な生体のリズムです．睡眠は昼間の活動で疲れた身体を休めたり，疲労を回復したりします．毎日の生活の中で，十分な睡眠をとることは，健康な生活を営む基礎となります．睡眠は何時間とればよいか，ということについては個人差があり，5時間で十分という人もいれば，9時間寝ないと調子が悪いという人もいます．

　眠れないという訴えの方を不眠症と診断しますが，不眠症は入眠障害，熟眠障害，早朝覚醒の3つのタイプに分けられます．熟眠障害と早朝覚醒は同時に出現することが多いです．

　不眠症の原因によって①心因性不眠症，②精神病性不眠症，③身体性不眠症，④環境性不眠症，⑤薬物性不眠症に分類されます．

不眠症の治療

　まず，薬を使わない補助療法を行い，不眠症を起こしやすい不適切な生活習慣があれば改善したり，根底にあるストレスを解決することが大切です（p.165生活指導のPoint参照）．

不眠症の3つのタイプ

- 入眠障害：布団に横になってから寝入るまで30分以上かかるもの
- 熟眠障害：眠りが浅く夜中に何度も目が覚めて，ぐっすり眠れないもの
- 早朝覚醒：普段より2時間以上はやく目が覚めて，その後再び眠ることができないもの

（*参考文献／土井由利子：日本人の眠りの特徴，こころの科学，No.119，2005年1号）

不眠症

西洋医学的治療

　20世紀初頭にバルビツール酸系睡眠薬が登場し，睡眠薬として広く用いられましたが，耐性や依存性，中毒症状が生じやすいという欠点がありました．20世紀後半にはベンゾジアゼピン（BZ）系睡眠薬が開発され，以前の睡眠薬に比べて安全性が高く，依存性が少ないという特徴があります．現在用いられている睡眠薬の大部分はBZ系睡眠薬（トリアゾラム，エチゾラムなど）です．しかし，BZ系睡眠薬にも副作用があり，服用した翌日の眠気やふらつき，長期間服用すると依存性が現れ，記憶障害が起こり認知症に似た症状が出現することがあります．

漢方療法

　強い睡眠効果はありませんが，副作用はほとんどありません．「気」のめぐりが悪くなることによって，不眠になると考え，主に「気」に作用する漢方薬を用いて治療します．

不眠症の原因による分類

心因性不眠症	突然の精神的ショック（転職，愛する人の死など），ストレス（試験の不安，提出原稿の締め切りなど）のために起こる不眠症で，神経質で過敏な性格の場合がある
精神病性不眠症	統合失調症，躁うつ病などの精神疾患によって起こる不眠症で，このタイプの不眠症は原因となる疾患の治療が最優先に必要である
身体性不眠症	発熱，痛みなどの身体的原因で起こる
環境性不眠症	枕が変わると眠れないなど，音，光，温度などに影響されて不眠になる場合である
薬物性不眠症	中枢神経系を刺激する作用のあるコーヒーなどを多量に摂ると不眠になるが，3～5杯のコーヒーでも睡眠が障害されうる．喘息治療薬のテオフィリン，甲状腺ホルモン剤のレボチロキシンナトリウムなどは不眠を起こすことが知られている．何らかの薬を服用してから不眠症になった場合は，薬が原因である可能性がある．また，眠りたいために少量のアルコールを服用すると，眠りを誘うが，中等量のアルコールを服用すると夜中に目覚めることが多くなる

漢方薬と服薬上の注意

　不眠症に用いる漢方薬は，黄連解毒湯，柴胡加竜骨牡蛎湯，抑肝散，酸棗仁湯，加味逍遙散などです．黄連解毒湯は山梔子，黄芩，黄連，黄柏からなり，山梔子には下剤としての効果があり下痢に注意します．柴胡加竜骨牡蛎湯には大黄が含まれており，下痢に注意が必要です．抑肝散，加味逍遙散には柴胡が含まれているため，間質性肺炎が発症することがあり，頑固な咳や息切れの出現に注意すべきです．

　体力があり（実証），精神が異常に興奮したり，のぼせたりするときには黄連解毒湯を用います．動悸，イライラ，不安感があり，胸部から脇にかけての苦しく張る感じがあるときには柴胡加竜骨牡蛎湯を用います．

　体力がふつうで（中間証），精神が緊張していて，イライラしたり，怒りっぽいときには抑肝散を用います．

　体力がなく（虚証），神経過敏で身体に疲労がたまっているときには酸棗仁湯を用います．肩こり，冷えのぼせ，更年期などのときには加味逍遙散を用います．

体力がある場合 実証	黄連解毒湯	精神が異常に興奮したり，のぼせたりして不眠になる場合に用いる
	柴胡加竜骨牡蛎湯	動悸，イライラ，不安感があり，胸部から脇にかけての苦しく張る感じがあるときに用いる
体力がふつうの場合 中間証	抑肝散	精神が緊張していて，イライラしたり，怒りっぽいときに用いる
体力がない場合 虚証	酸棗仁湯	神経過敏で，身体に疲労がたまっているときに用いる
	加味逍遙散	肩こり，冷えのぼせがあり，更年期などに起こる不眠症に効果がある

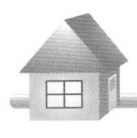

生活指導のポイント

不眠症の補助療法（薬を使わない治療法）を行い，不適切な生活習慣を改善します．

1. 就寝時間を規則正しくし，2回以上の昼寝はしない．起床時間も一定に決める．
2. 夕方以降はコーヒーや多量のアルコールの飲用，喫煙を避け，寝る前の過度の空腹も避ける．
3. 一定の時間に軽い運動や，温い湯でゆっくり入浴する．
4. 眠る直前には読書や運動を避ける．寝るときの環境（寝具，音，光，温度，湿度など）を整える．
5. 寝床の中で，睡眠と関係ないこと（軽食を摂る，テレビを観る）はしない．

SIDE MEMO

精神病による不眠症

うつ病やパニック障害，統合失調症などの精神疾患によっても不眠は起こります．うつ病による不眠は，早朝に覚醒してしまう早朝覚醒不眠や寝た気がしない熟眠障害の場合が多いです．うつ病の症状である抑うつ気分，意欲低下，興味の喪失，喜びの喪失，集中力の低下，罪悪感，死にたくなる（自殺念慮）などの症状の有無をチェックする必要があります．

パニック障害では，再び苦しくなるのではないかという予期不安の存在，電車に1人で乗れない，1人で買い物に行けないなどの症状の有無をチェックする必要があります．

統合失調症では，幻聴，幻覚，妄想の有無をチェックする必要があります．いずれも，専門家の治療が必要です．

Case

60歳，女性

最近，イライラすることがあり，眠れなくなったという訴えで来院しました．話はじめると興奮して，声を震わせて話をします．体格は小太りで，赤ら顔です．

失眠穴（足のかかとの中心）に毎日灸をするように指導をして，黄連解毒湯（煎薬）を処方しところ，数日して，徐々に眠れるようになりました．約半年間服用して治療を終了しました．

Point 黄連解毒湯の服薬指導

黄連解毒湯は非常に苦い薬であること，山梔子が含まれているため下痢をするかもしれないことを説明します．1日3回，食後に服用するよう説明します．

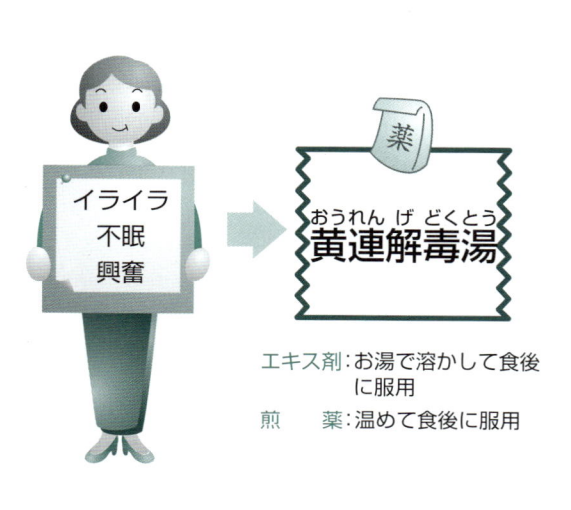

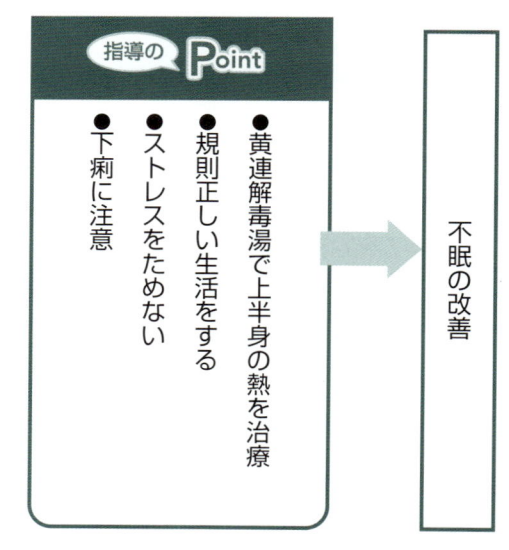

イライラ
不眠
興奮

↓

黄連解毒湯

エキス剤：お湯で溶かして食後に服用
煎　薬：温めて食後に服用

指導のPoint
- 黄連解毒湯で上半身の熱を治療
- 規則正しい生活をする
- ストレスをためない
- 下痢に注意

→ 不眠の改善

34 うつ病

患者の主な訴え：不安，イライラ

　うつ病は，憂うつな気分や意欲の低下などを主要な症状として起こし，社会生活に著しい障害をきたす疾患です．感情あるいは気分の疾患ともいわれています．WHO世界保健機関によれば，うつ病は一般人口における約3％の有病率といわれ（100人の中で3人はうつ病），これを老年人口に限ると，5～10％がうつ病であるといわれています．

　うつ病の症状は精神症状と身体症状から構成され，下図に示すような症状があります．また，精神症状が目立たないうつ病は内科の病気と間違えることがあり，「仮面うつ病」と呼ばれています（p.168 SIDE MEMO参照）．

　発症の誘因には次のものがあります．

① 親しい人との死別，失恋，離婚などによる「喪失体験」が，うつ病を引き起こす大きなきっかけになります．また，更年期以降の婦人では，子どもの巣立ちによって家庭が空になったように感じる「空の巣症候群」という言葉で表現されるうつ病が増加しています．

② 夫婦や親子，友人などとの「対人関係の不和」もうつ病発症の誘因となります．

③ 引っ越しや環境の変化によって，うつ状態になることがあります．

④ 中年の働き盛りの男性にとって，長引く不況のなかで，職場の環境や経済的な問題のために，うつ病に襲われ，自殺する患者の数が増加する傾向にあります．

　うつ病になりやすい人には特徴があり，まじめで几帳面，我慢してしまうタイプで，悩み・苦しみを表面に出さない人に多くみられます．

うつ病

精神症状
- 憂うつな気分（抑うつ気分）
- 何かするのがおっくうであること（精神運動抑制）
- イライラする気分（不安・焦燥）
- 申しわけないという感情（自責感）
- 朝に憂うつ感がひどく，夕方になると元気が出てくること（日内変動）　など

身体症状
- よく眠れない，早朝に目が覚めてしまう（睡眠障害）
- 食欲がなくなり，食事をしても砂をかむようで，おいしくない（摂食障害）
- 性的な興味や意欲が減退する（性欲低下）
- 非常に疲れやすい（倦怠感）　など

治療の基本

「休養」と「薬」が治療の基本です．「休養」は大切です．仕事量をできるだけ減らすことが重要です．できれば，しばらく会社を休んだり，必要なら入院するのがよいでしょう．専門医とよく相談して，治療の計画を立てるべきです．

西洋医学的治療

治療薬の進歩はめざましく，副作用が少なくて，使いやすい薬剤が開発されてきました．うつ病では神経伝達物質であるセロトニンやノルアドレナリンの代謝異常が発見され，セロトニンやノルアドレナリンの代謝系に作用するマレイン酸フルボキサミンやミルナシプランという新しい薬が開発されました．

- 選択的セロトニン再取り込み阻害薬（SSRI）［マレイン酸フルボキサミン］：セロトニン再取り込みを調節するセロトニントランスポーターを阻害する作用を持ち，神経細胞がセロトニンを再び取り込むのを阻害します．副作用は吐き気，嘔吐，下痢，性機能障害，頭痛があります．
- セロトニン・ノルアドレナリン再取り込み阻害薬（SNRI）［ミルナシプラン］：セロトニン，ノルアドレナリン両方の再取り込み阻害作用を有します．抗うつ効果は強い薬です．副作用には，排尿困難，頭痛，悪心があります．薬の効果が出るまでは普通，1～2週間かかります．

漢方療法

漢方薬はうつ病の治療に一定の効果があります．西洋薬と併用すると効果的です．漢方医学の病理概念の「気，血，水」という考え方に対して，うつ病は主に「気」の異常と考えられます．「気」は生きる活力・パワーと考えられていて，「気」を調節する漢方薬をうつ病に対して用います．

SIDE MEMO

仮面うつ病
「頭痛，倦怠感，肩こり，胃の痛み，下痢，便秘，発汗，息苦しさ」などの身体症状が目立つうつ病の場合です．内科の病気と間違えることがあります．

漢方薬と服薬上の注意

　うつ病に用いる漢方薬は，柴胡加竜骨牡蛎湯，半夏厚朴湯，加味逍遙散，加味帰脾湯などです．柴胡加竜骨牡蛎湯には大黄，加味帰脾湯には山梔子が含まれており，下痢に注意します．加味帰脾湯，加味逍遙散には柴胡が含まれているので，間質性肺炎が発症することがあり，頑固な咳や息切れの出現に注意すべきです．

　うつ病の第1選択薬として加味帰脾湯を用います．

　体力があり（実証），便秘で焦燥感が強いときには柴胡加竜骨牡蛎湯を用います．

　体力がふつうで（中間証），強い抑うつ感や喉の違和感のあるときには半夏厚朴湯を用います．体力がなく（虚証），イライラや不定愁訴の多いときには加味逍遙散を用います．

体力がある場合 実証	柴胡加竜骨牡蛎湯	便秘で焦燥感が強いときに用いる
体力がふつうの場合 中間証	半夏厚朴湯	強い抑うつ感や喉の違和感を目標に用いる
体力がない場合 虚証	加味逍遙散	イライラや不定愁訴の多いときに用いる
	加味帰脾湯	不眠，不安で体質が弱い者に用いられ，うつ病の第1選択薬として使われている

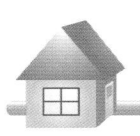

生活指導のポイント

　安静が大切です．仕事，日常生活のスタイルと一定の距離をおき，何もせず，家でぶらぶらしたり，入院という方法を取るのもよいと思われます．症状の回復には，数週間〜3ヵ月間前後かかることを本人と家族に説明することが大切です．うつ病が改善すると，不眠や食欲不振が徐々によくなっていきます．

　1年以上は十分なうつ病の薬物療法を行うことが重要です．薬物療法の副作用について十分な説明をし，医療に対する信頼を損ねないようにします．

Case

59歳，女性

夫が定年になり，家に1日中いるようになりました．初夏の頃より，不眠になり，イライラして，何もする気がなく外出が苦痛になりました．眠りが段々浅くなり，精神科を受診して，うつ病と診断されました．7種類のうつ病の薬を服用して，約5年間加療を受けました．大量の薬をのみ続ける不安から，知人に当院を紹介され受診しました．

脈が触れにくく弱い脈で，胃腸が弱い．加味帰脾湯（エキス剤）を処方して，徐々に気持ちが落ち着いてきました．服薬して3ヵ月後には，気分も落ち込むことなく，薬は7種類から4種類に減少しました．状態は良好です．

Point　加味帰脾湯の服薬指導

加味帰脾湯を1日3回，きちんと食後に服用するように説明します．自分の判断で精神科の薬は減らさないこと，病状が改善すれば徐々に薬は減っていくことを説明します．

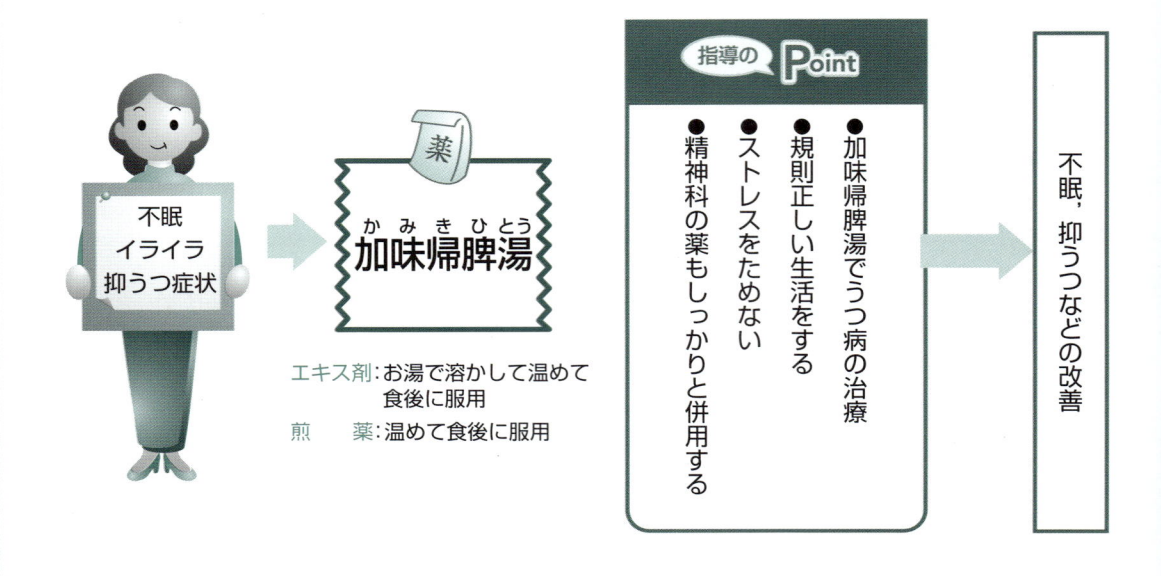

不眠
イライラ
抑うつ症状

→ 加味帰脾湯

エキス剤：お湯で溶かして温めて食後に服用
煎　薬：温めて食後に服用

指導のPoint

- 加味帰脾湯でうつ病の治療
- 規則正しい生活をする
- ストレスをためない
- 精神科の薬もしっかりと併用する

→ 不眠，抑うつなどの改善

COLUMN

自殺と漢方

　警察庁の発表によると2004年度の自殺者は，32,325人で前年度より2,102人少ない人数でしたが，7年連続で3万人を上回ったということです．

　自殺の原因としてはリストラ，過労，経済苦，うつ病などがあります．実際にはうつ病がかなりの割合を占めていると考えられ，患者数は多いです（有病率：約3％）．うつ病は抑うつ気分，おっくうな気分抑制，不安や焦燥，自責感などの症状があります．とくに自責感が強く出ると，自殺に走ってしまいます．うつ病の治療の基本は「休養」と「薬物療法（抗うつ薬，漢方薬など）」です．

　漢方薬では，「気」を調節する薬の加味帰脾湯，加味逍遙散，半夏厚朴湯，柴胡加竜骨牡蛎湯などがよく用いられます．漢方薬は抗うつ薬，向精神薬で問題となる副作用がたいへん少なくて，服用することが容易です．漢方薬単独でうつ病を治療することもありますが，漢方薬と抗うつ薬を併用することも行われています．

35 心身症

患者の主な訴え：緊張，不安，不眠

　ストレスという言葉は毎日のようにテレビや新聞に現れてきます．ストレスという言葉を初めて用いたのは，1935年カナダのハンス・セリエという生理学者です．セリエは体外から加えられた各種の有害刺激に対応して，体内に生じる障害や防御反応をストレスと命名しました．そしてストレスによって生体には胃・十二指腸潰瘍，副腎皮質の肥大などを特徴とする身体の変化が起こることを発見しました．ストレス反応の時間的経過は警告反応期，抵抗期，疲弊期へと移っていきます．警告反応期はストレスがあるので気をつけなさいというシグナルが出る時期です．抵抗期はストレスに対して，自分の身体を守る時期です．疲弊期はストレスに対して抵抗するが，抵抗にも限度があり身体がやられてしまう時期です．これは精神的なストレスについても同じようなことがいえます．

　われわれは仕事，人間関係，家族とのストレスなど，多くのストレスに囲まれて社会生活を送っています．程度の差こそさまざまですが，ストレスのない人はいないと思われます．ストレスに対して，身体が抵抗して，抵抗しきれずストレスに敗れ疲弊期となり，病気になります．そしてこのようなストレスによって起こる身体的な疾患を心身症といいます．

漢方療法

　漢方医学では，心身症は「気，血，水」という病因の中で，「気」の異常によって引き起こされると考え，「気」を調節する漢方薬を用いて治療します．

ストレス反応の時間的経過
（警告反応期，抵抗期，疲弊期）

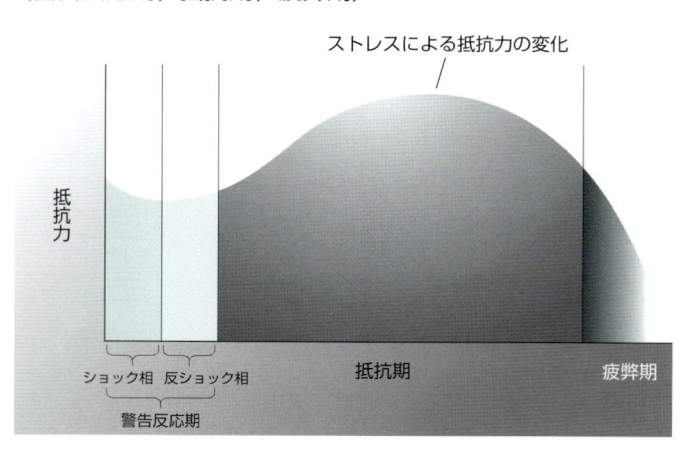

心身症

漢方薬と服薬上の注意

　心身症の治療に用いられる漢方薬は，黄連解毒湯，柴胡加竜骨牡蛎湯，抑肝散，加味逍遙散，桂枝加竜骨牡蛎湯などです．黄連解毒湯と加味逍遙散には山梔子が含まれており，下痢する場合があり，要注意です．柴胡加竜骨牡蛎湯には大黄が含まれており，下痢に注意します．柴胡加竜骨牡蛎湯，抑肝散，加味逍遙散には柴胡が含まれており，柴胡の副作用としての間質性肺炎が起こる可能性があるため，頑固な咳，息切れなどの症状に注意します．

　体力があり（実証），精神が異常に興奮したり，のぼせのあるときには黄連解毒湯を用います．動悸，イライラ，不安感があり，胸部から脇にかけての苦しく張る感じがあるときには柴胡加竜骨牡蛎湯を用います．

　体力がふつうで（中間証），精神が緊張していてイライラしたり，怒りっぽいときには抑肝散を用います．

　体力がなく（虚証），肩こり，冷えのぼせなどのあるときには加味逍遙散を用います．体力の低下した人で動悸などのあるときには桂枝加竜骨牡蛎湯を用います．

体力がある場合　実証	黄連解毒湯	精神が異常に興奮したり，のぼせのあるときに用いる
	柴胡加竜骨牡蛎湯	動悸，イライラ，不安感があり，胸部から脇にかけての苦しく張る感じがあるときに用いる
体力がふつうの場合　中間証	抑肝散	精神が緊張していて，イライラしたり，怒りっぽいときに用いる
体力がない場合　虚証	加味逍遙散	更年期などに起こる不眠症に効果がある
	桂枝加竜骨牡蛎湯	体力の低下した人で動悸などのあるときに用いる

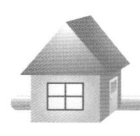

生活指導のポイント

　ストレスに対する養生(ようじょう)としては，心をゆったりとした和んだ精神状態を維持することが大切です．しかし，ストレス社会に生きるわれわれとしては，穏やかな精神状態を維持することはたいへん難しいことです．ストレスを避けることはほとんど不可能です．そのためストレスとうまく共存していく方法・技術が大切です．ストレスが襲ってきても，ストレスに対抗する手だてによって私たちの身を守ることは可能です．少量のアルコールやカラオケ，温泉やシャワー，音楽やダンスなど仕事と関係ない趣味を持ち，利害関係のない人と交際したり，旅行をするのもストレス解消にはよいことです．さらに，心療内科や精神科の医師の助けを借りて，心理療法，薬物療法などを受けることも大切です．

SIDE MEMO

精神神経内分泌免疫学について
　最近の精神神経内分泌免疫学という新しい学問の発達によって，精神状態が身体症状に影響を及ぼすことを科学的に解明することが試みられています．目で見たり，聞いたりした心理的ストレスは感覚系を介して中枢神経系に影響を及ぼし，脳の中の視床下部−下垂体−副腎系・自律神経系を介して免疫系に影響を及ぼします．その結果，さまざまなストレスが感染症，アレルギー性疾患，自己免疫疾患，がんの発生率を増加させることが明らかになりました．

心身症

Case

50歳，女性

母親が脳梗塞で倒れ，寝たきりの状態となり，自分と父親と兄弟で介護をしています．仕事は管理職で多忙です．同居している自分の負担が多いと感じていて，最近，動悸や胸が苦しくなり，救急病院を何回か受診することがありました．しかし心電図や24時間心電図などの結果は正常といわれます．知人から漢方を勧められ，当院を受診しました．

加味逍遙散（エキス剤）を処方し，愚痴や不満を診察時に吐き出させる支持療法を行いました．約1ヵ月後，動悸などの症状が改善してきました．約2年間，良好で，現在も服用中です．

Point 加味逍遙散の服薬指導

加味逍遙散は体力のない場合（虚証）に用います．加味逍遙散には柴胡や山梔子が含まれており，下痢に注意します．また，間質性肺炎が起こる場合もあり，持続する咳や息切れの症状があれば医師に相談するように説明します．

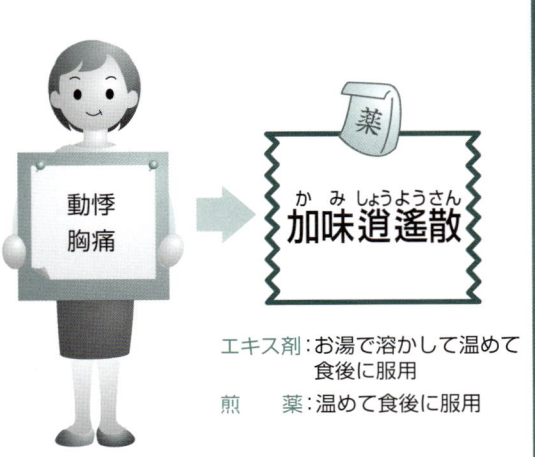

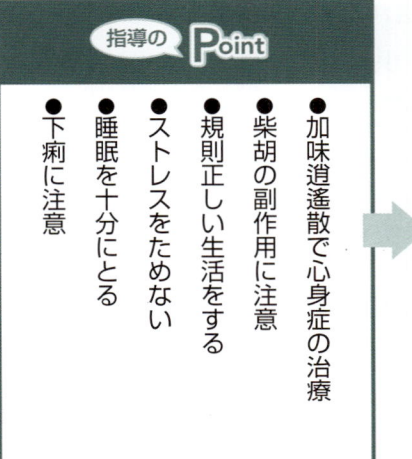

動悸・胸痛 → 加味逍遙散

エキス剤：お湯で溶かして温めて食後に服用
煎　薬：温めて食後に服用

指導のPoint
- 加味逍遙散で心身症の治療
- 柴胡の副作用に注意
- 規則正しい生活をする
- ストレスをためない
- 睡眠を十分にとる
- 下痢に注意

→ 動悸，胸痛の改善

36 統合失調症

　統合失調症（以前は精神分裂病と呼ばれていた）は，幻覚や妄想，考えの乱れの症状が起こり，明らかな原因がなく，主として青年期に出現します．症状は，徐々に進行し，社会生活や対人関係を維持するのが困難となっていく場合があります．統合失調症の出現頻度は人口1,000人あたり7人といわれていて，けっしてまれな疾患ではありません．

　統合失調症は1896年，ドイツの精神科医クレペリンが「青年期に発し慢性に経過し最後には痴呆にいたる」という早発性痴呆と呼ぶ概念を発表し，1つの精神の疾患であるといいだしました．1911年，スイスの精神科医ブロイラーは，クレペリンの早発性痴呆という疾患は「精神機能が分裂している」ことが重要な特徴であると主張し，精神分裂病という病名を提唱し，最近まで広く用いられてきました．統合失調症は小児期に発症することもあります．小児期に発症した統合失調症の患者の中には，「ひきこもり」あるいは「自閉症」が原因で発症する場合があります．自閉症（統合失調症）では幻覚や妄想など明らかな異常体験を訴えて学校へ行けなくなる，自閉症を発症してかなり時間が経過した後に，感情の鈍麻や自発性の減退により不登校になる場合があります．

西洋医学的治療

　薬物療法，精神療法，社会復帰療法などがあります．薬物療法ではフェノチアジン系（クロルプロマジン），ブチロフェノン系（ハロペリドール）などが代表的です．最近はリスペリドンや塩酸ペロスピロンなどという新しい抗精神病薬が用いられます．精神療法では患者の精神世界を理解しようと努力し，信頼的な対人関係を通して，患者が社会生活を送れるように訓練するものです．社会復帰療法は患者の社会復帰を図るための治療法で，具体的にはレクリエーション療法などが行われます．

漢方療法

　統合失調症に対する漢方治療は，目立った副作用がなく，有効な治療法です．火の邪気が体内に充満すると狂の症状が出現するという考えがあり，黄連解毒湯（おうれんげどくとう）などの，「火」を鎮める漢方薬が統合失調症ではよく用いられます．また，「気，血，水」の異常を調節する漢方薬も用いられます．

統合失調症

漢方薬と服薬上の注意

　統合失調症に用いる漢方薬は，黄連解毒湯，柴胡加竜骨牡蛎湯，桃核承気湯，抑肝散，加味逍遙散，桂枝加竜骨牡蛎湯などですが，黄連解毒湯が基本処方になります．黄連解毒湯は，胸中の熱の邪気を冷やし取り除く効果があります．煎じ薬を使用するときは，黄連解毒湯加甘草として用いることが多いです．黄連解毒湯や加味逍遙散には山梔子，柴胡加竜骨牡蛎湯と桃核承気湯には大黄が含まれており，下痢に注意が必要です．柴胡加竜骨牡蛎湯，抑肝散，加味逍遙散には柴胡が含まれており，柴胡の副作用としての間質性肺炎が起こる可能性があり，頑固な咳，息切れなどの症状に注意します．

　体力のある場合（実証）は第1選択として黄連解毒湯を用います．動悸，イライラ，不安感があり，胸部から脇にかけて苦しく張る感じがあるときには，柴胡加竜骨牡蛎湯を用います．瘀血が関係するときには桃核承気湯を用います．

　体力がふつうで（中間証），精神が緊張していて，イライラしたり，怒りっぽいときには抑肝散を用います．体力がなく（虚証），冷え，のぼせ，肩こりなどのあるときには加味逍遙散を用います．

　体力の低下した人で動悸などがあるときには桂枝加竜骨牡蛎湯を用います．

体力がある場合　実証	黄連解毒湯	精神が異常に興奮したり，のぼせのあるときに用いる
	柴胡加竜骨牡蛎湯	動悸，イライラ，不安感があり，胸部から脇にかけての苦しく張る感じがあるときに用いる
	桃核承気湯	瘀血が関係し，出産などを契機に狂の症状が発症する場合に用いる（瘀血が精神を犯すと狂の症状が出現することがある）
体力がふつうの場合　中間証	抑肝散	精神が緊張していて，イライラしたり，怒りっぽいときに用いる
体力がない場合　虚証	加味逍遙散	更年期などに起こる不眠症に効果がある
	桂枝加竜骨牡蛎湯	体力の低下した人で動悸などのあるときに用いる

177

Case

33歳，男性

22歳のときに幻覚や妄想が出現し，近くの精神科の病院で統合失調症と診断されました．以後，入退院をくり返し，5種類の抗精神病薬を服用しています．最近，幻覚がひどく，イライラして不眠です．入院を勧められましたが，知人から漢方薬を勧められて，当院を受診となりました．

「火毒」による病状と診断し，黄連解毒湯（エキス剤）を処方しました．漢方薬を服用して，心が落ち着き，よく眠れるようになり，幻覚の症状が著明に減少しました．入院の必要がない状態となり，現在まで約3年間，外来で安定して加療中です．

Point　黄連解毒湯の服薬指導

黄連解毒湯は実証に用いられます．苦い薬ですが，食後に3回服用するようにと説明します．黄連解毒湯には山梔子が含まれており，下痢する場合があることも説明します．下痢するようなら，医師または薬剤師に相談するよう説明します．

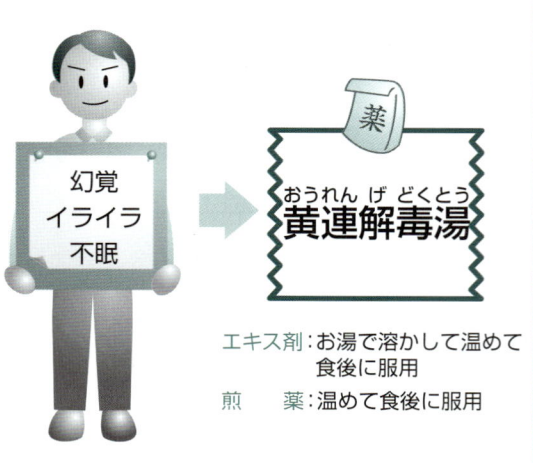

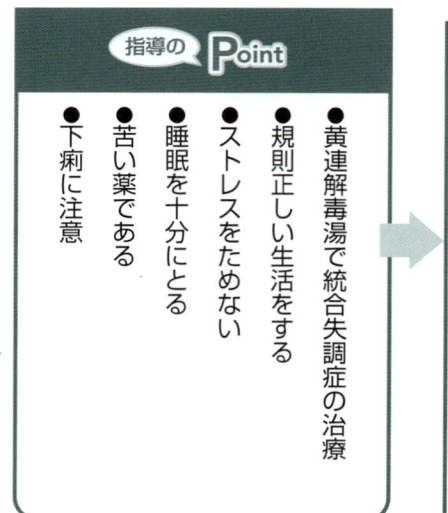

幻覚
イライラ
不眠

→ 黄連解毒湯

エキス剤：お湯で溶かして温めて食後に服用
煎　薬：温めて食後に服用

指導のPoint

- 黄連解毒湯で統合失調症の治療
- 規則正しい生活をする
- ストレスをためない
- 睡眠を十分にとる
- 苦い薬である
- 下痢に注意

→ 幻覚，イライラ，不眠の改善

統合失調症

COLUMN

将軍湯（大黄一味）について

　将軍湯という大黄一味による処方があります．将軍という名前は，峻烈で速いということを示す意味があり，中国・明の時代の医学書『壽世保元』の中に癲狂という病気（統合失調症）の治療に将軍湯が鎮静効果があるとの記載があります[*1]．

　最近，福岡大学の藤原道広教授は，大黄の抗精神病作用について報告しています．「大黄水製エキスは健常ラットに対してなんら影響しないが，メタンフェタミンによる自発運動興奮の鎮静作用，嗅球摘出によるラットの攻撃行動の馴化作用およびアポモルヒネやメタンフェタミンによるラットの旋回運動の拮抗作用があった．この有効成分は分子量約2,980のカテキン類からなる縮合型タンニンである．また，脳内作用部位が大脳辺縁系のドパミンやノルアドレナリン神経系であるため，薬剤性パーキンソニズムや内分泌異常の発現のない治療薬として期待される」という内容です[*2]．

引用文献／[*1]　龔廷賢：壽世保元．和刻漢籍医書集成第12輯，p149，エンタプライズ
　　　　　[*2]　藤原道広：漢方方剤と脳機能疾患．日本東洋医学会雑誌，54巻（別冊号），S78，2003

37 がん（悪性腫瘍）

　多くのがん患者は，がんと診断されて，これからの不安，社会的にもう仕事ができないのではないか，収入は，家族は，ローンは，とさまざまな悩みにうちひしがれています．患者の精神的な苦痛を癒すのは，身体の治療以上に，医療の中では重要な仕事です．最近の精神免疫学の進歩は，精神の状態が免疫のシステムに大きな影響を与えていることを明かにしました．「笑い」はがん患者の免疫機能を高め，うつ状態では免疫細胞であるNK細胞，B細胞，T細胞の機能が低下すると報告されています．1985年，イギリスのペッティンガーらは，乳がん患者の生存率が，精神状態によって大きく異なることを明らかにしました．積極的に病気に立ち向かう群は生存率がよいのに，絶望している群は低い生存率でした．患者の信念とか信仰というものは病状に大きく影響を与えることも事実です．わずかでも生きる希望を持ってもらうことは大切なことです．漢方は患者に生きる希望を与える1つの有力な手段です．

西洋医学的治療

　現在の死亡原因の第1位であるがんという疾患は，現代医学においても完全に治療することはできません．外科手術によって，全部のがんを取り除くことができれば幸運であり，完全に切除できないことも多いです．手術と併用して，抗がん剤などによる化学療法や放射線療法，免疫療法などが行われます．しかし，その治療効果は満足すべきものとはいえません．

　がんに用いられる薬物は，①DNAに作用する薬，②微小管に作用する薬，③ホルモン様の受容体に作用する薬に分類されます．①DNAに作用する薬としては，アルキル化薬（シクロホスファミドなど），抗腫瘍性抗生物質（アドリアマイシンなど），トポイソメラーゼ阻害薬（イリノテカンなど）があります．②微小管に作用する薬は，ビンクリスチンなどがあります．③ホルモンの受容体に作用する薬には，タモキシフェンなどがあります．また，最近では分子標的治療薬（細胞増殖に関与する分子や血管新生因子などを標的にした抗腫瘍薬）が開発されてきました．

漢方療法

　漢方薬は万能の薬ではなく，魔法の薬でもありません．しかし，経験的に漢方薬は，がんに対して一定の効果があることが知られています．

　転移がすでに存在している回復が困難な患者に対して，漢方治療をすることにより，苦痛を軽減し，胃腸の働きをよくして五臓六腑の調和を整え，人間としての生活の質を

がん（悪性腫瘍）

向上させることが可能となる場合があります．がん患者に対する漢方薬の使用目的は，①手術後の体力回復と免疫力の増強を目的とする場合，②抗がん剤や放射線療法の副作用軽減を目的とする場合，などがあります．

| がん患者に対する漢方薬の主な適応 | ● 手術後の体力回復と免疫力の増強を目的とする場合
● 抗がん剤や放射線療法の副作用軽減を目的とする場合 |

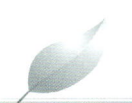

漢方薬と服薬上の注意

　がんに対する漢方薬として，十全大補湯，補中益気湯，四君子湯などを基本処方として用います．実際には十全大補湯に紫根，猪苓，白花蛇舌草，半枝連，カワラタケを加えます．白花蛇舌草，半枝連，カワラタケなどは健康保険では使用することができません．十全大補湯には地黄が含まれているため，胃腸障害が起こることがあります．胃腸虚弱の人には地黄を減量して使用するか，かわりに補中益気湯，四君子湯などを用います．

十全大補湯	がん患者の倦怠感，食欲不振，貧血などの全身状態の改善と白血球減少防止作用，免疫能賦活作用がある．実験的には腫瘍増殖の抑制と生存期間の延長，がん転移の抑制などが知られている
補中益気湯	がん患者の消化機能を改善し，倦怠感，食欲不振などを改善する．免疫能賦活作用，放射線防御作用，抗腫瘍効果がある
四君子湯	手術直後の低下した体力を改善する作用がある

Case

40歳，女性

乳がんの手術後，肝臓や全身に多発性の転移がみつかり，余命数ヵ月と某がん専門病院で診断されました．漢方療法を希望し，当院を受診しました．

十全大補湯加味（煎薬）を投与し，養生法の指導をして治療を続けた結果，約10年間生存しました．この方は，前向きな性格のため，自分の病気によかれと思うことは積極的に実践しました．このように総合的な東洋医学の治療によって，免疫力を高めることにより，末期的ながん患者であっても長く生きることができた一例です．

Point 十全大補湯の服薬指導

十全大補湯は免疫力を高め，全身状態を改善する効果があります．地黄や当帰，川芎が含まれており，胃腸障害の副作用が起こる可能性について説明します．

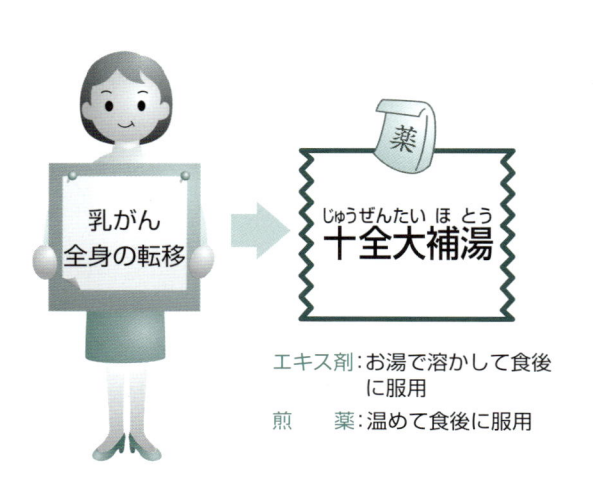

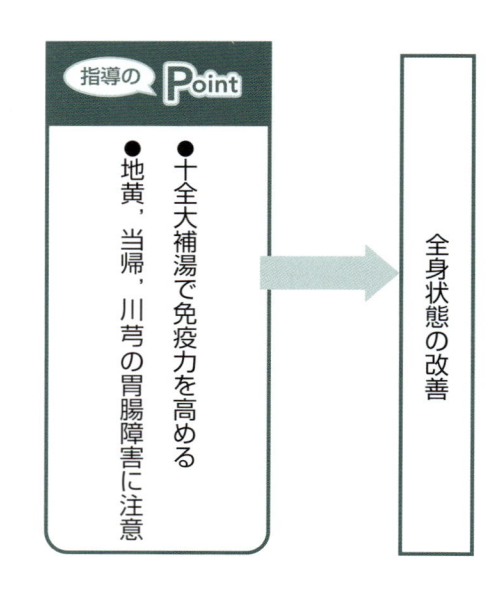

乳がん 全身の転移 → 十全大補湯

エキス剤：お湯で溶かして食後に服用
煎　薬：温めて食後に服用

指導のPoint
- 十全大補湯で免疫力を高める
- 地黄，当帰，川芎の胃腸障害に注意

→ 全身状態の改善

がん（悪性腫瘍）

COLUMN

活性化リンパ球療法
－1つの免疫療法－

　国立がんセンターの高山，関根らによって，肝臓がんの手術後の再発を活性化リンパ球療法が抑制した報告が2000年，Lancetに掲載されました．活性化リンパ球療法とは患者から採取した血液からリンパ球を取り出して，インターロイキン2と抗CD3抗体を加えて，試験管内で活性化させ，患者体内に点滴で戻すという治療法です．150例の肝細胞がんの患者を，活性化リンパ球療法を行った群（76例）と活性化リンパ球療法を行わなかった群に分けて，5年間観察し，肝細胞がんの手術後の再発を検討した研究です．活性化リンパ球療法を行った群は，活性化リンパ球療法を行わなかった群に比べて有意に肝細胞がんの手術後の再発を抑制できたという結果でした．

　世界で初めて，活性化リンパ球療法という免疫療法が肝細胞がんの手術後の再発を抑制できたもので，たいへん価値のある報告といえます．活性化リンパ球療法はがんの再発予防効果，免疫力の亢進，QOL（生活の質）の改善などが期待され，副作用はほとんどありません．しかし，現時点では健康保険で認められていない治療法で，非常に高価な治療法です．

（参考文献／Tadatoshi Takayama, Teruaki Sekine, Masatoshi Makuuchi et al： Adoptive immunotherapy to lower postsurgical recurrence rates of hepatocellular carcinoma : a randomised trial. THE LANCET, 356 : 802-807, 2000）

38 小児科領域の漢方治療

　小児への漢方薬服用上の注意，感冒，虚弱体質，てんかん，熱性けいれん，夜泣き（夜啼症），夜尿症の漢方治療について述べます．

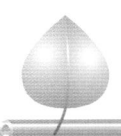

小児への漢方薬服用上の注意

　麻黄を含む処方（麻黄湯，葛根湯，麻杏甘石湯，小青竜湯など）の適応が多く，附子を含む処方（真武湯，桂枝加朮附湯など）を使うことはあまり多くありません．抑肝散のように，小児神経科領域の病気の治療において母子同服が必要な場合もあります．薬用量については，通常西洋医学で用いられているAugsberger, von Harnack, Young, Clarkらの小児薬用量の式に基づいて投与します．von Harnackによれば，成人量を1とすると，新生児は1/20～1/10，6ヵ月は1/5，1歳は1/4，3歳は1/3，7.5歳は1/2，12歳は2/3です．

　服薬の実際については，苦くて服薬しにくいときは単シロップや蜂蜜を加えたり，甘いジュースに混ぜたり，漢方薬エキスをきな粉に混ぜて服用させるとよいでしょう．ココアに混ぜるとまったく漢方薬の嫌な味がなくなります．また，夏ならシャーベットに，冬ならゼリーにして食べさせるのも1つの方法です．当然，空腹のときの方が服用させやすいです．乳児に投与するときは，食事の前に，母親の指を湿らせて漢方薬を指に付着させ，乳児の口腔内の頬部の内側の部位にすりつけてから母乳やミルクを与えるとよいでしょう．

von Harnackの小児薬用量換算表

成人量	新生児	6ヵ月	1歳	3歳	7.5歳	12歳
1	1/10	1/5	1/4	1/3	1/2	2/3

小児への漢方薬ののませ方

- 単シロップや蜂蜜を加える
- 甘いジュースに混ぜる
- 漢方薬エキスをきな粉に混ぜる
- ココアに混ぜると漢方薬の嫌な味がなくなる
- 夏ならシャーベットにする
- 冬ならゼリーにして食べさせる
- 空腹のときに服用させる
- 乳児の頬部の内側の部位にすりつけて乳を与える

小児科領域の漢方治療

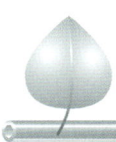

感冒

　小児の感冒も成人の感冒も基本的には漢方における治療法に大差はありません．ここでは，便宜上，普通感冒と胃腸型感冒に分けて述べることにします．

普通感冒

　普通感冒は頭痛，発熱，鼻水，咳嗽などが主な症状です．現代医学的治療は対症療法です．漢方医学では発汗の有無によって治療内容が異なります．

❶汗のある感冒

　漢方医学では，体の抵抗力が弱った状態（虚証）のときには発汗すると考えており，汗のある感冒のときには弱い感冒の漢方薬である桂枝湯や桂枝麻黄各半湯（桂枝湯1/3量と麻黄湯1/3量を混合したもの）を用います．

・香蘇散：胃腸虚弱な小児の感冒にまず用います．
・桂枝湯：桂枝湯は悪寒，発熱，頭痛があって自然と発汗しているものを使用目標（証）とします．
・桂枝麻黄各半湯：桂枝麻黄各半湯は感冒の初期に用いられることもありますが，かぜの初発後1週間前後に用いられることが多いです．桂枝麻黄各半湯の使用目標は軽度の頭痛，悪寒，発汗傾向で，桂枝湯の使用目標より脈の緊張がよく，力がある状態と考えられています．しかし，実際には，桂枝湯と桂枝麻黄各半湯の使用目標の区別がはっきりと判断できないときもあります．そのようなときにはまず，桂枝湯を1回分服用させてみて，20〜30分外来のベットで様子観察をします．桂枝湯で効果がなければ，桂枝麻黄各半湯を1回分服用させてみます．薬が病状に適合していれば，20〜30分で何らかの症状の改善をみることが多いです．

❷汗のない感冒

　無汗の感冒に用いられる処方は葛根湯，麻黄湯などです．
・葛根湯：葛根湯の使用目標は無汗，頭痛，悪寒，肩や首がこる，脈が浮いている状態です．
・麻黄湯：葛根湯よりもさらに脈の緊張が強く，ゼイゼイする状態があれば麻黄湯を用います．麻黄湯と葛根湯との鑑別に困ったときはまず，葛根湯を投与して，30分外来のベットで様子を観察してみます．葛根湯で効果がなければ，麻黄湯を投与します．

> 胃腸型感冒

　胃腸型感冒とは，発熱，嘔吐，下痢などの症状を有するいわゆる「お腹にくる感冒」です．漢方薬としては五苓散や人参湯が主に用いられます．通常の小児科外来では嘔吐にはドンペリドンやメトクロプラミドなどの制吐薬，下痢には止痢薬を投与しますが，症状を抑えることが困難な場合もあります．漢方医学では，五苓散などを与えることにより，簡単に治癒してしまう症例を少なからず経験します．

　腹痛のある胃腸型感冒のときには，芍薬甘草湯の投与により，腹痛の症状を抑えることが可能です．通常の胃腸型感冒では五苓散を第1選択薬として用います．冷えが関係するときは人参湯を投与します．

● 小児感冒の漢方治療

普通感冒	汗のある感冒 虚証	香蘇散	胃腸虚弱な小児の感冒に用いる
		桂枝湯	悪寒，発熱，頭痛があって自然に発汗するときに用いる
		桂枝麻黄各半湯	軽度の頭痛，悪寒，発汗傾向のあるときに用いる
	汗のない感冒 実証	葛根湯	無汗，頭痛，悪寒，肩や首がこるときに用いる
		麻黄湯	無汗，頭痛，悪寒，ゼイゼイするときに用いる
胃腸型感冒		五苓散	嘔吐，口渇，尿減少，発熱，下痢，腹痛のあるときに用いる
		人参湯	下痢，冷えの症状が強いときに用いる

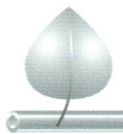

虚弱体質

　虚弱体質とは一般の小児に比べて易感染の傾向があり，頻繁に発熱などをくり返し，やせていかにも弱々しい体質を指す言葉です．

　代表的な虚弱体質に用いられる漢方薬は，抗炎症作用を有する柴胡剤（小柴胡湯，柴胡桂枝湯），しばしば腹痛を訴える小児に胃腸を丈夫にして虚弱体質の改善を図る建中湯類（小建中湯，黄耆建中湯），下痢，軟便の傾向があり胃弱で元気のない小児には人参剤（人

参湯，六君子湯），気管支喘息や喘息性気管支炎を基礎疾患にもつ小児には麻黄剤（麻杏甘石湯，小青竜湯）などがあります．体力のある場合（実証）は，扁桃腺やリンパ節が腫大したり，熱を出しかぜを引きやすい小児には，小柴胡湯を用います．気管支喘息を有している小児がよく感冒にかかるときには，小青竜湯を用います．咳嗽，口渇，ゼイゼイする呼吸困難などの症状を起こすときには，麻杏甘石湯を用います．体力がふつうの場合（中間証）は，かぜを引きやすく，腹痛を起こしやすい小児には，柴胡桂枝湯を用います．体力のない場合（虚証）は，疲れやすく，腹痛やよく鼻出血を起こす虚弱児には，小建中湯を用います．多汗，盗汗があり，よく化膿性の疾患にかかりやすい虚弱児には，黄耆建中湯を用います．胃弱で下痢しやすく唾液が多い小児には，人参湯を用います．胃弱で食欲がなく元気のない虚弱児には，六君子湯を用います．

●虚弱体質に用いられる漢方薬

体力がある場合 実証	小柴胡湯	扁桃腺やリンパ節が腫大したり，熱を出しかぜを引きやすい小児に用いる
	小青竜湯	気管支喘息を有している小児がよく感冒にかかるときなどに用いる
	麻杏甘石湯	よく咳嗽，口渇，呼吸困難などの症状を起こす小児に用いる
体力がふつうの場合 中間証	柴胡桂枝湯	かぜを引きやすく，腹痛を起こしやすい小児に用いる
体力がない場合 虚証	小建中湯	疲れやすく，腹痛やよく鼻出血を起こす虚弱児に用いる
	黄耆建中湯	多汗，盗汗があり，よく化膿性の疾患にかかりやすい虚弱児に用いる
	六君子湯	胃弱で食欲がなく元気のない虚弱児に用いる
	人参湯	胃弱で下痢しやすく唾液が多い小児に用いる

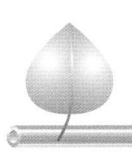

てんかん

　てんかんとは脳の神経細胞に発作性の電気的興奮異常が起こり，その結果，発作性かつ再発性に運動や意識，知覚，自律神経症状が生ずるものです．抗てんかん薬の進歩はめざましいものがありますが，漢方薬もかなり有効な処方があります．抗てんかん薬と漢方薬を併用すると抗てんかん薬の量を少なくすることができる場合があります．実際の処方は次の通りです．体力のある場合（実証）は，柴胡加竜骨牡蛎湯を用います．体力がふつうの場合（中間証）は，柴胡桂枝湯を用います．体力がなく（虚証），よくあくびをするときには，甘麦大棗湯を用います．

●てんかんの漢方治療

体力がある場合 実証	柴胡加竜骨牡蛎湯	比較的丈夫な体質の小児に用いる
体力がふつうの場合 中間証	柴胡桂枝湯	かぜを引きやすく，てんかんの第1選択に用いる
体力がない場合 虚証	甘麦大棗湯	虚弱な小児でよくあくびをする小児に用いる

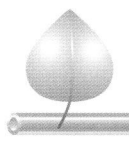

熱性けいれん

　乳幼児が感冒などの発熱に伴ってけいれんを起こすことをいいます．生後6ヵ月～4歳くらいまでに起こり，予後は良好であり，7歳以降，発作は自然消失します．発作時は現代医学的治療が優先します．漢方治療では，体質改善を目標にして治療を行います．体力のある場合（実証）は，柴胡加竜骨牡蛎湯を用います．体力がふつうの場合（中間証）は，柴胡桂枝湯を用います．体力がなく（虚証），よくあくびをするときには，甘麦大棗湯を用います．

● 熱性けいれんの漢方治療

体力がある場合 実証	柴胡加竜骨牡蛎湯	比較的丈夫な体質の小児に用いる
体力がふつうの場合 中間証	柴胡桂枝湯	かぜを引きやすく,熱性けいれんの第1選択に用いる
体力がない場合 虚証	甘麦大棗湯	虚弱な小児でよくあくびをする小児に用いる

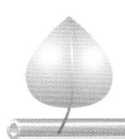

夜泣き（夜啼症）

乳児後半に多くみられ,夜寝てから1～2時間たった頃,突然に泣き出す状態をいいます.3～6歳の神経質な虚弱体質の小児に多く,恐ろしい夢をみたために起こることもあります.体力のある場合（実証）は,抑肝散を第1選択に用います.体力がなく（虚証）,よくあくびをする小児には,甘麦大棗湯を用います.神経質な小児には,桂枝加竜骨牡蛎湯を用います.抑肝散や甘麦大棗湯で無効のときには,芍薬甘草湯を用います.

● 夜泣き（夜啼症）の漢方治療

体力がある場合 実証	抑肝散	夜泣きの乳児に第1選択に用いる
体力がない場合 虚証	甘麦大棗湯*	虚弱な小児でよくあくびをする小児に用いる
	桂枝加竜骨牡蛎湯	虚弱な夜泣きの小児に用いる

＊：抑肝散や甘麦大棗湯が無効のときに芍薬甘草湯を用いると効果をみることがある

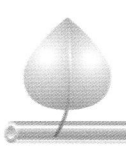

夜尿症

　夜尿症とは，夜寝てから無意識的に尿を漏らしてしまう病気です．普通3歳後半までに，昼夜の排尿の調節が可能となることが多いですが，この年齢を超えて夜間に尿を漏らしてしまう場合には治療をします．漢方治療が有効な場合が多いです．体力のある場合（実証）は，元気な小児で筋肉の緊張がよいときには，葛根湯を用います．口渇が強くて，水をよく飲み，丈夫な体質のときには，白虎加人参湯を用います．体力のない場合（虚証）は，小建中湯を夜尿症の第1選択に用います．神経質な小児には，桂枝加竜骨牡蛎湯を用います．

●夜尿症の漢方治療

体力がある場合　実証	葛根湯	元気な小児で筋肉の緊張がよく，小建中湯が無効のときに用いる
	白虎加人参湯	口渇が強くて，水をよく飲み，丈夫な体質の小児に用いる
体力がない場合　虚証	小建中湯	夜尿症の第1選択に用いる．大多数の夜尿症の患者は小建中湯で治療することができる
	桂枝加竜骨牡蛎湯	神経質な小児に用いる

付 録

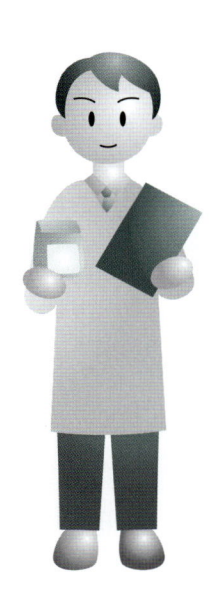

1 汎用される漢方製剤の応用目標と解説
2 注意すべき生薬
3 保険で使用できる生薬

1 汎用される漢方製剤の応用目標と解説

太字は重要基本処方，数字は医療用漢方エキス製剤の各メーカー共通のコード番号．
構成生薬に示した数字はグラム数を表す

安中散（あんちゅうさん） 5	目標	①胃痛　②体質虚弱　③冷え症
	解説	虚証の胃炎の第1選択薬である．多くの市販されている漢方胃腸薬が安中散を基本に作られている
	構成生薬	桂皮3，延胡索3，牡蛎3，茴香2，甘草2，縮砂2，良姜1
胃苓湯（いれいとう）	目標	①腹痛　②下痢　③嘔吐
	解説	平胃散と五苓散の合方である．水毒により，腹痛，下痢，嘔吐などの急性胃腸炎の症状を起こした者に用いる
	構成生薬	厚朴2.5，蒼朮2.5，沢瀉2.5，猪苓2.5，陳皮2.5，白朮2.5，茯苓2.5，桂皮2，生姜1.5，大棗1.5，甘草1
茵蔯蒿湯（いんちんこうとう）	目標	①黄疸　②上腹部の不快感　③便秘
	解説	茵蔯蒿湯は，便秘，腹満，尿減少，口渇などの症状のある者に用い，急性肝炎，じんま疹に用いる機会が多い．慢性肝炎の治療には，小柴胡湯や大柴胡湯と合方して用いることがある
	構成生薬	茵蔯蒿4，山梔子3，大黄1
茵蔯五苓散（いんちんごれいさん）	目標	①口渇　②尿減少　③肝臓障害
	解説	五苓散に茵蔯蒿を加えた処方である．肝硬変や肝硬変の腹水の治療に用いる．肝硬変や肝炎以外では，腎炎，じんま疹などに用いる
	構成生薬	沢瀉5，猪苓3，茯苓3，白朮3，桂皮2，茵蔯蒿4
温経湯（うんけいとう） 106	目標	①口唇，手掌の乾燥　②冷え症　③瘀血
	解説	主として婦人病に用い，不妊症，手掌角化症などに用いる
	構成生薬	半夏4，麦門冬4，当帰3，川芎2，芍薬2，人参2，桂皮2，阿膠2，牡丹皮2，甘草2，生姜1，呉茱萸1

汎用される漢方製剤の応用目標と解説

温清飲 うんせいいん 57	目標	①のぼせ　②出血　③貧血
	解説	黄連解毒湯と四物湯の合方であり，実証に用いる．陰証と陽証が混在した証である湿疹には荊芥，連翹を加味して用いる．ベーチェット病，乾癬，高血圧などにも用いる
	構成生薬	当帰3，地黄3，川芎3，芍薬3，黄連1.5，黄芩1.5，黄柏1.5，山梔子1.5
越婢加朮湯 えっぴかじゅつとう	目標	①浮腫　②尿減少　③口渇
	解説	越婢加朮湯は，実証に用いる薬方であり，変形性膝関節症，花粉症，急性腎炎などに用いる機会が多い．小青竜湯で無効な実証の花粉症に用いる場合がある
	構成生薬	麻黄6，石膏8，生姜1，大棗3，甘草2，蒼朮4
黄耆建中湯 おうぎけんちゅうとう	目標	①虚弱体質　②発汗　③易疲労
	解説	小建中湯に黄耆を加えたものである．体質体力の低下していて，アトピー性皮膚炎，難治性中耳炎，痔瘻など膿を排出し続けるもの，パーキンソン病などに用いる
	構成生薬	桂皮4，生姜1，大棗4，黄耆4，芍薬6，甘草2
黄芩湯 おうごんとう	目標	①腹痛　②下痢　③みぞおちの痞え（心窩痞）
	解説	芍薬甘草湯に黄芩と大棗を加えたものである．熱証(少陽病)の下痢で，感冒性胃腸炎，急性大腸炎，小児下痢症に用いる
	構成生薬	黄芩3，芍薬2，甘草2，大棗3
黄連湯 おうれんとう	目標	①心窩部痛　②嘔吐　③舌の奥の黄色の舌苔
	解説	熱状のある腹痛嘔吐の感冒性胃腸炎によく用いる．半夏瀉心湯の黄芩の代わりに桂皮を入れたものである
	構成生薬	黄連3，甘草3，乾姜3，桂皮3，人参2，半夏5，大棗3

	目標	①のぼせる　②興奮傾向　③顔色が赤く実証
黄連解毒湯 （おうれんげどくとう） 15	解説	実証に用い，胸中の熱の邪気を治療する薬方である．実証の胃潰瘍の疼痛に効果がある．急性の鼻出血，吐血にも効果あり
	構成生薬	黄連2，黄芩3，黄柏2，山梔子2

	目標	①痔核　②便秘　③中間証
乙字湯 （おつじとう） 3	解説	さまざまな痔疾患に用いる．中間証〜実証の痔核に用いる．煎薬では，牡丹皮，桃仁，十薬を加える
	構成生薬	大黄1，柴胡4，升麻1.5，甘草2，黄芩3，当帰4

	目標	①肩こり　②実証　③筋肉の緊張良好
葛根湯 （かっこんとう） 1	解説	葛根湯は熱性疾患に用いるときは，汗がなく，脈浮緊（力強い脈）の場合に用いる．熱のない病気では肩こり，筋肉の緊張良好で脈に力のあるときに用いる．感冒，アレルギー性鼻炎，副鼻腔炎，肩こりなどに応用する
	構成生薬	葛根8，麻黄4，桂皮3，甘草2，芍薬3，大棗4，生姜1

	目標	①神経痛　②実証　③筋肉の緊張良好
葛根加朮附湯 （かっこんかじゅつぶとう）	解説	葛根加朮附湯は葛根湯に蒼朮と附子を加えたものである．神経痛，三叉神経痛のときに用いる．熱性疾患に用いるときは，汗がなく，脈浮緊（力強い脈）の場合に用いる．熱のない病気では肩こり，筋肉の緊張良好で脈に力のあるときに用いる．感冒，アレルギー性鼻炎，副鼻腔炎，肩こりなどに応用する
	構成生薬	葛根8，麻黄4，桂皮3，甘草2，芍薬3，大棗4，生姜1，蒼朮3，附子1

汎用される漢方製剤の応用目標と解説

葛根湯加川芎辛夷	目標	①肩こり　　②鼻づまり　　③筋肉の緊張良好
	解説	葛根湯加川芎辛夷は葛根湯に川芎と辛夷を加えたものである．副鼻腔炎，慢性鼻炎などに用いる
	構成生薬	葛根8，麻黄4，桂皮3，甘草2，芍薬3，大棗4，生姜1，川芎3，辛夷3
加味帰脾湯 137	目標	①貧血　　②抑うつ　　③不眠
	解説	帰脾湯に柴胡，山梔子を加えたものである．虚証〜中間証に用い，うつ病の第1選択薬であり，漢方の抗うつ薬である．血小板減少性紫斑病に用いると，血小板の増加をみることがある．柴胡が含まれており，季肋部の痞えや抵抗感を認める
	構成生薬	黄耆2，当帰2，人参3，白朮3，茯苓3，酸棗仁3，龍眼肉3，甘草1，生姜1，木香1，遠志2，大棗2，柴胡3，山梔子2
加味逍遙散 24	目標	①不定愁訴　　②中高年女性　　③更年期障害
	解説	中高年女性で，婦人科手術の既往があり，さまざまな不定愁訴を「ああでもない，こうでもない」と訴える更年期障害，神経症，慢性肝炎などに用いる
	構成生薬	当帰3，芍薬3，白朮3，茯苓3，甘草2，牡丹皮2，山梔子2，生姜1，薄荷1
甘草湯	目標	①急迫症状　　②咽頭痛　　③痔疼痛（外用）
	解説	甘草一味だけの処方である．急迫症状とは，急激に起こる激しい症状のことである．激しい咳，腹痛，咽頭痛に用いることが多い
	構成生薬	甘草6
甘麦大棗湯 72	目標	①けいれん　　②神経過敏　　③あくび
	解説	小児の夜泣き，ヒステリー，チックなどに用いる
	構成生薬	甘草5，大棗6，小麦20

195

桔梗湯 (ききょうとう)	目標	①咽頭痛　②咳　③中間証
	解説	咽頭炎に頓服として用いる
	構成生薬	桔梗2，甘草3

帰脾湯 (きひとう)	目標	①貧血　②精神不安　③虚証
	解説	思慮が過ぎて胃腸障害が起こり，血液の異常を引き起こし，下血，吐血などを生ずる．神経症，健忘，不眠，出血に用いる
	構成生薬	黄耆2，当帰2，人参3，白朮3，茯苓3，酸棗仁3，龍眼肉3，甘草1，生姜1，木香1，遠志2,，大棗2

芎帰膠艾湯 (きゅうききょうがいとう)	目標	①身体下部の出血　②貧血　③虚証
	解説	婦人の性器出血，痔出血をよく止めることができる．腹力は軟弱であり，虚証に用いる
	構成生薬	川芎3，甘草3，艾葉3，当帰4，芍薬4，地黄5，阿膠3

芎帰調血飲 (きゅうきちょうけついん)	目標	①出産後の月経不順　②貧血　③虚証
	解説	出産後の一切の血に関係する病気を治療する
	構成生薬	当帰2，川芎2，地黄2，白朮2，茯苓2，陳皮2，烏薬2，香附子2，牡丹皮2，益母草1.5，大棗1.5，生姜1，甘草1

九味檳榔湯 (くみびんろうとう)	目標	①下肢浮腫　②息切れ　③手足のしびれ
	解説	脚気（ビタミンB₁欠乏症）による，浮腫，動悸，息切れ，手足の知覚障害に効果がある
	構成生薬	檳榔子4，厚朴3，桂皮3，橘皮3，紫蘇葉1.5，甘草1，大黄1，木香1，生姜1，呉茱萸1，茯苓3

汎用される漢方製剤の応用目標と解説

荊芥連翹湯	目標	①浅黒い皮膚　②手足の油汗　③副鼻腔炎
	解説	温清飲に桔梗，枳実，荊芥，柴胡，薄荷，白芷，防風，連翹，甘草を加えたものである．頭部の熱邪を冷まし化膿症を治療する．鼻炎，扁桃炎，中耳炎，副鼻腔炎などの治療に応用される
	構成生薬	当帰1.5，地黄1.5，川芎1.5，芍薬1.5，黄連1.5，黄芩1.5，黄柏1.5，桔梗1.5，枳実1.5，荊芥1.5，柴胡1.5，薄荷1.5，白芷1.5，防風1.5，連翹1.5，甘草1，山梔子1.5
桂枝湯 45	目標	①体質虚弱（表証で虚証）　②脈浮弱　③自汗
	解説	かぜに用いるときは，発熱，自汗，虚証の場合に用いる
	構成生薬	桂皮4，芍薬4，大棗4，生姜1，甘草2
桂枝加黄耆湯	目標	①アトピー性皮膚炎　②皮膚虚弱　③陽証で虚証
	解説	アトピー性皮膚炎に第1選択薬として用いる．煎薬では，荊芥，連翹を加味する．陽証で虚証の者に用いる．寝汗，あせも，虚弱な者の湿疹に用いる
	構成生薬	桂皮4，芍薬4，大棗4，生姜1，甘草2，黄耆3
桂枝加葛根湯	目標	①体質虚弱（表証で虚証）　②自汗傾向　③肩こり
	解説	桂枝湯に葛根を加味したものである．桂枝湯証で肩こりの強い者に用いる
	構成生薬	桂皮4，芍薬4，大棗4，生姜1，甘草2，葛根6
桂枝加厚朴杏仁湯	目標	①体質虚弱（表証で虚証）　②自汗傾向　③気管支喘息
	解説	桂枝湯に厚朴と杏仁を加味したものである．体質虚弱な者の気管支喘息や慢性，急性の呼吸器疾患に用いる
	構成生薬	桂皮4，芍薬4，大棗4，生姜1，甘草2，厚朴4，杏仁4

桂枝加芍薬湯	目標	①腹満・腹痛　②下痢　③冷え症
	解説	桂枝湯の芍薬を6gへ増量したものである．陰証で虚証，冷え症がある．腹直筋の緊張（腹皮拘急）があり，大腸炎などに用いる
	構成生薬	桂皮4，芍薬6，大棗4，生姜1，甘草2

桂枝加芍薬大黄湯	目標	①体質虚弱　②便秘　③腹満・腹痛
	解説	桂枝加芍薬湯に大黄を加えたものである．陰証で虚証，冷え症，便秘がある者に用いる
	構成生薬	桂皮4，芍薬6，大棗4，生姜1，甘草2，大黄1

桂枝加朮附湯 18	目標	①疼痛　②陰証虚証　③自汗傾向
	解説	体質虚弱者で，冷え症があり，四肢や体幹の疼痛に用いる
	構成生薬	桂皮4，芍薬4，大棗4，生姜1，甘草2，蒼朮4，附子1

桂枝加竜骨牡蛎湯 26	目標	①体質虚弱　②神経過敏　③易疲労
	解説	桂枝湯に竜骨牡蛎湯を加えたものである．男性不妊症，脱毛症，動悸などに用いる
	構成生薬	桂皮4，芍薬4，大棗4，生姜1，甘草2，竜骨3，牡蛎3

桂枝加苓朮附湯	目標	①疼痛　②動悸　③陰証虚証
	解説	桂枝加朮附湯に茯苓を加える．自汗傾向があり，陰証および虚証で疼痛，めまい，動悸などを呈するものを治する
	構成生薬	桂皮4，芍薬4，大棗4，生姜1，甘草2，蒼朮4，附子1，茯苓4

汎用される漢方製剤の応用目標と解説

桂枝芍薬知母湯 (けいししゃくやくちもとう)	目標	①関節の腫脹疼痛　②陰証虚証　③関節リウマチ
	解説	虚証，陰証で慢性に経過し，関節の腫脹疼痛の目立つ関節リウマチに用いる
	構成生薬	桂皮3，知母3，防風3，生姜3，芍薬3，麻黄3，蒼朮4，甘草1.5，附子0.5
桂枝人参湯 (けいしにんじんとう)	目標	①発熱　②下痢　③常習頭痛
	解説	冷え症，下痢に用いる．人参湯に桂皮を加えたものである．体質虚弱の急性胃腸炎で下痢，発熱がある者に用いる
	構成生薬	桂皮4，甘草3，蒼朮3，人参3，生姜2
桂枝茯苓丸 (けいしぶくりょうがん) 25	目標	①瘀血　②実証　③月経不順
	解説	桂枝茯苓丸は瘀血によるさまざまな病気を治療できる．下腹部に抵抗や圧痛を認めるとき，これは瘀血の腹証である
	構成生薬	桂皮4，茯苓4，牡丹皮4，桃仁4，芍薬4
桂枝茯苓丸加薏苡仁 (けいしぶくりょうがんかよくいにん)	目標	①瘀血　②月経不順　③にきび
	解説	桂枝茯苓丸に薏苡仁を加えたものである．瘀血を有する者のにきびや子宮筋腫などに用いる
	構成生薬	桂皮4，茯苓4，牡丹皮4，桃仁4，芍薬4，薏苡仁10
啓脾湯 (けいひとう)	目標	①慢性下痢　②泡沫状の下痢便　③虚証
	解説	小児の虚証の慢性下痢に用いる
	構成生薬	人参3，白朮4，茯苓4，蓮肉3，山薬3，山査子2，陳皮2，沢瀉2，甘草1

桂麻各半湯 (けいまかくはんとう)	目標	①自汗傾向　②顔面発赤　③皮膚の痒み
	解説	発熱，自汗，顔面発赤で，麻黄湯と桂皮湯の中間の証のかぜに用いる．湿疹など皮膚の痒みに用いる
	構成生薬	桂皮3.5，芍薬2，生姜1，甘草2，大棗2，杏仁2.5
香蘇散 (こうそさん) 70	目標	①胃腸虚弱者のかぜ　②抑うつ　③魚肉中毒の発疹
	解説	老人や胃腸虚弱者のかぜに用いる．薬に発散の性質があり，抑うつに効果がある．突発性難聴には，小柴胡湯と合方して用いる
	構成生薬	香附子4，紫蘇葉1，甘草1，陳皮2.5，生姜1
五虎湯 (ごことう)	目標	①咳　②喘鳴　③実熱証
	解説	麻杏甘石湯に桑白皮を加えたものである．小児の気管支炎や気管支喘息に用いる機会が多い．発熱や口渇を訴えることがある
	構成生薬	麻黄4，杏仁4，甘草2，石膏10，桑白皮1
五積散 (ごしゃくさん)	目標	①冷え症　②顔色不良　③虚証
	解説	冷え症で，腰痛，神経痛の者に用いる
	構成生薬	蒼朮2，陳皮2，茯苓2，白朮2，半夏2，当帰2，厚朴1，芍薬1，川芎1，白芷1，枳殻1，桔梗1，乾姜1，桂皮1，麻黄1，甘草1，大棗1
牛車腎気丸 (ごしゃじんきがん) 107	目標	①腰痛　②尿減少　③浮腫
	解説	八味地黄丸に牛膝と車前子を加えたものである．腎虚で，下肢が腫れ，腰痛，尿の減少する者に用いる
	構成生薬	地黄5，山茱萸3，山薬3，牛膝3，沢瀉3，茯苓3，附子1，牡丹皮3，車前子2，桂皮1

汎用される漢方製剤の応用目標と解説

呉茱萸湯 31	目標	①片頭痛　②四肢の冷え　③心窩部の痞え
	解説	片頭痛の第1選択薬である．発作性の激しい頭痛と嘔吐，四肢の冷えと心窩部の痞え，首のこりの症状に用いる．しゃっくりにも効果がある
	構成生薬	呉茱萸3，人参2，大棗4，生姜1
五淋散	目標	①頻尿　②尿がポタポタと垂れるように出る　③膀胱炎
	解説	尿が出難く，ポタポタと垂れるように出るもの，頻尿，残尿感がある中間証の膀胱炎などに用いる
	構成生薬	芍薬2，山梔子2，茯苓6，当帰3，甘草3，黄芩3，沢瀉3，木通3，滑石3，車前子3，地黄3
五苓散 17	目標	①口渇　②尿減少　③嘔吐
	解説	小児や成人の嘔吐，下痢症などに用いる．頭痛，腎炎，帯状疱疹などに用いる．五苓散は，水毒を治療する効果がある
	構成生薬	沢瀉5，白朮3，茯苓3，猪苓3，桂皮2
柴陥湯	目標	①胸痛　②咳　③胸膜炎
	解説	小柴胡湯に栝楼仁3gと黄連1.5gを加えたものである．気管支炎や胸膜炎など，咳や胸痛を呈する者に用いる
	構成生薬	柴胡7，半夏5，生姜1，黄芩3，大棗3，人参3，甘草2，栝楼仁3，黄連1.5
柴胡加竜骨牡蛎湯 12	目標	①神経過敏　②動悸　③季肋部の痞えや抵抗感（胸脇苦満）
	解説	実証に用いる．季肋部の痞えや抵抗感があり，動悸や精神神経症状を有する神経症，高血圧，不眠，動脈硬化症，てんかんなどに用いる
	構成生薬	柴胡5，半夏4，茯苓3，桂皮3，黄芩2.5，大棗2.5，生姜1，人参2.5，竜骨2.5，牡蛎2.5，大黄1

201

柴胡桂枝湯 10	目標	①こじれたかぜ　　②腹痛　　③季肋部の痞えや抵抗感（胸脇苦満）	
	解説	小柴胡湯と桂枝湯の合方である．胸脇苦満と腹直筋の緊張がみられる．胆石症，胆囊炎には茴香，牡蛎を加味する．近視，てんかん（芍薬を6gに増量）に用いる	
	構成生薬	柴胡5，半夏4，桂皮2，黄芩2，人参2，芍薬2，生姜2，大棗2，甘草1.5	

柴胡桂枝乾姜湯 11	目標	①口渇　　②頭部の汗　　③胸脇が痞えて苦しい
	解説	柴胡剤の中で最も虚証の薬方である．身体虚弱で，胸脇が痞えて苦しく，食欲なく，身体上部の発汗，咳などの症状がある者に用いる
	構成生薬	柴胡5，桂皮3，栝楼根3，黄芩3，牡蛎3，乾姜3，甘草2

柴胡清肝湯 80	目標	①頭頸部の熱を冷ます　　②扁桃炎　　③神経質な小児
	解説	温清飲に桔梗，薄荷，牛蒡子，栝楼根を加えたものである．頸部リンパ節炎，咽喉炎，扁桃炎，神経症などに用いる．森道伯の経験方である
	構成生薬	柴胡2，黄芩1.5，黄柏1.5，黄連1.5，栝楼根1.5，甘草1.5，桔梗1.5，山梔子1.5，地黄1.5，芍薬1.5，川芎1.5，当帰1.5，薄荷1.5，連翹1.5，牛蒡子1.5

柴朴湯 96	目標	①気管支喘息　　②咽喉食道部の異物感　　③季肋部の痞えや抵抗感（胸脇苦満）
	解説	小柴胡湯と半夏厚朴湯の合方である．気管支喘息に用いて体質改善の効果がある
	構成生薬	柴胡7，半夏5，黄芩3，大棗3，人参3，甘草3，半夏5，茯苓5，生姜1，厚朴3，紫蘇葉2

柴苓湯 114	目標	①浮腫　　②季肋部の痞えや抵抗感（胸脇苦満）　　③中間証
	解説	小柴胡湯と五苓散の合方である．腎炎，ネフローゼに用いる
	構成生薬	柴胡7，半夏5，黄芩3，大棗3，人参3，甘草3，半夏5

汎用される漢方製剤の応用目標と解説

三黄瀉心湯 さんおうしゃしんとう	目標	①のぼせ　②精神不安　③便秘
	解説	実証で，のぼせ，精神不安，便秘がある者に用いる．さまざまな出血，高血圧，精神病などに用いる
	構成生薬	大黄1，黄芩1，黄連1
酸棗仁湯 さんそうにんとう	目標	①疲労による不眠　②虚証　③入眠障害
	解説	体力が衰弱して疲労し，不眠となる者に用いる
	構成生薬	酸棗仁8，知母3，川芎3，茯苓5，甘草1
三物黄芩湯 さんもつおうごんとう	目標	①手足のほてり　②慢性消耗性の病気　③不眠症
	解説	慢性消耗性の病気や，産後に手足がほてり，口渇，不眠の起こる者に用いる
	構成生薬	黄芩3，苦参3，地黄6
滋陰降火湯 じいんこうかとう	目標	①咳　②皮膚浅黒い　③便秘
	解説	体力が衰弱し，発熱がある老人，虚弱者の気管支炎に用いる
	構成生薬	当帰2.5，芍薬2.5，地黄2.5，天門冬2.5，麦門冬2.5，陳皮2.5，白朮3，知母1.5，黄柏1.5，甘草1.5
滋陰至宝湯 じいんしほうとう	目標	①慢性の咳　②虚証　③季肋部の痞えや抵抗感（胸脇苦満）
	解説	体力が衰弱した慢性の咳に用いる．慢性気管支炎，肺繊維症，気管支喘息などに用いる
	構成生薬	当帰3，芍薬3，茯苓3，陳皮3，麦門冬3，地骨皮3，香附子3，知母3，甘草1，貝母1，薄荷1，柴胡1，白朮3

紫雲膏（しうんこう）	目標	①痔核　②火傷　③しもやけ
	解説	保険適応は火傷，痔核，肛門裂傷であるが，切り傷，湿疹などさまざまな皮膚疾患に効果がある
	構成生薬	当帰（とうき）10，胡麻油（ごまゆ）100，紫根（しこん）10，蜜蝋（みつろう）27，豚脂（とんし）1.8
四逆散（しぎゃくさん）	目標	①季肋部の痞えや抵抗感（胸脇苦満）　②憂うつ　③中間証
	解説	中間証で，季肋部の痞えや抵抗感（胸脇苦満），憂うつなどに用いる．四逆散（しぎゃくさん）は大柴胡湯（だいさいことう）と小柴胡湯（しょうさいことう）の中間に位置する薬方である
	構成生薬	柴胡（さいこ）5，枳実（きじつ）3，芍薬（しゃくやく）4，甘草（かんぞう）2
四君子湯（しくんしとう）	目標	①易疲労　②食欲不振　③体重減少
	解説	胃腸機能が虚弱で，食欲不振，易疲労などの症状がある者に用いる
	構成生薬	人参（にんじん）4，白朮（びゃくじゅつ）4，茯苓（ぶくりょう）4，甘草（かんぞう）1.5，生姜（しょうきょう）1.5，大棗（たいそう）1.5
梔子柏皮湯（ししはくひとう）	目標	①黄疸　②悪心　③嘔吐
	解説	便秘のない急性肝炎に用いる
	構成生薬	山梔子（さんしし）3，甘草（かんぞう）1，黄柏（おうばく）2
七物降下湯（しちもつこうかとう） 46	目標	①高血圧　②頭痛　③虚証
	解説	虚証の高血圧で，頭痛，タンパク尿のある者に用いる
	構成生薬	当帰（とうき）3，川芎（せんきゅう）3，芍薬（しゃくやく）3，地黄（じおう）3，黄耆（おうぎ）3，釣藤鈎（ちょうとうこう）4，黄柏（おうばく）2

汎用される漢方製剤の応用目標と解説

四物湯	目標	①貧血　　②瘀血　　③月経異常
	解説	血虚という血が不足する病態に用いる．いろいろな処方と合方して用いる
	構成生薬	当帰4，川芎4，芍薬4，地黄4

炙甘草湯 64	目標	①動悸（不整脈）　　②息切れ　　③虚証
	解説	虚証で体力が衰えて動悸，不整脈がある者に用いる
	構成生薬	甘草4，生姜1，桂皮3，麻子仁3，大棗3，人参3，地黄6，麦門冬6，阿膠3

芍薬甘草湯 68	目標	①こむらがえり　　②筋肉けいれん　　③腹痛
	解説	急激に起こった筋肉けいれん，こむらがえり，腹痛に用いる．虚実は問わず用いる
	構成生薬	芍薬3，甘草3

芍薬甘草附子湯	目標	①冷え症　　②腰痛　　③神経痛
	解説	芍薬甘草湯に附子を加えたものである
	構成生薬	芍薬4，甘草3，附子0.5

十全大補湯 48	目標	①気血両虚　　②易疲労　　③悪性腫瘍
	解説	気と血の両方が虚して，易疲労，貧血，悪性腫瘍などのあるときに用いる．さまざまな難病の最後の手段として用いる．アトピー性皮膚炎にも有効である
	構成生薬	当帰3，川芎3，芍薬3，地黄3，黄耆3，白朮3，茯苓3，人参3，桂皮3，甘草1.5

十味敗毒湯 じゅうみはいどくとう 6	目標	①季肋部の痞えや抵抗感（胸脇苦満）　②湿疹　③化膿性疾患
	解説	中間証に用いる．急性，慢性の湿疹，じんま疹，化膿性疾患に用いる
	構成生薬	柴胡3，樸樕3，桔梗3，生姜1，川芎3，茯苓3，独活1.5，防風1.5，甘草1，荊芥1

潤腸湯 じゅんちょうとう	目標	①便秘　②体液欠乏　③中間証
	解説	潤腸湯は，一般に老人，衰弱者の便秘に用いることになっているが，大黄，枳実が含まれているので，甚だしい虚証には用いない方がよい．ひどい腹痛を生じることがある
	構成生薬	当帰4，地黄4，麻子仁2，桃仁2，杏仁2，枳実2，厚朴2，黄芩2，大黄2，甘草1.5

小建中湯 しょうけんちゅうとう 99	目標	①腹痛　②ほてり　③腹直筋の緊張
	解説	虚弱な者の腹痛や，普段丈夫な者が無理をして体調をこわしたときに用いる．小児の夜尿症に用いる
	構成生薬	桂皮4，芍薬6，大棗4，生姜1，甘草2

小柴胡湯 しょうさいことう 9	目標	①季肋部の痞えや抵抗感（胸脇苦満）　②悪心・嘔吐　③中間証
	解説	柴胡剤の代表処方で，慢性肝炎に頻繁に用いる．かぜの亜急性期に用いる
	構成生薬	柴胡7，半夏5，黄芩3，大棗3，人参3，甘草3，半夏5

小柴胡湯桔梗石膏 しょうさいことうききょうせっこう	目標	①季肋部の痞えや抵抗感（胸脇苦満）　②咽頭痛　③中間証
	解説	小柴胡湯に桔梗石膏を加えたものである．咽頭炎に用いる
	構成生薬	柴胡7，半夏5，黄芩3，大棗3，人参3，甘草3，半夏5，桔梗3，石膏10

汎用される漢方製剤の応用目標と解説

小青竜湯 19	目標	①咳　②水様鼻汁　③泡沫水様痰
	解説	中間証に用いる．体表に熱があり，心窩部に水毒を伴う気管支喘息，気管支炎，アレルギー性鼻炎に用いる
	構成生薬	半夏6，甘草3，桂皮3，五味子3，細辛3，芍薬3，麻黄3，乾姜3
小半夏加茯苓湯 21	目標	①嘔吐　②悪心　③つわり
	解説	激しい嘔吐やつわりに用いる
	構成生薬	半夏6，生姜6，茯苓5
消風散	目標	①陽証実証　②湿疹　③夏に増悪
	解説	陽証で実証の湿疹で，夏に増悪するものに用いる
	構成生薬	当帰3，地黄3，蒼朮2，防風2，牛蒡子2，蝉退1，苦参1，荊芥1，知母1，胡麻1，甘草1，石膏3，木通2
升麻葛根湯	目標	①麻疹の初期　②かぜ　③水痘
	解説	中間証に用いる．麻疹の初期やかぜに用いる
	構成生薬	葛根6，升麻2，生姜2，芍薬3，甘草1.5
辛夷清肺湯 104	目標	①鼻閉塞　②副鼻腔炎　③中間証
	解説	中間証で熱証の副鼻腔炎に用いる
	構成生薬	辛夷2，枇杷葉2，知母3，百合3，黄芩3，山梔子3，石膏5，麦門冬5，升麻1，

207

	目標	①咳　②喀痰　③胃腸虚弱
参蘇飲 (じんそいん)	解説	感冒後に続く咳に用いる
	構成生薬	紫蘇葉1，枳殻1，生姜1，木香1，甘草1，桔梗2，陳皮2，葛根2，前胡2，半夏3，人参1.5，大棗1.5，茯苓3

	目標	①咳　②呼吸困難　③季肋部の痞えや抵抗感（胸脇苦満）
神秘湯 (しんぴとう)	解説	小児のかぜで喘鳴を伴うもの，喘息性気管支炎，気管支喘息に用いる
	構成生薬	麻黄5，杏仁4，厚朴3，陳皮2.5，甘草2，柴胡2，紫蘇葉1.5

	目標	①冷え症　②下痢　③めまい
真武湯 (しんぶとう) 30	解説	冷え症で，下痢，めまいがあり脈が触れにくく弱い者に用いる．急性胃腸炎，腎炎に用いる
	構成生薬	茯苓5，芍薬3，生姜3，蒼朮3，附子0.5

	目標	①にきび　②頭部の炎症　③実証
清上防風湯 (せいじょうぼうふうとう)	解説	にきびの第1選択薬として用いる．頭部の化膿性の病変に用いる
	構成生薬	荊芥1，黄連1，薄荷1，山梔子2，枳実1.5，甘草1.5，川芎2.5，黄芩2.5，連翹2.5，白芷2.5，桔梗2.5，防風2.5

	目標	①夏ばて　②食欲不振　③易疲労
清暑益気湯 (せいしょえっきとう)	解説	夏ばてに用いる
	構成生薬	人参3，白朮3，麦門冬3，当帰3，黄耆3，五味子2，陳皮2，甘草2，黄柏2

汎用される漢方製剤の応用目標と解説

清心蓮子飲（せいしんれんしいん）	目標	①冷え症　②慢性膀胱炎　③胃腸虚弱
	解説	虚証の尿路感染症に用いる
	構成生薬	蓮肉4, 麦門冬4, 茯苓4, 人参3, 車前子3, 黄芩3, 黄耆2, 地骨皮2, 甘草1.5
清肺湯（せいはいとう）	目標	①喀痰　②咳　③中間証
	解説	中間証で、痰が多く急性気管支炎や慢性気管支炎に用いる
	構成生薬	黄芩2, 桔梗2, 桑白皮2, 杏仁2, 山梔子2, 天門冬2, 烏梅2, 竹筎2, 茯苓3, 当帰3, 麦門冬3, 五味子1.5, 生姜1.5, 甘草1
川芎茶調散（せんきゅうちゃちょうさん）	目標	①頭痛　②めまい　③身体の疼痛
	解説	かぜのために，頭痛，めまい，身体の疼痛などの症状がある者に用いる
	構成生薬	白芷2, 羌活2, 荊芥2, 防風2, 薄荷2, 甘草1.5, 細茶1.5, 香附子3, 川芎3
疎経活血湯（そけいかっけつとう）	目標	①腰痛　②瘀血　③実証
	解説	実証で，酒を飲み，瘀血のある者に用いる
	構成生薬	当帰2, 地黄2, 川芎2, 蒼朮2, 茯苓2, 桃仁2, 芍薬2.5, 牛膝1.5, 威霊仙1.5, 防已1.5, 羌活1.5, 防風1.5, 竜胆1.5, 生姜1.5, 陳皮1.5, 白芷1, 甘草1
大黄甘草湯（だいおうかんぞうとう）	目標	①便秘　②嘔吐　③中間証
	解説	中間証の便秘に用いる
	構成生薬	大黄4, 甘草1

	目標	①右下腹部痛　②瘀血（おけつ）　③虫垂炎の初期
大黄牡丹皮湯（だいおうぼたんぴとう）	解説	実証の虫垂炎の初期に用いる．肛門周囲膿瘍にも効果がある
	構成生薬	大黄（だいおう）2，牡丹皮（ぼたんぴ）4，桃仁（とうにん）4，芒硝（ぼうしょう）4，冬瓜子（とうがし）4

	目標	①冷え症　②腹痛　③ガス
大建中湯（だいけんちゅうとう）　100	解説	虚証で冷え症の場合に腸内にガスが溜まり，腹痛のある者に用いる．腸閉塞に効果がある
	構成生薬	蜀椒（しょくしょう）2，乾姜（かんきょう）5，人参（にんじん）3，膠飴（こうい）10

	目標	①便秘　②季肋部の痞えや抵抗感（胸脇苦満）　③実証
大柴胡湯（だいさいことう）　8	解説	腹部が膨満し固く張り，悪心・嘔吐，便秘がある者に用いる
	構成生薬	柴胡（さいこ）6，半夏（はんげ）3，黄芩（おうごん）3，芍薬（しゃくやく）3，大棗（たいそう）3，枳実（きじつ）2，生姜（しょうきょう）4，大黄（だいおう）1

	目標	①季肋部の痞えや抵抗感（胸脇苦満）　②実証　③便秘はない
大柴胡湯去大黄（だいさいことうきょだいおう）	解説	腹部が膨満し固く張り，悪心・嘔吐がある者に用いる
	構成生薬	柴胡（さいこ）6，半夏（はんげ）3，黄芩（おうごん）3，芍薬（しゃくやく）3，大棗（たいそう）3，枳実（きじつ）2，生姜（しょうきょう）4

	目標	①便秘　②腹痛　③腹部膨満
大承気湯（だいじょうきとう）	解説	実証で便秘，腹部膨満の場合に用いる
	構成生薬	大黄（だいおう）2，枳実（きじつ）3，芒硝（ぼうしょう）3，厚朴（こうぼく）5

大防風湯 だいぼうふうとう 97	目標	①関節の疼痛　②虚証　③関節リウマチ
	解説	虚証で慢性に経過する関節リウマチに用いる
	構成生薬	当帰3，芍薬3，地黄3，黄耆3，防風3，杜仲3，白朮3，川芎2，人参1.5，羌活1.5，牛膝1.5，甘草1.5，生姜1.5，大棗1.5，附子0.5
竹茹温胆湯 ちくじょうんたんとう	目標	①不眠　②夜間の咳　③精神不安
	解説	中間証で気管支炎の咳がひどく，とくに夜間に増悪し，不眠になる
	構成生薬	柴胡3，竹茹3，茯苓3，半夏5，生姜3，香附子2，桔梗2，陳皮2，枳実2，黄連1，甘草1，人参1，麦門冬4
治打撲一方 ぢだぼくいっぽう	目標	①打撲　②捻挫　③瘀血
	解説	打撲，交通事故，頚椎捻挫などに用いる
	構成生薬	川骨3，樸樕3，川芎3，桂皮3，大黄1，丁香1，甘草1.5
治頭瘡一方 ぢづそういっぽう	目標	①乳幼児湿疹　②化膿症　③頭部の皮膚疾患
	解説	乳幼児の頭部の皮膚疾患に用いる
	構成生薬	連翹3，蒼朮3，川芎3，防風2，忍冬2，荊芥1，甘草1，紅花1，大黄0.5
調胃承気湯 ちょういじょうきとう 74	目標	①便秘　②嘔吐　③中間証
	解説	慢性便秘に用いる
	構成生薬	大黄2.5，芒硝1，甘草1

釣藤散（ちょうとうさん）**47**	目標	①頭痛　②めまい　③高血圧
	解説	中高年の慢性に経過する頑固な頭痛，めまいに用いる
	構成生薬	釣藤鈎3，橘皮3，半夏3，麦門冬3，茯苓3，人参2，菊花2，防風2，石膏5，甘草1，生姜1
腸癰湯（ちょうようとう）	目標	①右下腹部痛　②瘀血　③虫垂炎の後期
	解説	虫垂炎の初期の段階を過ぎて限局性腹膜炎になった者に用いる
	構成生薬	薏苡仁10，冬瓜子6，桃仁5，牡丹皮4
猪苓湯（ちょれいとう）	目標	①残尿感　②排尿痛　③排尿困難な疾患
	解説	中間証の膀胱炎，前立腺肥大，尿路結石に用いる
	構成生薬	猪苓3，茯苓3，滑石3，沢瀉3，阿膠3
猪苓湯合四物湯（ちょれいとうごうしもつとう）	目標	①血尿　②尿路結石　③中間証
	解説	尿路結石などによる血尿に用いる
	構成生薬	猪苓3，茯苓3，滑石3，沢瀉3，阿膠3，当帰3，地黄3，芍薬3，川芎3
通導散（つうどうさん）	目標	①便秘　②瘀血　③実証
	解説	実証で瘀血と便秘のある者に用いる
	構成生薬	枳実3，大黄3，当帰3，甘草2，紅花2，厚朴2，陳皮2，木通2，蘇木2，芒硝1.8

汎用される漢方製剤の応用目標と解説

桃核承気湯 とうかくじょうきとう 61	目標	①瘀血　②実証　③精神症状
	解説	実証で瘀血，便秘を伴い精神症状を有する者に用いる
	構成生薬	桃仁5，桂皮4，芒硝2，甘草1.5，大黄3
当帰湯 とうきとう	目標	①冷え症　②胸痛　③腹部膨満
	解説	陰証で，虚証の場合に，腹部にガスが溜まり，腹痛や胸痛を生じるときに用いる
	構成生薬	当帰5，半夏5，桂皮3，厚朴3，芍薬3，人参3，黄耆1.5，蜀椒1.5，甘草1，乾姜1.5
当帰飲子 とうきいんし	目標	①老人の皮膚疾患　②血虚証　③皮膚の乾燥
	解説	老人や陰証の者の皮膚疾患に用いる
	構成生薬	当帰5，芍薬3，川芎3，蒺藜子3，防風3，地黄4，荊芥1.5，黄耆1.5，何首烏2，甘草1
当帰建中湯 とうきけんちゅうとう	目標	①腹痛　②胃腸虚弱　③冷え症
	解説	虚弱な婦人で，貧血や，冷え症，腹痛，月経痛のあるときに用いる
	構成生薬	当帰4，桂皮4，生姜4，大棗4，芍薬5，甘草2
当帰四逆加 呉茱萸生姜湯 とうきしぎゃくかごしゅゆしょうきょうとう 38	目標	①長期間の冷え　②腰痛　③しもやけ
	解説	長期間に体内に冷えがあり，冷えのために腰痛やしもやけが起こる．腰痛，ばね指，不妊症などに用いる
	構成生薬	当帰3，桂皮3，木通3，芍薬3，細辛2，甘草2，大棗5，呉茱萸2，生姜1

当帰芍薬加附子湯（とうきしゃくやくかぶしとう）	目標	①当帰芍薬散より冷え症の強い者　②貧血　③めまい
	解説	当帰芍薬散に附子を加えたものである
	構成生薬	当帰3，川芎3，茯苓4，芍薬4，蒼朮4，沢瀉4，附子0.5
当帰芍薬散（とうきしゃくやくさん）　23	目標	①冷え症　②貧血　③めまい
	解説	貧血気味の冷え症の婦人で，めまい，月経痛，腹痛などを訴える者に用いる．月経困難症，腎炎，不妊症，妊娠中毒症，気管支喘息などに用いる
	構成生薬	当帰3，川芎3，茯苓4，芍薬4，蒼朮4，沢瀉4
二朮湯（にじゅつとう）	目標	①五十肩　②中間証　③水太り体質
	解説	五十肩に用いる．より実証には麻黄を加え，より陰証には附子を加える
	構成生薬	白朮2.5，茯苓2.5，陳皮2.5，天南星2.5，香附子2.5，黄芩2.5，威霊仙2.5，和羌活2.5，半夏4，蒼朮3，甘草1，生姜1
二陳湯（にちんとう）	目標	①水毒　②嘔吐　③めまい
	解説	胃の中の水毒による諸症状，悪心・嘔吐，めまい，頭痛などに用いる
	構成生薬	半夏5，茯苓5，陳皮4，甘草1，生姜1
女神散（にょしんさん）	目標	①月経異常　②神経症状　③のぼせ
	解説	更年期の婦人で，のぼせ，めまいのある者に用いる
	構成生薬	当帰3，川芎3，桂皮3，白朮3，黄芩3，香附子3，檳榔子3，木香2，人参1.5，甘草1.5，大黄1，丁香0.5

汎用される漢方製剤の応用目標と解説

人参湯（にんじんとう）	目標	①冷え症　②下痢　③腹痛
	解説	胃腸虚弱で冷え症があり，下痢，腹痛，多量のうすい唾液がある者に用いる．理中湯（りちゅうとう）と同じ急性および慢性胃腸炎，胃潰瘍，糖尿病に用いる
	構成生薬	人参（にんじん）3，甘草（かんぞう）3，蒼朮（そうじゅつ）3，乾姜（かんきょう）3
人参養栄湯（にんじんようえいとう）108	目標	①易疲労　②食欲不振　③貧血
	解説	人参養栄湯は十全大補湯に陳皮，五味子，遠志を加え，川芎を抜いたものであり，気と血が虚していて，健忘などの症状が伴っているときに用いる．C型肝炎に用いる
	構成生薬	地黄（じおう）4，当帰（とうき）4，白朮（びゃくじゅつ）4，茯苓（ぶくりょう）4，人参（にんじん）3，桂皮（けいひ）2.5，遠志（おんじ）2，芍薬（しゃくやく）2，陳皮（ちんぴ）2，黄耆（おうぎ）1.5，甘草（かんぞう）1，五味子（ごみし）1
排膿散及湯（はいのうさんきゅうとう）	目標	①化膿症
	解説	さまざまな化膿性病変に用いる
	構成生薬	桔梗（ききょう）4，甘草（かんぞう）3，枳実（きじつ）3，芍薬（しゃくやく）3，大棗（たいそう）3，生姜（しょうきょう）1
麦門冬湯（ばくもんどうとう）29	目標	①発作性の咳　②のぼせ　③中間証
	解説	気管支炎や気管支喘息などで，痰の切れにくい咳をする者に用いる
	構成生薬	麦門冬（ばくもんどう）10，半夏（はんげ）5，粳米（こうべい）5，大棗（たいそう）5，人参（にんじん）2，甘草（かんぞう）2
八味地黄丸（はちみじおうがん）7	目標	①下半身の脱力，腰痛　②多尿　③冷え症
	解説	漢方的な腎機能の低下のために，腰痛，多尿，冷え症などの起こる者に用いる
	構成生薬	地黄（じおう）6，山茱萸（さんしゅゆ）3，山薬（さんやく）3，沢瀉（たくしゃ）3，茯苓（ぶくりょう）3，牡丹皮（ぼたんぴ）3，桂皮（けいひ）1，附子（ぶし）0.5

半夏厚朴湯（はんげこうぼくとう） 16	目標	①気うつ　②喉に塞がる感じ　③神経症
	解説	気をめぐらせる薬であり，中間証に用いる
	構成生薬	半夏6，茯苓5，生姜4，厚朴3，紫蘇葉2

半夏瀉心湯（はんげしゃしんとう） 14	目標	①心窩部の痞え　②悪心・嘔吐　③腹鳴
	解説	心窩部の痞えと悪心・嘔吐，腹鳴，食欲不振のある者に用いる．胃炎，胃潰瘍，神経症に用いる
	構成生薬	半夏4，黄芩3，人参3，甘草3，大棗3，乾姜2，黄連1

半夏白朮天麻湯（はんげびゃくじゅつてんまとう） 37	目標	①頭痛　②胃腸虚弱　③めまい
	解説	胃腸虚弱で冷え症，めまい，頭痛を訴える者に用いる
	構成生薬	半夏3，白朮3，陳皮3，茯苓3，天麻2，生姜2，神麹2，黄耆1.5，人参1.5，沢瀉1.5，麦芽1.5，黄柏1，乾姜1

白虎加人参湯（びゃっこかにんじんとう） 34	目標	①発熱　②口渇　③発汗
	解説	身体に熱が充満して，体液が欠乏し，口渇を訴える者に用いる
	構成生薬	知母5，粳米8，石膏15，甘草2，人参3

茯苓飲（ぶくりょういん）	目標	①腹部膨満　②胃内に水分の停滞　③嘔吐
	解説	胃内に水分が停滞することにより，腹部膨満や嘔吐を起こす者に用いる
	構成生薬	茯苓5，蒼朮4，人参3，生姜1，陳皮3，枳実1.5

汎用される漢方製剤の応用目標と解説

茯苓飲合 半夏厚朴湯	目標	①腹部膨満　②悪心・嘔吐　③咽の塞がる感じ
	解説	茯苓飲と半夏厚朴湯の合方である．胃内に水分が停滞することにより，腹部膨満や嘔吐を起こし，さらに悪心・嘔吐が強い者に用いる
	構成生薬	茯苓5，人参3，生姜1，陳皮3，枳実1.5，半夏6，蒼朮4，厚朴3，紫蘇葉2
附子理中湯	目標	①冷え性　②下痢　③腹痛
	解説	附子理中湯は人参湯に附子を加えたものである．人参湯の場合より，いっそう冷え症の程度がひどい者に用いる
	構成生薬	人参3，甘草3，蒼朮3，乾姜3，附子0.5
平胃散 79	目標	①腹部膨満　②腹鳴　③胃の消化力低下
	解説	胃の消化力が低下して，腹部膨満や腹鳴を起こす者に用いる
	構成生薬	蒼朮4，厚朴3，陳皮3，生姜1，大棗2，甘草1
防已黄耆湯 20	目標	①水太り体質　②色白　③変形性膝関節症
	解説	色白で水太り体質の婦人で，変形性膝関節症のある者に用いる
	構成生薬	防已5，黄耆5，白朮3，生姜1，大棗3，甘草1.5
防風通聖散 62	目標	①肥満　②便秘　③実証
	解説	身体の中にたまった，身体にとって不要な毒（瘀毒）を体外に排出する効能がある．肥満症の治療に用いる
	構成生薬	当帰1.2，芍薬1.2，川芎1.2，山梔子1.2，連翹1.2，薄荷1.2，生姜1.2，荊芥1.2，防風1.2，麻黄1.2，大黄1.5，芒硝0.7，白朮2，桔梗2，黄芩2，石膏2，甘草2，滑石3

	目標	①食欲不振　②手足倦怠　③胃腸虚弱
補中益気湯 (ほちゅうえっきとう) 41	解説	虚証で元気が衰えて，食欲がない者に用いる．胃炎，慢性肝炎，病後の衰弱に用いる
	構成生薬	人参4，白朮4，黄耆3，当帰3，陳皮2，大棗2，生姜2，柴胡2，甘草1.5，升麻1

	目標	①汗が自然に出ない　②発熱　③喘鳴
麻黄湯 (まおうとう) 27	解説	発熱性疾患で汗がなく，ゼイゼイする者に用いる
	構成生薬	麻黄5，杏仁5，桂皮4，甘草1.5

	目標	①冷えが強い　②身体虚弱　③倦怠
麻黄附子細辛湯 (まおうぶしさいしんとう) 127	解説	虚弱な者や老人の感冒に用いる
	構成生薬	麻黄4，細辛3，附子0.5

	目標	①咳　②口渇　③喘鳴
麻杏甘石湯 (まきょうかんせきとう)	解説	熱性疾患で，喘鳴を伴う咳，口渇，発汗がある者に用いる．気管支喘息，気管支炎，肺炎に用いる
	構成生薬	麻黄4，杏仁4，甘草2，石膏10

	目標	①関節痛　②夕方の発熱　③実証
麻杏薏甘湯 (まきょうよくかんとう) 78	解説	水毒により，関節炎となり夕方に発熱が起こる者に用いる
	構成生薬	麻黄4，杏仁3，薏苡仁10，甘草2

汎用される漢方製剤の応用目標と解説

麻子仁丸 (ましにんがん)	目標	①便秘　②老人　③虚証
	解説	虚弱な者や老人の便秘に用いる．人によっては腹痛が起こることがある
	構成生薬	麻子仁(ましにん)5，芍薬(しゃくやく)2，枳実(きじつ)2，厚朴(こうぼく)2，大黄(だいおう)4，杏仁(きょうにん)2
木防已湯 (もくぼういとう) 36	目標	①咳　②浮腫　③呼吸困難
	解説	実証の心不全などに用いる
	構成生薬	防已(ぼうい)4，石膏(せっこう)10，桂皮(けいひ)2，人参(にんじん)2
薏苡仁湯 (よくいにんとう)	目標	①関節痛　②中間証　③関節リウマチ
	解説	中間証で，亜急性期の関節リウマチの，関節痛，熱感のある者に用いる
	構成生薬	麻黄(まおう)4，当帰(とうき)4，蒼朮(そうじゅつ)4，薏苡仁(よくいにん)10，桂皮(けいひ)3，芍薬(しゃくやく)3，甘草(かんぞう)2
抑肝散 (よくかんさん) 54	目標	①神経過敏　②怒りやすい　③不眠
	解説	成人の神経過敏，不眠や小児のけいれん発作，夜泣きなどに用いる
	構成生薬	当帰(とうき)3，釣藤鈎(ちょうとうこう)3，川芎(せんきゅう)3，白朮(びゃくじゅつ)4，茯苓(ぶくりょう)4，柴胡(さいこ)5，甘草(かんぞう)1.5
抑肝散加陳皮半夏 (よくかんさんかちんぴはんげ)	目標	①神経過敏　②怒りやすい　③不眠
	解説	抑肝散(よくかんさん)に陳皮半夏(ちんぴはんげ)を加えたものである．抑肝散(よくかんさん)証が慢性になった者に用いる
	構成生薬	当帰(とうき)3，釣藤鈎(ちょうとうこう)3，川芎(せんきゅう)3，白朮(びゃくじゅつ)4，茯苓(ぶくりょう)4，柴胡(さいこ)5，甘草(かんぞう)1.5，陳皮(ちんぴ)3，半夏(はんげ)5

六君子湯 43	目標	①胃腸虚弱　②胃内に水毒　③疲労倦怠
	解説	胃腸が虚弱で，胃内に水毒がたまり，貧血や疲労倦怠の症状のある者に用いる
	構成生薬	人参4，白朮4，茯苓4，半夏4，陳皮2，生姜2，大棗2，甘草1
立効散	目標	①歯痛　②抜歯後の疼痛　③歯肉炎
	解説	歯痛や歯肉炎など歯科領域の疼痛に用いる．虚実問わず用いる
	構成生薬	細辛2，升麻2，防風2，甘草1.5，竜胆1
竜胆瀉肝湯	目標	①陰部の炎症　②排尿痛　③実証
	解説	身体下部，とくに陰部の炎症に用いる．膀胱炎，尿道炎，陰部湿疹などに用いる
	構成生薬	車前子3，黄芩3，沢瀉3，木通5，地黄5，当帰5，山梔子1.5，甘草1，竜胆1.5
苓甘姜味辛夏仁湯	目標	①喘鳴　②咳　③虚証
	解説	胃腸虚弱で冷え症があり，体内に水毒のある者に用いる．気管支喘息，アレルギー性鼻炎で虚証の者に用いる．小青竜湯の裏の処方ともいわれる
	構成生薬	茯苓4，半夏4，杏仁4，五味子3，甘草2，乾姜2，細辛2
苓姜朮甘湯	目標	①腰の冷え　②多尿　③虚証
	解説	下半身に冷えと水毒のある者に用いる
	構成生薬	茯苓6，乾姜3，白朮3，甘草2

汎用される漢方製剤の応用目標と解説

苓桂朮甘湯（りょうけいじゅつかんとう） 39	目標	①動悸　②めまい（非回転性）　③頭痛
	解説	心窩部に水毒があって，動悸やめまい（非回転性）を起こす者に用いる
	構成生薬	茯苓（ぶくりょう）6，桂皮（けいひ）4，白朮（びゃくじゅつ）3，甘草（かんぞう）2
六味丸（ろくみがん） 87	目標	①排尿困難　②頻尿　③むくみ
	解説	中間証で冷えがなく，漢方的に腎が虚している者に用いる
	構成生薬	地黄（じおう）5，山茱萸（さんしゅゆ）3，山薬（さんやく）3，沢瀉（たくしゃ）3，茯苓（ぶくりょう）3，牡丹皮（ぼたんぴ）3
加工附子末（かこうぶしまつ）	目標	①冷え症　②疼痛　③陰証
	解説	陰証で冷え症，疼痛に用いる
	構成生薬	加工附子（かこうぶし）0.5～3
桔梗石膏（ききょうせっこう）	目標	①咽頭痛　②咳嗽　③陽証
	解説	葛根湯（かっこんとう）や小柴胡湯（しょうさいことう）と併用される
	構成生薬	桔梗（ききょう）3，石膏（せっこう）10
コウジン末（紅参）	目標	①易疲労　②食欲不振　③倦怠感
	解説	易疲労，食欲不振，倦怠感などのときに基本処方に加味して用いる
	構成生薬	紅参（こうじん）0.5～3

修治附子末	目標	①冷え症　　②疼痛　　③陰証
	解説	陰証で冷え症，疼痛に用いる
	構成生薬	修治附子0.5〜3

炮附子末	目標	①冷え症　　②疼痛　　③陰証
	解説	陰証で冷え症，疼痛に用いる
	構成生薬	炮附子0.5〜3

ヨクイニンエキス（薏苡仁）	目標	①疣に用いる
	解説	服用すると尿量が増加することがある
	構成生薬	薏苡仁6

2 注意すべき生薬

乾姜（かんきょう）	乾姜の常用量は1～2gであるが，通常量を超えると，特有の刺激があり，口や舌にしびれ感が出現することがある
甘草（かんぞう）	甘草には，グリチルリチンが有効成分として含まれている．グリチルリチンはステロイドホルモン様作用を有している．甘草の長期投与により，偽アルドステロン症を発症し，アルドステロンと同じように，血液中のカリウムを排泄し，血圧を上昇させ，浮腫，低カリウム血症，高血圧などを引き起こすことがある
桔梗（ききょう）	桔梗を胃腸虚弱な者に用いると，胃腸障害を起こすことがある．胃腸虚弱者には，用いない
苦参（くじん）	苦参は，きわめて苦く，服用しにくい
桂皮（けいひ）	桂皮は，シナモンケーキなど多くの食品に含まれているが，シナモンの香りが苦手な者もいるので，そのことを患者に尋ねることが大切である．桂皮を服用して，発疹が出現する場合が比較的多い
紅花（こうか）	妊娠中の投与に関する安全性は確立していない．紅花により流早産の危険性があるので，妊婦または妊娠している可能性のある婦人には投与しないことが望ましい
牛膝（ごしつ）	妊娠中の投与に関する安全性は確立していない．牛膝により流早産の危険性があるので，妊婦または妊娠している可能性のある婦人には投与しないことが望ましい
細辛（さいしん）	細辛には，特有の刺激があり，服用後に舌がヒリヒリする感じが起こることがある
山梔子（さんしし）	山梔子は，胃腸虚弱な者に用いると，胃腸障害を起こし，下痢を起こすことがある

地黄 (じおう)	地黄は，胃腸虚弱な者に用いると，胃腸障害を起こすことがある．これは胃の筋肉がしまるために起こる感覚で，実際に粘膜が障害されることはない
赤石脂 (しゃくせきし)	赤石脂は，胃腸虚弱な者に用いると，胃腸障害を起こし，下痢を起こすことがある
石膏 (せっこう)	石膏は，胃腸虚弱な者に用いると，胃腸障害を起こし，下痢を起こすことがある
川芎 (せんきゅう)	川芎は，胃腸虚弱な者に用いると，胃腸障害を起こすことがある
大黄 (だいおう)	大黄は，センノシドを含み，下剤であり，下痢を起こすことがある． 妊娠中の投与に関する安全性は確立していないが，大黄の子宮収縮作用および骨盤内臓器の充血作用により流早産の危険性があるので，妊婦または妊娠している可能性のある婦人には投与しないことが望ましい． 大黄中のアントラキノン誘導体が母乳中に移行し，乳児の下痢を起こすことがあるので，授乳中の婦人には慎重に投与すること
当帰 (とうき)	当帰は，胃腸虚弱な者に用いると，胃腸障害を起こし，下痢を起こすことがある
桃仁 (とうにん)	妊娠中の投与に関する安全性は確立していない．桃仁により流早産の危険性があるので，妊婦または妊娠している可能性のある婦人には投与しないことが望ましい
人参 (にんじん)	人参は，元気の衰えた者に適応があるが，実証に大量に用いると，のぼせ，鼻出血，血圧上昇が起こることがある

注意すべき生薬

附子（ぶし）	附子には，アコニチン類アルカロイドを含み毒性がある．附子の毒は加熱によって減毒するので，附子を含む漢方薬の煎じ薬を用いるときは，十分に加熱しなければならない．中毒の症状は，附子を服用して10〜15分くらいで，舌，口唇のしびれ，のぼせ，ほてり，悪心・嘔吐，血圧低下，心室性期外収縮，上室性頻拍症などが発生し遂には死亡する．附子を含む漢方薬を服用して，しばらくして，舌，口唇のしびれの症状が見られたら，附子中毒を疑い，然るべく処置をしなければならない． 　妊娠中の投与に関する安全性は確立していないが，附子の副作用が現れやすくなるので，妊婦または妊娠している可能性のある婦人には投与しないことが望ましい
芒硝（ぼうしょう）	妊娠中の投与に関する安全性は確立していないが，芒硝の子宮収縮作用により流早産の危険性があるので，妊婦または妊娠している可能性のある婦人には投与しないことが望ましい
牡丹皮（ぼたんぴ）	妊娠中の投与に関する安全性は確立していないが牡丹皮により流早産の危険性があるので，妊婦または妊娠している可能性のある婦人には投与しないことが望ましい
麻黄（まおう）	麻黄には，エフェドリンが含まれており，交感神経刺激作用がある．狭心症などの虚血性心疾患の増悪や血圧の上昇，頻脈，動悸，不眠，排尿困難などの副作用がある．狭心症，心筋梗塞の患者には使用しない．高血圧や老人には慎重に用いる

3 保険で使用できる生薬 (2005年4月)

ア
- アキョウ（阿膠）
- アセンヤク末（阿仙薬末）
- アマチャ（甘茶）
- アマチャ末（甘茶末）
- アメ
- アロエ末（蘆薈末）
- イレイセン（威霊仙）
- インチンコウ（茵陳蒿）
- ウイキョウ（茴香）
- ウコン（鬱金）
- ウズ（烏頭）
- ウバイ（烏梅）
- ウヤク（烏薬）
- ウワウルシ
- エイジツ（営実）
- エイジツ末（営実末）
- エンゴサク（延胡索）
- エンメイソウ（延命草）
- オウギ（黄耆）
- オウギ末（黄耆末）
- オウゴン（黄芩）
- オウゴン末（黄芩末）
- オウバク（黄柏）
- オウバク末（黄柏末）
- オウヒ（桜皮）
- オウレン（黄連）
- オウレン末（黄連末）
- オンジ（遠志）
- オンジ末（遠志末）

カ
- カイカ（槐花）
- ガイヨウ（艾葉）
- カゴソウ（夏枯草）
- カシ（訶子）
- カシュウ（何首烏）
- ガジュツ（我朮）
- ガジュツ末（我朮末）
- カッコウ（藿香）
- カッコン（葛根）
- カッセキ（滑石）
- カノコソウ（鹿子草）
- カノコソウ末（鹿子草末）
- カロコン（栝楼根）
- カロニン（栝楼仁）
- カンキョウ（乾姜）
- カンゾウ（甘草）
- カンゾウ末（甘草末）
- 乾燥硫酸ナトリウム
- キキョウ（桔梗）
- キキョウ末（桔梗末）
- キクカ（菊花）
- キササゲ（木大角豆）
- キジツ（枳実）
- キッピ（橘皮）
- キナ末
- キョウカツ（羌活）
- キョウニン（杏仁）
- キンギンカ（金銀花）
- クコシ（枸杞子）
- クコヨウ（枸杞葉）
- クジン（苦参）
- クジン末（苦参末）
- ケイガイ（荊芥）
- ケイヒ（桂皮）
- ケイヒ末（桂皮末）
- ケツメイシ（決明子）
- ケンゴシ（牽牛子）
- ゲンジン（玄参）
- ゲンチアナ
- ゲンチアナ末
- ゲンノショウコ（現証拠）
- ゲンノショウコ末（現証拠末）
- コウカ（紅花）
- コウジン（紅参）
- コウジン末（紅参末）
- コウブシ（香附子）
- コウブシ末（香附子末）
- コウベイ（粳米）
- コウボク（厚朴）
- コウボク末（厚朴末）
- コウホン（藁本）
- ゴシツ（牛膝）
- ゴシュユ（呉茱萸）
- ゴボウシ（牛蒡子）
- ゴマ（胡麻）
- ゴミシ（五味子）
- コンズランゴ

サ
- サイコ（柴胡）
- サイシン（細辛）
- サフラン
- サンキライ（山帰来）
- サンキライ末（山帰来末）
- サンザシ（山査子）
- サンシシ（山梔子）
- サンシシ末（山梔子末）
- サンシュユ（山茱萸）
- サンショウ（山椒）
- サンショウ末（山椒末）
- サンズコン（山豆根）
- サンソウニン（酸棗仁）
- サンヤク（山薬）
- ジオウ（地黄）
- ジコッピ（地滑皮）
- シコン（紫根）
- シソシ（紫蘇子）
- シツリシ（蒺藜子）
- シテイ（柿蔕）
- シュクヤク（芍薬）
- シュクヤク末（芍薬末）
- ジャショウシ（蛇床子）
- シャジン（沙参）
- シャゼンシ（車前子）
- シャゼンソウ（車前草）
- 修治ブシ（修治附子）
- ジュウヤク（十薬）
- シュクシャ（縮砂）
- シュクシャ末（縮砂末）
- ショウキョウ（生姜）

保険で使用できる生薬

- ショウキョウ末（生姜末）
- ショウズク（小豆蔲）
- ショウズク末（小豆蔲末）
- ショウバク（小麦）
- ショウマ（升麻）
- シンイ（辛夷）
- セッコウ（石膏）
- セネガ
- セネガ末
- ゼラチン
- センキュウ（川芎）
- センキュウ末（川芎末）
- ゼンコ（前胡）
- センコツ（川骨）
- センタイ（蝉退）
- センナ
- センナ末
- センブリ（当薬）
- センブリ末（当薬末）
- ソウジュツ（蒼朮）
- ソウジュツ末（蒼朮末）
- ソウハクヒ（桑白皮）
- ソボク（蘇木）
- ソヨウ（蘇葉）

タ
- ダイオウ（大黄）
- ダイオウ末（大黄末）
- タイソウ（大棗）
- ダイフクヒ（大腹皮）
- タクシャ（沢瀉）
- タクシャ末（沢瀉末）
- チクジョ（竹茹）
- チクセツニンジン（竹節人参）
- チクセツニンジン末（竹節人参末）
- チモ（知母）
- チャヨウ（茶葉）
- チョウジ（丁子）
- チョウジ末（丁子末）
- チョウトウコウ（釣藤鈎）
- チョレイ（猪苓）
- チンピ（陳皮）
- テンナンショウ（天南星）
- テンマ（天麻）
- テンマ末（天麻末）
- テンモンドウ（天門冬）
- トウガシ（冬瓜子）
- トウキ（当帰）
- トウキ末（当帰末）
- トウドッカツ
- トウニン（桃仁）
- トウヒ（橙皮）
- ドッカツ（独活）
- トチュウ（杜仲）
- ドベッコウ（土別甲）

ナ
- ナンテンジツ（南天実）
- ニガキ（苦木）
- ニクヅク（肉荳蔲）
- ニンジン（人参）
- ニンドウ（忍冬）

ハ
- バイモ（貝母）
- バクガ（麦芽）
- バクモンドウ（麦門冬）
- ハチミツ（蜂蜜）
- ハッカ（薄荷）
- ハマボウフウ（浜防風）
- ハンゲ（半夏）
- ヒシノミ（菱の実）
- ビャクゴウ（百合）
- ビャクシ（白芷）
- ビャクジュツ（白朮）
- ビャクジュツ末（白朮末）
- ビワヨウ（枇杷葉）
- ビンロウジ（檳榔子）
- ビンロウジ末（檳榔子末）
- ブクリョウ（茯苓）
- ブクリョウ末（茯苓末）
- ブシ（附子）
- ボウイ（防已）
- ボウコン（茅根）
- ボウフウ（防風）
- ホウブシ（炮附子）
- ボクソク（僕樕）
- ボタンピ（牡丹皮）
- ボタンピ末（牡丹皮末）
- ボレイ（牡蛎）
- ボレイ末（牡蛎末）

マ
- マオウ（麻黄）
- マシニン（麻子仁）
- マルツエキス
- マンケイシ（蔓荊子）
- モクツウ（木通）
- モッカ（木瓜）
- モッコウ（木香）
- モッコウ末（木香末）

ヤ
- ヤクチ（益智）
- ヤクモソウ（益母草）
- ヨウバイヒ（楊梅皮）
- ヨウバイヒ末（楊梅皮末）
- ヨクイニン（薏苡仁）
- ヨクイニン末（薏苡仁末）

ラ
- リュウガンニク（竜眼肉）
- リュウコツ（竜骨）
- 硫酸マグネシウム
- リュウタン（竜胆）
- リュウタン末（竜胆末）
- リョウキョウ（良姜）
- レンギョウ（連翹）
- レンニク（蓮肉）
- ロートコン（ロート根）

ワ
- ワキョウカツ（和羌活）
- ワコウホン（和藁本）

一般索引（生薬を含む）

欧文

B型慢性肝炎 ･････････････････････････ 53
C型慢性肝炎 ･････････････････････････ 51
SLE ･････････････････････････････････ 104

あ

悪性腫瘍 ･････････････････････････････ 180
アトピー性皮膚炎 ･･･････････････････ 128
アマメシバ（天芽芝） ･･･････････････ 60
アリストロキア酸 ･･･････････････････ 111
アレルギー性結膜炎 ･････････････････ 87
アレルギー性鼻炎 ･･･････････････････ 87
胃炎 ･････････････････････････････････ 47
胃潰瘍 ･･･････････････････････････････ 47
育毛剤 ･･･････････････････････････････ 143
イチョウ葉エキス ･･･････････････････ 86
陰証 ･････････････････････････････････ 12
陰陽虚実 ･････････････････････････････ 12
うつ病 ･･･････････････････････････････ 167
エフェドラ ･･･････････････････････････ 46
瘀血（おけつ） ･･････････････････ 16, 17

か

かぜ症候群 ･･･････････････････････････ 28
肩関節周囲炎 ･････････････････････････ 121
活性化リンパ球療法 ･････････････････ 183
花粉症 ･･･････････････････････････････ 87
がん ･････････････････････････････････ 180
乾姜（かんきょう） ･････････････････ 223
関節リウマチ ･････････････････････････ 116
甘草（かんぞう） ･･･････････････････ 223
感冒 ･････････････････････････････････ 28
感冒（小児） ･････････････････････････ 185
漢方医学 ･････････････････････････････ 3
関木通（かんもくつう） ･･･････････ 111
気 ･･･････････････････････････････････ 15
気管支喘息 ･･･････････････････････････ 42
気虚（ききょ） ･････････････････ 15, 16
桔梗（ききょう） ･･･････････････････ 223

気滞（きたい） ･････････････････ 15, 16
気の上衝 ･･･････････････････････ 15, 16
急性気管支炎 ･････････････････････････ 34
狭心症 ･･･････････････････････････････ 69
虚実（きょじつ） ･･･････････････････ 13
虚弱体質（小児） ･･･････････････････ 186
虚証（きょしょう） ･････････････････ 13
苦参（くじん） ･････････････････････ 223
桂皮（けいひ） ･････････････････････ 223
血 ･･･････････････････････････････ 16, 17
血虚（けっきょ） ･･･････････････ 16, 17
月経困難症 ･･･････････････････････････ 151
紅花（こうか） ･････････････････････ 223
高血圧 ･･･････････････････････････････ 61
高脂血症 ･････････････････････････････ 65
更年期障害 ･･･････････････････････････ 148
高齢者 ･･･････････････････････････････ 9
牛膝（ごしつ） ･････････････････････ 223
五十肩 ･･･････････････････････････････ 121

さ

細辛（さいしん） ･･･････････････････ 223
サプリメント ･･････････････････････ 9, 10
山梔子（さんしし） ･････････････････ 223
地黄（じおう） ･････････････････････ 224
子宮内膜症 ･･･････････････････････ 144, 147
四診（ししん） ･････････････････････ 17
実証（じっしょう） ･････････････････ 13
赤石脂（しゃくせきし） ･･･････････ 224
瀉剤（しゃざい） ･･･････････････････ 13
十九畏（じゅうきゅうい） ･･･････････ 22
十八半（じゅうはちはん） ･･･････････ 22
傷寒雑病論（しょうかんざつびょうろん） ････ 3
小児 ･･････････････････････････ 8, 184
尋常性痤瘡 ･･･････････････････････････ 133
心身症 ･･･････････････････････････････ 172
じんま疹 ･････････････････････････････ 137
水 ･･･････････････････････････････ 15, 17
水毒（すいどく） ･･･････････････ 16, 17
西洋医学 ･････････････････････････････ 3

石膏（せっこう）……………………224
切診（せっしん）………………………17
川芎（せんきゅう）…………………224
煎じ薬の調剤……………………………20
煎じ薬の作り方…………………………20
煎じ薬の保険……………………………19
全身性エリテマトーデス……………104
全身性進行性強皮症…………………107

た

ダイエットピル…………………………99
大黄（だいおう）……………………224
脱毛……………………………………140
痰飲（たんいん）…………………16, 17
中医学……………………………………3
てんかん（小児）……………………188
当帰（とうき）………………………224
統合失調症……………………………176
糖尿病……………………………………91
桃仁（とうにん）……………………224
特定保健用食品…………………………11
トリカブト中毒………………………115

な

にきび…………………………………133
人参（にんじん）……………………224
妊婦………………………………………23
熱性けいれん（小児）………………188
脳血管障害（脳卒中）…………………82

は

配合禁忌…………………………………22
冷え症…………………………………154
肥満症……………………………………95
フェニルプロパノールアミン…………99

副作用……………………………………22
腹診（ふくしん）………………………17
附子（ぶし）…………………………225
不整脈……………………………………74
不妊症……………………………158, 161
不眠症…………………………………162
聞診（ぶんしん）………………………17
ベーチェット病………………………112
変形性膝関節症………………………124
便秘………………………………………56
芒硝（ぼうしょう）…………………225
望診（ぼうしん）………………………17
補剤（ほざい）…………………………13
牡丹皮（ぼたんぴ）…………………225

ま

麻黄（まおう）…………………46, 225
マカ……………………………………161
慢性胃炎………………………………100
慢性肝炎…………………………………51
慢性気管支炎……………………………38
脈診（みゃくしん）……………………17
民間薬……………………………………7
瞑眩（めいけん）………………………22
めまい……………………………………78
問診（もんしん）………………………17

や

夜啼症（小児）………………………189
夜尿症（小児）………………………190
陽証（ようしょう）……………………12
養生（ようじょう）……………………24
夜泣き（小児）………………………189

処方索引

あ

安中散　あんちゅうさん ……………………… 192
　　（胃炎・胃潰瘍） ………………………… 48
　　──の服薬指導（胃炎・胃潰瘍） ……… 50
胃苓湯　いれいとう …………………………… 192
茵蔯蒿湯　いんちんこうとう ………………… 192
　　（じんま疹） ……………………………… 138
茵蔯五苓散　いんちんごれいさん …………… 192
　　（じんま疹） ……………………………… 138
温経湯　うんけいとう ………………………… 192
温清飲　うんせいいん ………………………… 193
　　（アトピー性皮膚炎） …………………… 130
　　（全身性エリテマトーデス） …………… 105
　　（ベーチェット病） ……………………… 113
越婢加朮湯　えっぴかじゅつとう …………… 193
　　（アトピー性皮膚炎） …………………… 130
　　（花粉症） ………………………………… 88
　　（関節リウマチ） …………………… 117, 118
　　（五十肩） ………………………………… 122
　　（変形性膝関節症） ……………………… 125
黄耆建中湯　おうぎけんちゅうとう ………… 193
　　（虚弱体質，小児） …………………… 186, 187
黄芩湯　おうごんとう ………………………… 193
黄連解毒湯　おうれんげどくとう …………… 194
　　（胃炎・胃潰瘍） ………………………… 48
　　（高血圧） ………………………………… 62
　　（心身症） ………………………………… 173
　　（じんま疹） ……………………………… 138
　　（統合失調症） ……………………… 177, 178
　　（脳血管障害） ………………………… 83, 84
　　（不眠症） ………………………………… 164
　　（めまい） ………………………………… 79
　　──の服薬指導（不眠症） ……………… 166
黄連湯　おうれんとう ………………………… 193
　　（胃炎・胃潰瘍） ………………………… 48
乙字湯　おつじとう …………………………… 194

か

加工附子末　かこうぶしまつ ………………… 221
葛根加朮附湯　かっこんかじゅつぶとう …… 194
葛根湯　かっこんとう ………………………… 194
　　（かぜ症候群） ……………………… 29, 30
　　（感冒，小児） ……………………… 185, 186
　　（じんま疹） ……………………………… 138
　　（夜尿症，小児） ………………………… 190
　　──の服薬指導（かぜ症候群） ………… 31
葛根湯加川芎辛夷　かっこんとうかせんきゅうしんい
　　　　　　　　　………………………………… 195
加味帰脾湯　かみきひとう …………………… 195
　　（うつ病） ………………………………… 169
　　──の服薬指導（うつ病） ……………… 170
加味逍遙散　かみしょうようさん …………… 195
　　（うつ病） ………………………………… 169
　　（更年期障害） …………………………… 149
　　（心身症） ………………………………… 173
　　（統合失調症） …………………………… 177
　　（冷え症） ………………………………… 155
　　（不眠症） ………………………………… 164
　　──の服薬指導（更年期障害） ………… 150
　　　　　　　　　（心身症） ……………… 175
栝楼薤白白酒湯　かろうがいはくはくしゅとう
　　（狭心症） ………………………………… 70
　　──の服薬指導（狭心症） ……………… 72
冠心Ⅱ号方　かんしんにごうほう（狭心症） …… 70
甘草瀉心湯　かんぞうしゃしんとう
　　（ベーチェット病） ……………………… 113
甘草湯　かんぞうとう ………………………… 195
甘麦大棗湯　かんばくたいそうとう ………… 195
　　（てんかん，小児） ……………………… 188
　　（熱性けいれん，小児） ………………… 189
　　（夜尿症，小児） ………………………… 189
　　（夜泣き・夜啼症，小児） ……………… 189
桔梗石膏　ききょうせっこう ………………… 221
桔梗湯　ききょうとう ………………………… 196
帰脾湯　きひとう ……………………………… 196
芎帰膠艾湯　きゅうききょうがいとう ……… 196
　　──の服薬指導（月経困難症） ………… 153
芎帰調血飲　きゅうきちょうけついん ……… 196
玉屏風散　ぎょくへいふうさん ……………… 196

処方索引

　　　（慢性気管支炎） ……………… 39
九味檳榔湯　くみびんろうとう ……… 196
荊芥連翹湯　けいがいれんぎょうとう … 197
桂姜棗草黄辛附湯　けいきょうそうそうおうしんぶとう
　　　（急性気管支炎） ……………… 35
　　　（慢性気管支炎） ……………… 39
桂枝加黄耆湯　けいしかおうぎとう …… 197
　　　（アトピー性皮膚炎） …… 129, 130
　　　（じんま疹） ………………… 138
　　──の服薬指導（アトピー性皮膚炎） …… 132
桂枝加葛根湯　けいしかっこんとう …… 197
桂枝加厚朴杏仁湯　けいしかこうぼくきょうにんとう
　　　　　　　　 ………………… 197
　　　（気管支喘息） …………… 43, 44
桂枝加芍薬大黄湯　けいしかしゃくやくだいおうとう
　　　　　　　　 ………………… 198
　　　（便秘） ……………………… 57
桂枝加芍薬湯　けいしかしゃくやくとう … 198
桂枝加朮附湯　けいしかじゅつぶとう … 198
　　　（関節リウマチ） ……… 117, 118
　　　（五十肩） ………………… 122
　　　（脳血管障害） ………………… 84
　　　（冷え症） ………………… 155
　　　（変形性膝関節症） ………… 125
　　──の服薬指導（関節リウマチ） …… 120
桂枝加竜骨牡蛎湯　けいしかりゅうこつぼれいとう
　　　　　　　　 ………………… 198
　　　（心身症） ………………… 173
　　　（統合失調症） ……………… 177
　　　（不整脈） …………………… 75
　　　（夜尿症，小児） …………… 190
　　　（夜泣き・夜啼症，小児） … 189
桂枝加苓朮附湯　けいしかりょうじゅつぶとう … 198
桂枝甘草湯　けいしかんぞうとう（不整脈） … 75
桂枝芍薬知母湯　けいししゃくやくちもとう … 199
　　　（関節リウマチ） ……… 117, 118
桂枝湯　けいしとう ………………… 197
　　　（かぜ症候群） …………… 29, 30
　　　（感冒，小児） ………… 185, 186
　　──の服薬指導（かぜ症候群） …… 32

桂枝二越婢一湯　けいしにえっぴいちとう
　　　（アトピー性皮膚炎） ……… 130
桂枝人参湯　けいしにんじんとう …… 199
桂枝茯苓丸　けいしぶくりょうがん …… 199
　　　（月経困難症） ……………… 151
　　　（高脂血症） ………………… 66
　　　（更年期障害） ……………… 149
　　　（子宮内膜症） ……………… 145
　　　（全身性エリテマトーデス） … 105
　　　（冷え症） ………………… 155
　　　（肥満症） …………………… 96
　　　（不妊症） ………………… 159
　　──の服薬指導（子宮内膜症） …… 146
　　　　　　　　（不妊症） ……… 160
桂枝茯苓丸加薏苡仁　けいしぶくりょうがんかよくいにん
　　　　　　　　 ………………… 199
　　　（にきび・尋常性痤瘡） …… 134
桂枝麻黄各半湯　けいしまおうかくはんとう
　　　（感冒，小児） ………… 185, 186
啓脾湯　けいひとう ………………… 199
桂麻各半湯　けいまかくはんとう …… 200
香砂六君子湯　こうしゃりっくんしとう
　　　（胃炎・胃潰瘍） ……………… 48
コウジン末 ………………………… 221
香蘇散　こうそさん ………………… 200
　　　（かぜ症候群） …………… 29, 30
　　　（じんま疹） ………………… 138
　　　（感冒，小児） ………… 185, 186
五虎湯　ごことう …………………… 200
五積散　ごしゃくさん ……………… 200
牛車腎気丸　ごしゃじんきがん …… 200
呉茱萸湯　ごしゅゆとう …………… 201
五淋散　ごりんさん ………………… 201
五苓散　ごれいさん ………………… 201
　　　（感冒，小児） ……………… 186
　　　（全身性エリテマトーデス） … 105
　　　（全身性進行性強皮症） …… 108
　　　（慢性腎炎） ………………… 101
　　──の服薬指導（慢性腎炎） …… 103

さ

柴陥湯　さいかんとう……………………………201
　　（急性気管支炎）……………………………35
　　（慢性気管支炎）……………………………39
　　──の服薬指導（急性気管支炎）…………36
柴胡加竜骨牡蛎湯　さいこかりゅうこつぼれいとう
　　………………………………………………201
　　（うつ病）……………………………………169
　　（心身症）……………………………………173
　　（脱毛）………………………………………141
　　（てんかん，小児）…………………………188
　　（統合失調症）………………………………177
　　（熱性けいれん，小児）……………………189
　　（脳血管障害）…………………………83，84
　　（不整脈）……………………………………75
　　（不眠症）……………………………………164
　　──の服薬指導（脱毛）……………………142
柴胡桂枝乾姜湯　さいこけいしかんきょうとう…202
　　（かぜ症候群）…………………………29，30
　　（急性気管支炎）……………………………35
　　（全身性エリテマトーデス）………………105
柴胡桂枝湯　さいこけいしとう……………………202
　　（胃炎・胃潰瘍）……………………………48
　　（かぜ症候群）…………………………29，30
　　（虚弱体質，小児）……………………186，187
　　（高脂血症）…………………………………66
　　（てんかん，小児）…………………………188
　　（熱性けいれん，小児）……………………189
柴胡清肝湯　さいこせいかんとう…………………202
柴芍六君子湯　さいしゃくりっくんしとう
　　（高脂血症）…………………………………66
柴朴湯　さいぼくとう………………………………202
　　（気管支喘息）……………………………43，44
柴苓湯　さいれいとう………………………………202
　　（全身性エリテマトーデス）………………105
　　（全身性進行性強皮症）……………………108
　　（慢性腎炎）…………………………………101
三黄瀉心湯　さんおうしゃしんとう………………203
酸棗仁湯　さんそうにんとう………………………203
　　（不眠症）……………………………………164
三物黄芩湯　さんもつおうごんとう………………203
滋陰降火湯　じいんこうかとう……………………203
滋陰至宝湯　じいんしほうとう……………………203
　　（急性気管支炎）……………………………35
　　（全身性進行性強皮症）……………………108
　　（慢性気管支炎）……………………………39
　　──の服薬指導（全身性進行性強皮症）…110
紫雲膏　しうんこう…………………………………204
四逆散　しぎゃくさん………………………………204
四君子湯　しくんしとう……………………………204
　　（C型慢性肝炎）……………………………52
　　（がん・悪性腫瘍）…………………………181
　　（糖尿病）……………………………………92
梔子柏皮湯　ししはくひとう………………………204
七物降下湯　しちもつこうかとう…………………204
　　（高血圧）……………………………………62
　　──の服薬指導（高血圧）…………………64
四物湯　しもつとう…………………………………205
　　（脱毛）………………………………………141
炙甘草湯　しゃかんぞうとう………………………205
　　（不整脈）……………………………………75
　　──の服薬指導（不整脈）…………………77
芍薬甘草湯　しゃくやくかんぞうとう……………205
芍薬甘草附子湯　しゃくやくかんぞうぶしとう…205
十全大補湯　じゅうぜんたいほとう………………205
　　（C型慢性肝炎）……………………………52
　　（アトピー性皮膚炎）………………………130
　　（がん・悪性腫瘍）…………………………181
　　（全身性進行性強皮症）……………………108
　　（ベーチェット病）…………………………113
　　──の服薬指導（がん・悪性腫瘍）………182
　　　　　　　　　（全身性進行性強皮症）…110
修治附子末　しゅうちぶしまつ……………………222
十味敗毒湯　じゅうみはいどくとう………………206
　　（じんま疹）…………………………………138
潤腸湯　じゅんちょうとう…………………………206
将軍湯　しょうぐんとう……………………………179
小建中湯　しょうけんちゅうとう…………………206
　　（虚弱体質，小児）……………………186，187

処方索引

　　（便秘） ……………………………… 57
　　（夜尿症，小児） ………………… 190
　　──の服薬指導（便秘） ………… 59
小柴胡湯　しょうさいことう ……… 206
　　（B型慢性肝炎） ……………… 53, 54
　　（かぜ症候群） ……………… 29, 30
　　（虚弱体質，小児） ………… 186, 187
　　（全身性エリテマトーデス） …… 105
　　（全身性進行性強皮症） ………… 108
　　（脱毛） …………………………… 141
　　（ベーチェット病） ……………… 113
　　（慢性腎炎） ……………………… 101
　　──の服薬指導（B型慢性肝炎） … 55
小柴胡湯桔梗石膏　しょうさいことうききょうせっこう
　　………………………………………… 206
小青竜湯　しょうせいりゅうとう … 37, 207
　　（かぜ症候群） ……………… 29, 30
　　（花粉症） ………………………… 88
　　（気管支喘息） ………………… 43, 44
　　（虚弱体質，小児） ……………… 187
小半夏加茯苓湯　しょうはんげかぶくりょうとう
　　………………………………………… 207
消風散　しょうふうさん …………… 207
升麻葛根湯　しょうまかっこんとう … 207
辛夷清肺湯　しんいせいはいとう … 207
　　（花粉症） ………………………… 88
参蘇飲　じんそいん ………………… 208
　　（かぜ症候群） ……………… 29, 30
神秘湯　しんぴとう ………………… 208
　　（気管支喘息） ………………… 43, 44
真武湯　しんぶとう ………………… 208
　　（かぜ症候群） ……………… 29, 30
　　（狭心症） ………………………… 70
　　（じんま疹） …………………… 138
　　（冷え症） ……………………… 155
　　（めまい） ……………………… 79
　　──の服薬指導（じんま疹） … 139
　　　　　　　　　（冷え症） …… 157
清上防風湯　せいじょうぼうふうとう … 208
　　（にきび・尋常性痤瘡） ……… 134

　　──の服薬指導（にきび・尋常性痤瘡） … 136
清暑益気湯　せいしょえっきとう ………… 208
清心蓮子飲　せいしんれんしいん ………… 209
清熱解鬱湯　せいねつげうつとう
　　（胃炎・胃潰瘍） …………………… 48
清肺湯　せいはいとう ……………………… 209
　　（急性気管支炎） ………………… 35
　　（慢性気管支炎） ………………… 39
　　──の服薬指導（慢性気管支炎） … 41
川芎茶調散　せんきゅうちゃちょうさん … 209
続命湯　ぞくめいとう
　　（糖尿病） ………………………… 92
　　（脳血管障害） …………………… 83, 84
　　──の服薬指導（糖尿病） ……… 94
　　　　　　　　　（脳血管障害） …… 85
疎経活血湯　そけいかっけつとう ……… 209

た

大黄甘草湯　だいおうかんぞうとう ……… 209
　　（便秘） ………………………… 57
大黄牡丹皮湯　だいおうぼたんぴとう …… 210
大建中湯　だいけんちゅうとう …………… 210
大柴胡湯　だいさいことう ………………… 210
　　（B型慢性肝炎） ……………… 53, 54
　　（気管支喘息） ………………… 43, 44
　　（高血圧） ………………………… 62
　　（高脂血症） ……………………… 66
　　（じんま疹） …………………… 138
　　（全身性エリテマトーデス） …… 105
　　（脳血管障害） …………………… 84
　　（肥満症） ………………………… 96
　　（便秘） ………………………… 57
　　──の服薬指導（高脂血症） …… 68
　　　　　　　　　（肥満症） ……… 98
大柴胡湯去大黄　だいさいことうきょだいおう … 210
大承気湯　だいじょうきとう ……………… 210
大防風湯　だいぼうふうとう ……………… 211
沢瀉湯　たくしゃとう
　　（めまい） ……………………… 79
　　──の服薬指導（めまい） …… 81

竹筎温胆湯　ちくじょうんたんとう ……………211
　　　（かぜ症候群）……………………… 29, 30
　　　（急性気管支炎）……………………… 35
治打撲一方　ぢだぼくいっぽう ……………211
治頭瘡一方　ぢづそういっぽう ……………211
調胃承気湯　ちょういじょうきとう ………211
釣藤散　ちょうとうさん ……………………212
　　　（脳血管障害）………………………… 84
腸癰湯　ちょうようとう ……………………212
猪苓湯　ちょれいとう ………………………212
猪苓湯合四物湯　ちょれいとうごうしもつとう …212
通導散　つうどうさん ………………………212
桃核承気湯　とうかくじょうきとう ………213
　　　（統合失調症）……………………… 177
　　　（にきび・尋常性痤瘡）…………… 134
当帰飲子　とうきいんし ……………………213
当帰建中湯　とうきけんちゅうとう ………213
　　　（月経困難症）……………………… 151
　　　（子宮内膜症）……………………… 145
　　　（不妊症）…………………………… 159
当帰四逆加呉茱萸生姜湯　とうきしぎゃくかごしゅゆしょうきょうとう
　　　…………………………………………213
　　　（全身性進行性強皮症）…………… 108
　　　（冷え症）…………………………… 155
当帰芍薬加附子湯　とうきしゃくやくかぶしとう
　　　…………………………………………214
当帰芍薬散　とうきしゃくやくさん ………214
　　　（気管支喘息）…………………… 43, 44
　　　（月経困難症）…………… 151, 152, 153
　　　（更年期障害）……………………… 149
　　　（子宮内膜症）……………………… 145
　　　（にきび・尋常性痤瘡）…………… 134
　　　（冷え症）…………………………… 155
　　　（不妊症）…………………………… 159
　　　（ベーチェット病）…………… 113, 114
　　　（慢性腎炎）………………………… 101
　　　（めまい）…………………………… 79
　　　――の服薬指導（気管支喘息）…… 45
　　　（慢性腎炎）………………………… 103
　　　（月経困難症）………………… 152, 153

当帰湯　とうきとう …………………………213
　　　（狭心症）…………………………… 70

な

二朮湯　にじゅつとう ………………………214
　　　（五十肩）…………………………… 122
　　　――の服薬指導（五十肩）………… 123
二陳湯　にちんとう …………………………214
女神散　にょしんさん ………………………214
　　　（更年期障害）……………………… 149
人参湯　にんじんとう ………………………215
　　　（感冒，小児）……………………… 186
　　　（虚弱体質，小児）…………… 186, 187
　　　（糖尿病）…………………………… 92
　　　（めまい）…………………………… 79
人参養栄湯　にんじんようえいとう ………215
　　　（C型慢性肝炎）…………………… 52

は

排膿散及湯　はいのうさんきゅうとう ……215
麦門冬湯　ばくもんどうとう ………………215
　　　（急性気管支炎）…………………… 35
　　　（慢性気管支炎）…………………… 39
八味地黄丸　はちみじおうがん ……………215
　　　（高脂血症）………………………… 66
　　　（慢性腎炎）………………………… 101
半夏厚朴湯　はんげこうぼくとう …………216
　　　（うつ病）…………………………… 169
　　　（気管支喘息）…………………… 43, 44
半夏瀉心湯　はんげしゃしんとう …………216
　　　（胃炎・胃潰瘍）…………………… 48
半夏白朮天麻湯　はんげびゃくじゅつてんまとう
　　　…………………………………………216
白虎加人参湯　びゃっこかにんじんとう …216
　　　（アトピー性皮膚炎）……………… 130
　　　（夜尿症，小児）…………………… 190
茯苓飲　ぶくりょういん ……………………216
茯苓飲合半夏厚朴湯　ぶくりょういんごうはんげこうぼくとう
　　　…………………………………………217
附子理中湯　ぶしりちゅうとう ……………217

処方索引

　　（冷え症）……………………………… 155
平胃散　へいいさん……………………………… 217
防已黄耆湯　ぼういおうぎとう………………… 217
　　（肥満症）………………………………… 96
　　（変形性膝関節症）…………………… 125
　　──の服薬指導（変形性膝関節症）…… 127
防風通聖散　ぼうふうつうしょうさん………… 217
　　（高脂血症）……………………………… 66
　　（肥満症）………………………………… 96
　　（便秘）…………………………………… 57
炮附子末　ほうぶしまつ………………………… 222
補中益気湯　ほちゅうえっきとう……………… 218
　　（B型慢性肝炎）……………………… 53, 54
　　（がん・悪性腫瘍）…………………… 181
　　（便秘）…………………………………… 57
　　（めまい）………………………………… 79

ま

麻黄湯　まおうとう……………………………… 218
　　（かぜ症候群）……………………… 29, 30
　　（感冒，小児）………………… 185, 186
麻黄附子細辛湯　まおうとうぶしさいしんとう… 218
　　（かぜ症候群）……………………… 29, 30
　　（花粉症）………………………………… 88
麻杏甘石湯　まきょうかんせきとう…………… 218
　　（気管支喘息）…………………… 43, 44
　　（急性気管支炎）………………………… 35
　　（虚弱体質，小児）…………………… 187
麻杏薏甘湯　まきょうよくかんとう…………… 218
　　（関節リウマチ）……………………… 118
麻子仁丸　ましにんがん………………………… 219
木防已湯　もくぼういとう……………………… 219

や

ヨクイニンエキス……………………………… 222

薏苡仁湯　よくいにんとう……………………… 219
　　（関節リウマチ）…………… 117, 118, 119
　　（全身性エリテマトーデス）……… 105, 106
　　（全身性進行性強皮症）……………… 108
　　──の服薬指導（全身性エリテマトーデス）
　　…………………………………………… 106
抑肝散　よくかんさん…………………………… 219
　　（心身症）……………………………… 173
　　（統合失調症）………………………… 177
　　（不眠症）……………………………… 164
　　（夜泣き・夜啼症，小児）…………… 189
抑肝散加陳皮半夏　よくかんさんかちんぴはんげ
　　…………………………………………… 219

ら

六君子湯　りっくんしとう……………………… 220
　　（C型慢性肝炎）………………………… 52
　　（胃炎・胃潰瘍）………………………… 48
　　（虚弱体質，小児）…………………… 187
　　（不妊症）……………………………… 159
　　（慢性気管支炎）………………………… 39
立効散　りっこうさん…………………………… 220
竜胆瀉肝湯　りゅうたんしゃかんとう………… 220
苓甘姜味辛夏仁湯　りょうかんきょうみしんげにんとう
　　…………………………………………… 220
　　（花粉症）………………………………… 88
　　（気管支喘息）………………………… 43, 44
　　──の服薬指導（花粉症）……………… 90
苓姜朮甘湯　りょうきょうじゅつかんとう…… 220
苓桂朮甘湯　りょうけいじゅつかんとう……… 221
　　（めまい）………………………………… 79
六味丸　ろくみがん……………………………… 221
六味地黄丸　ろくみじおうがん
　　（慢性気管支炎）………………………… 39

● 監修者

丁　宗鐵（てい　むねてつ）

1972年	横浜市立大学医学部卒業
1976年	横浜市立大学医学部大学院修了　医学博士
同年	北里研究所入所
1979年	北里研究所東洋医学総合研究所　医長
同年	米国スローン・ケタリング記念癌研究所留学
1982年	北里研究所東洋医学総合研究所基礎研究部　部長
1983年	北里研究所東洋医学総合研究所　研究部門長
1996年	東京大学大学院生体防御機能学講座　助教授
2004年	日本薬科大学　教授
	現在に至る

● 著者

森　由雄（もり　よしお）

1981年	横浜市立大学医学部卒業
1981年	茅ヶ崎徳洲会病院　研修医
1982年	横浜市立大学病院　小児科研修医
1983年	横浜市立大学医学部内科学第2講座入局（循環器内科学）
1988年	横浜市立大学医学部病理学第2講座研究生（循環器病理学）
1991年	森クリニック開業
2000年	医学博士（横浜市立大学）
	現在に至る

漢方処方のしくみと服薬指導　　©2006

定価（本体2,500円＋税）

2006年 9 月10日　1版1刷
2008年 1 月10日　　　2刷
2011年11月30日　　　3刷

監修者　丁　宗鐵
著者　森　由雄
発行者　株式会社　南山堂
代表者　鈴木　肇

〒113-0034　東京都文京区湯島4丁目1-11
TEL 編集(03)5689-7850・営業(03)5689-7855
振替口座　00110-5-6338

ISBN 978-4-525-78631-1　　Printed in Japan

本書を無断で複写複製することは，著作者および出版社の権利の侵害となります．
JCOPY ＜(社)出版者著作権管理機構　委託出版物＞
本書の無断複写は著作権法上での例外を除き禁じられています．複写される場合は，そのつど事前に，(社)出版者著作権管理機構(電話 03-3513-6969, FAX 03-3513-6979, e-mail: info@jcopy.or.jp)の許諾を得てください．

スキャン，デジタルデータ化などの複製行為を無断で行うことは，著作権法上での限られた例外（私的使用のための複製など）を除き禁じられています．業務目的での複製行為は使用範囲が内部的であっても違法となり，また私的使用のためであっても代行業者等の第三者に依頼して複製行為を行うことは違法となります．